文成天縱

『十三五』國家重點圖書出版規劃項目

國家圖書館藏中醫稿抄本精粹

GUOJIA TUSHUGUAN CANG ZHONGYI GAO-CHAOBEN JINGCUI

張志斌　鄭金生　主編

6

廣西師範大學出版社
GUANGXI NORMAL UNIVERSITY PRESS
·桂林·

第六册目録

〔一〕此字剜補，其旁有小字『三十二』，乃原卷次。

〔一〕「名：水芝丹」以下爲「藕實莖」之文，其藥圖及文的上半部已脱。
〔二〕此藥之圖被裁切。

〔三〕此字剜補。其旁有小字「三十四」，是原卷次。
〔四〕此藥之圖被截去。

〔一〕此字剜補，當爲『三十五』。
〔二〕此藥及下之何首烏、商陸、威靈仙、牽牛子、蓖麻子六藥的圖文被錯放到原書第四冊〇一四a之後。

〔三〕此字剜補，其旁有小字『四十』，乃原卷次。

〔一〕此下脱後半截文字，以及玉簪花圖及前半截文字。

本草品彙精要（三）

鱗蟲

䗪蟲 有毒

䗪蟲

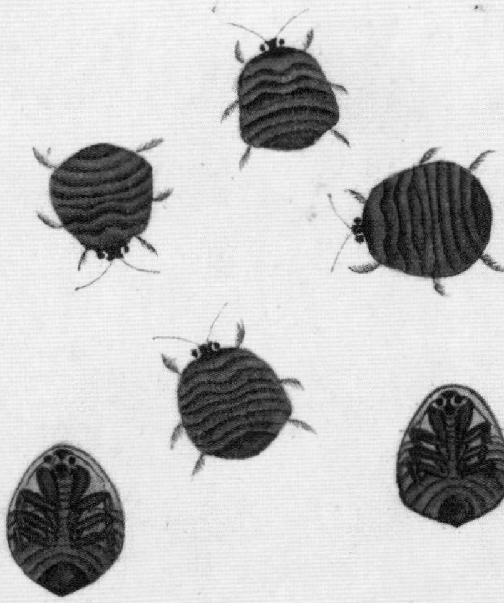

䗪音柘蟲主心腹寒熱洗洗血積癥瘕破堅下血閉生子大良神農本經

名 地鼈　土鼈　簸箕蟲

地 圖經曰生河東川澤及沙中人家墻壁下土中濕處狀似鼠婦而大者寸餘形匾如鼈故名土鼈但有鱗而無甲不能飛小有臭氣今小兒多捕以負物為戲張仲景治雜病方主久瘕積結有大黃䗪蟲丸又大鼈甲丸及治婦人藥並用䗪蟲以其有破堅積下血之功也 衍義曰 䗪蟲今人謂之簸箕蟲為其像形也

時 生 無時 採 十月取

收 暴乾

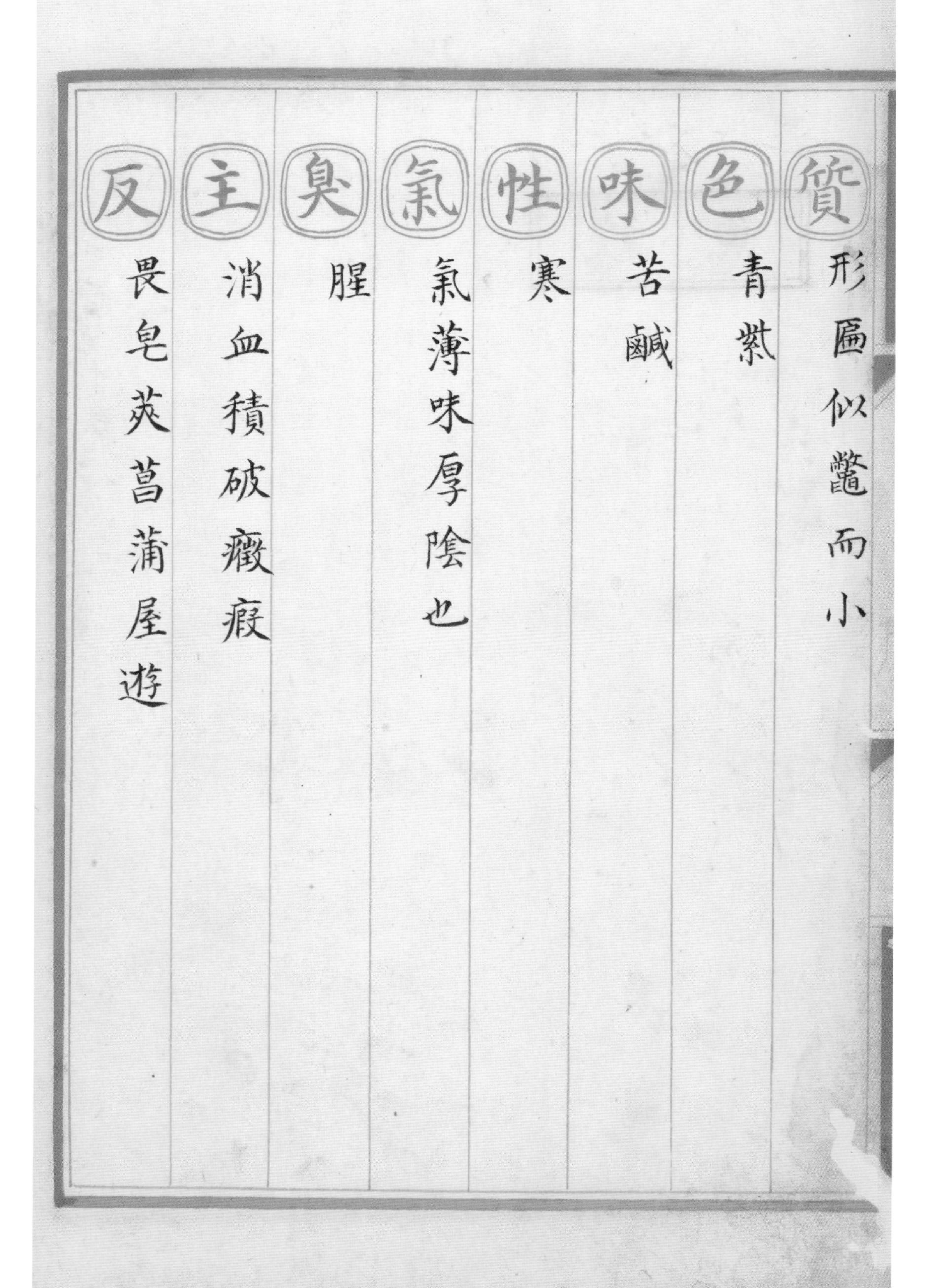

質 形匾似鼈而小

色 青紫

味 苦鹹

性 寒

氣 氣薄味厚陰也

臭 腥

主 消血積破癥瘕

反 畏皂莢菖蒲屋遊

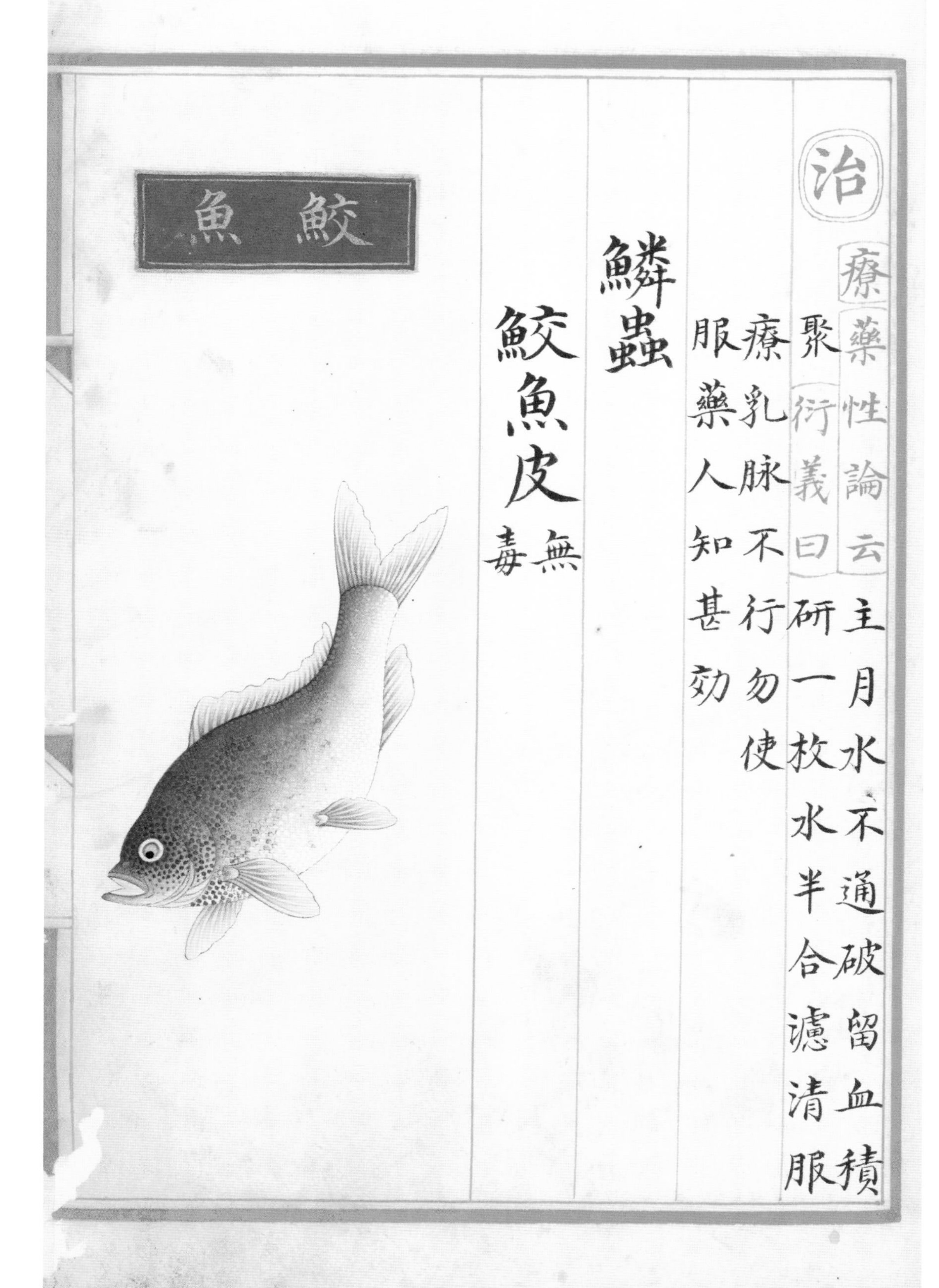

治療藥性論云主月水不通破留血積聚衍義曰研一枚水半合濾清服療乳脉不行勿使服藥人知甚効

鱗蟲

鮫魚皮 無毒

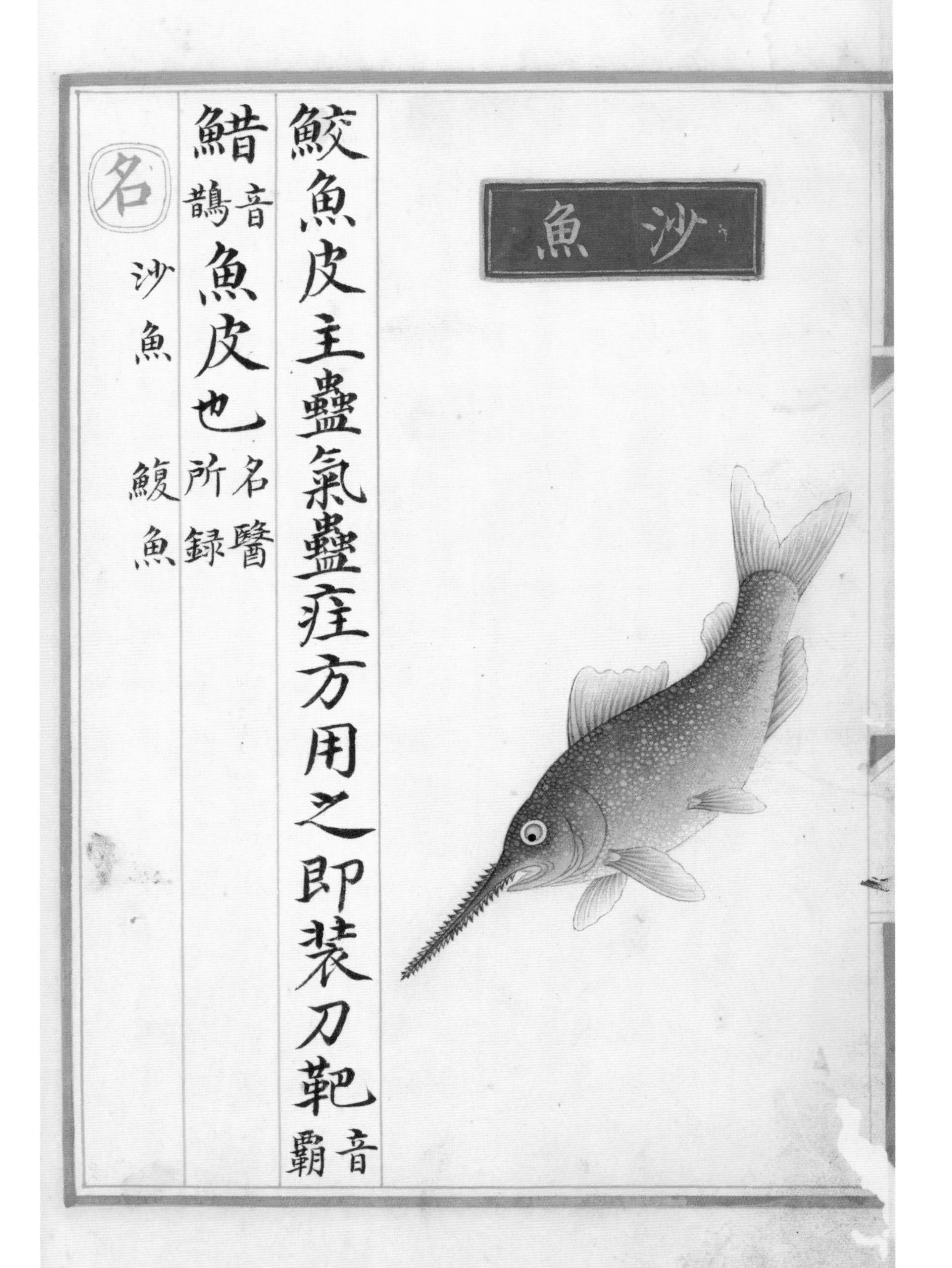
沙魚
鮫魚皮主蠱氣蠱疰方用之即裝刀靶音霸
鯌音鵲魚皮也名醫所錄
名
沙魚
鰒魚

地【圖經曰】舊不著所出州土今南海有之陳藏器云其形似鼈無脚而有尾圓廣尺餘尾長尺許子隨母行驚即從口入於母腹其魚狀貌非一皮上有沙堪揩木如木賊也山海經云鮫沙魚其皮可以飾劒今南人但謂之沙魚然有二種其最大而長喙如鋸者謂之胡沙性善而肉美小而皮麤者曰白沙肉彊而有小毒二種彼人皆鹽為修脯其皮刮治去沙翦為鱠皆食品之美者食之益人然

皆不類鼈蓋其種類之別耳

時【生】無時【採】臘月取

收 暴乾

用 皮上有真珠斑者佳

色 青紫

味 甘鹹

性 平緩

氣 氣厚於味陽中之陰

臭 腥

治 療圖經曰除心氣鬼疰蠱毒吐血
補食療云作鱠食之補五臟

合 合朱砂雄黄金牙椒天雄細辛鬼臼
麝香乾薑雞舌香桂心莽草各二兩

貝母半兩蜈蚣蜥蜴各炙二枚共十六味同為末溫清酒服半錢日三漸增至五分匕亦可帶之療五尸鬼疰百毒惡氣○膽汁和白礬灰丸如豆顆綿裹內喉中治患喉閉良久吐惡涎沫即喉嚨開

解 中魚毒燒灰服之

鱗蟲

白魚 無毒

卯生

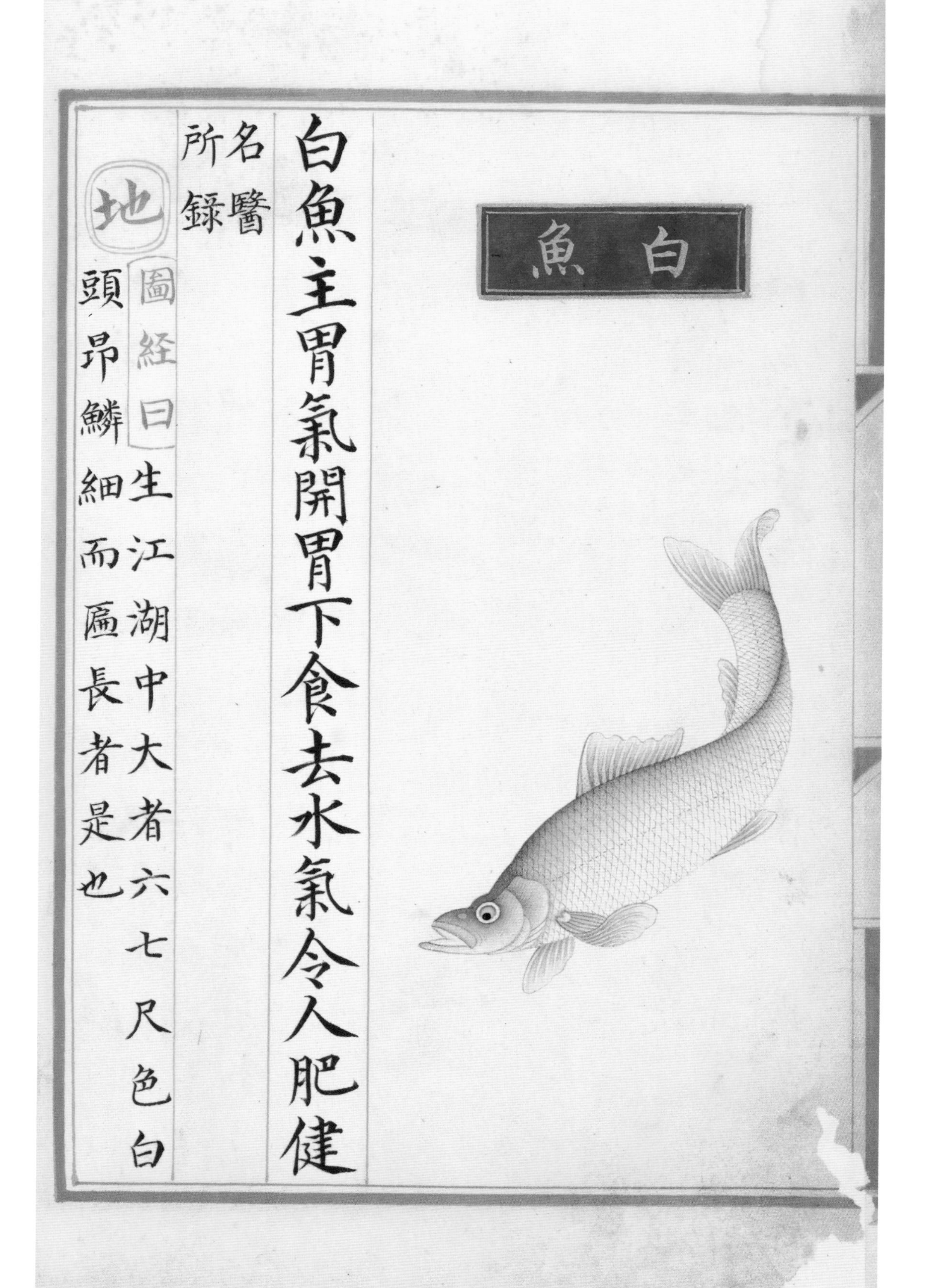

白魚主胃氣開胃下食去水氣令人肥健

名醫所錄

地

圖經曰生江湖中大者六七尺色白頭昂鱗細而匾長者是也

時
生 無時
採 無時

色
白

味
甘

性
平緩

氣
氣之薄者陽中之陰

臭
腥

治
療 日華子云 炙瘡不發作鱠食之良
孟詵云 主肝家不足氣
補 日華子云 助血脉明目

炙之合葱醋中重煑食之　調五臓耿

合治

脾氣能消食理十二經脉

禁

患瘡癬人不可食甚發膿又多食泥

人心若經宿者不堪食食則令人腹

冷生諸疾

鱗蟲

鱖魚微毒　　卵生

鱖魚

鱖居衛切魚主腹内惡血益氣力令人肥健去腹内小蟲名醫所錄

名

鱖豚　水豚

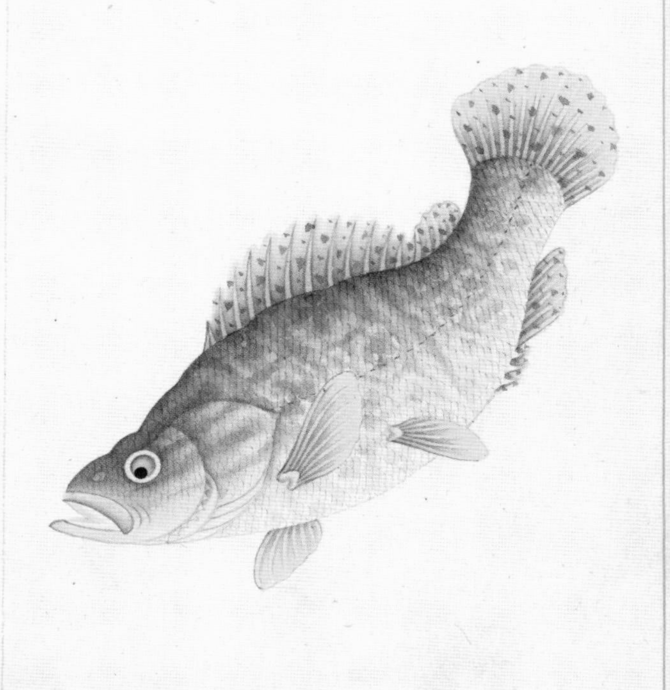

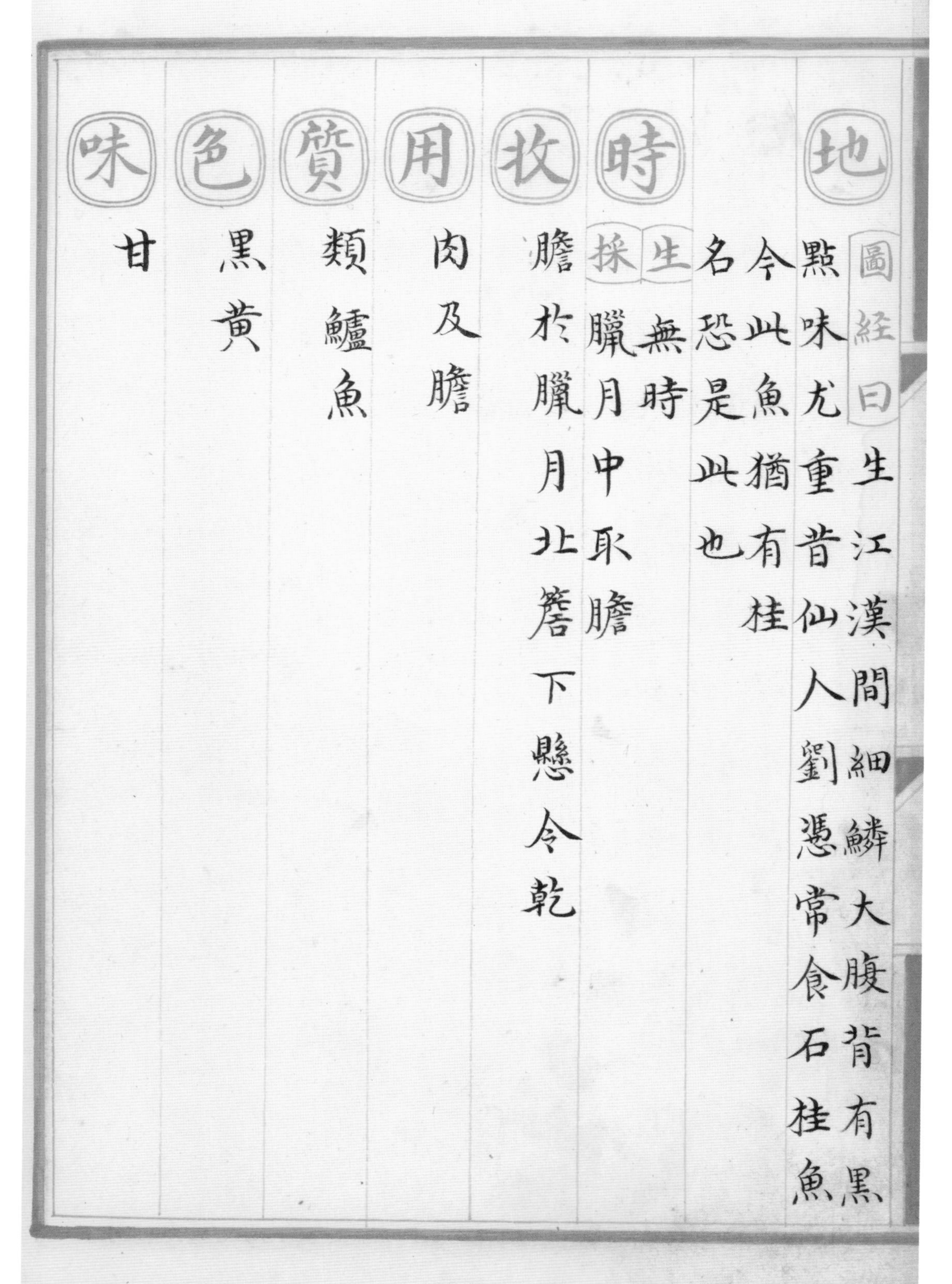

地 圖經曰：生江漢間，細鱗大腹，背有黑點，味尤重。昔仙人劉憑常食石桂魚，今此魚猶有桂名，恐是此也。

時 生：無時。採：臘月中取膽。

收 膽於臘月月北簷下懸令乾。

用 肉及膽。

質 類鱸魚。

色 黑黄。

味 甘。

性 平緩

氣 氣厚於味陽中之陰

臭 腥

主 補虛勞益脾除腸風瀉血

合治 臘月膽每用一皂子許合酒煎化温温呷之治大人小兒一切骨鯁或竹木簽刺喉中不下者服後若得逆便吐骨即隨頑涎出若未出更喫温酒以吐為妙酒即隨性量力飲之若更不出再煎一塊服之無不出者此藥應是鯁在臟腑中日久痛黄瘦甚者服之皆出

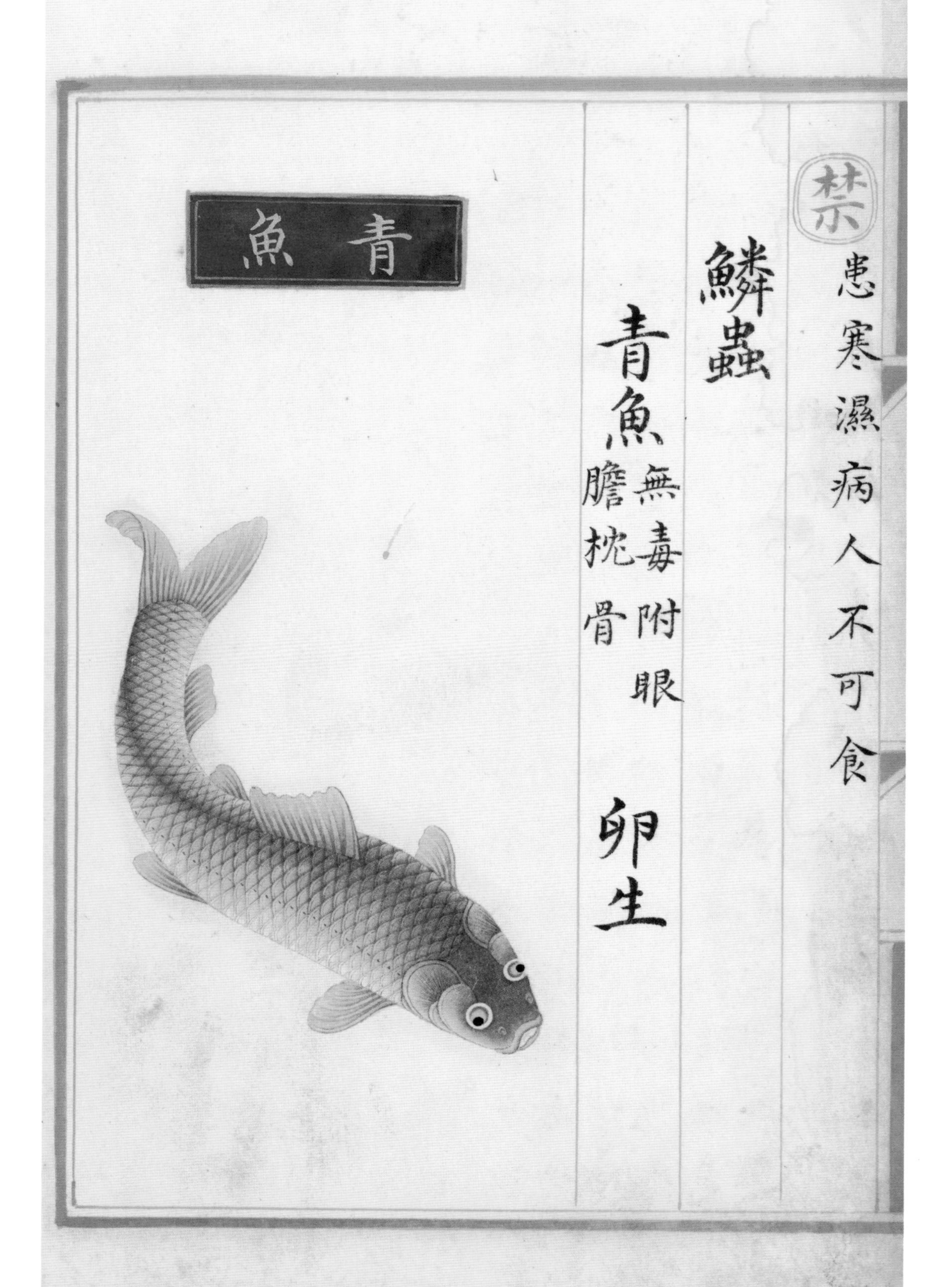

禁 患寒濕病人不可食

鱗蟲

青魚 無毒附眼膽枕骨 卵生

青魚

青魚主脚氣濕痺作鮓與服石人相反○眼睛主能夜視○頭中枕蒸取乾代琥珀用之摩服主心腹痛○膽主目暗滴汁目中并塗惡瘡名醫所録

地 圖經曰生江湖間今北地或有之似鯉鯇而背正青色南人多以作鮓古作鯖字所謂五侯鯖鮓是也頭中枕蒸令通氣暴乾狀如琥珀云可以代琥珀非也荊楚間取此魚枕煑拍作器皿甚佳膽與目睛並入藥用

時 生無時 採無時

用 肉眼睛頭中枕膽

質 類鯉而身圓頭小

色 青

味 甘

性 平緩

氣 氣之薄者陽中之陰

臭 腥

治 療日華子云除脚軟煩懣 蕭炳云除卒氣研服止腹痛白煮喫除脚氣

脚弱孫真人云膽陰乾以少許口中含之嚥津治喉閉及著骨骾者

愈食療云頭中枕療卒心痛平水氣以水研服之

補日華子云益氣力

合治合韭白煑食之治脚氣弱煩悶益心力也○頭中枕醋摩治水氣血氣心痛者

忌不可同葵蒜食之服术人亦勿噉也

鱠魚

河豘無毒衍義曰有大毒

卵生

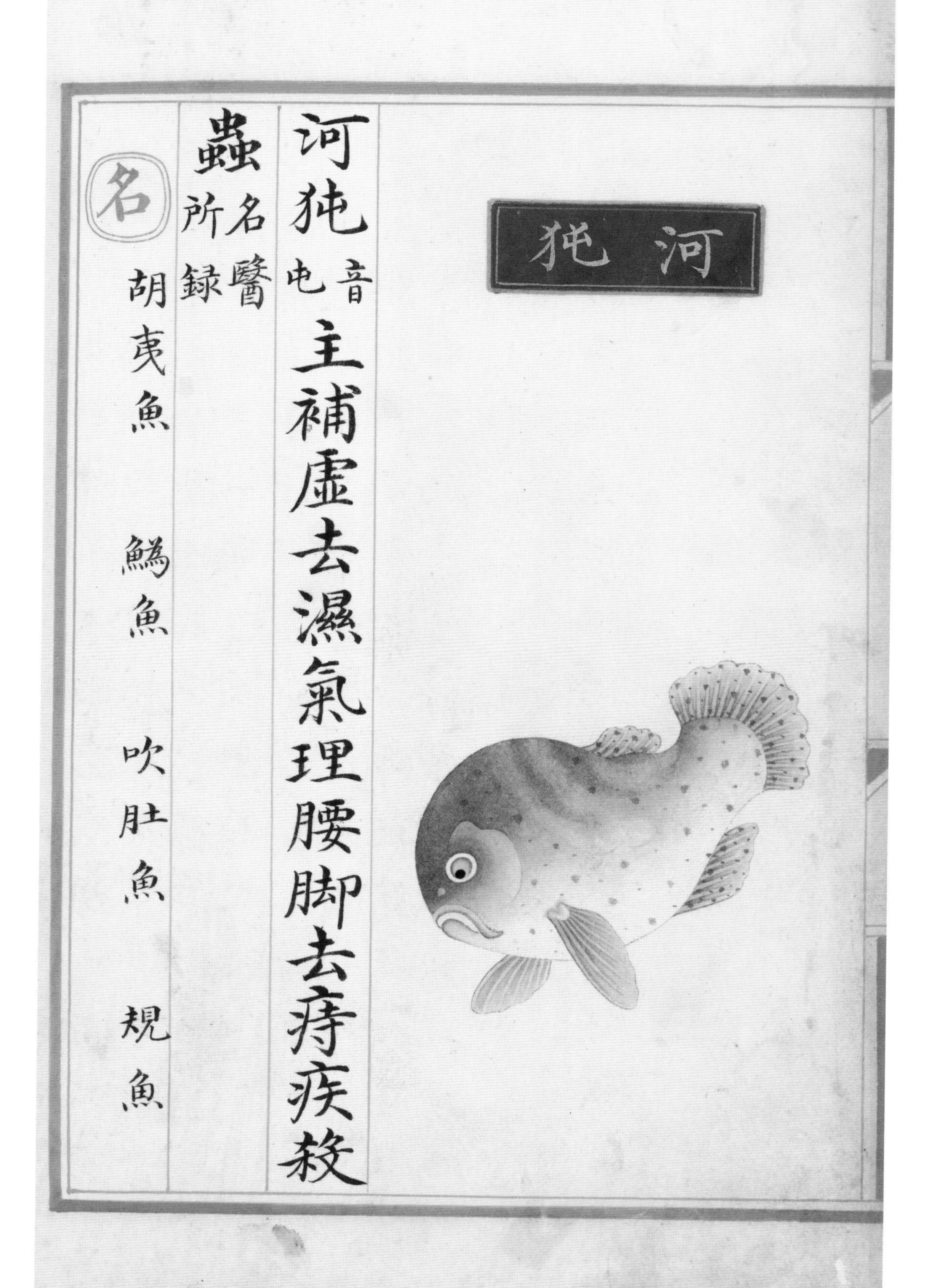

河豘

河豘音屯主補虛去濕氣理腰脚去痔疾殺

蟲名醫所録

名 胡夷魚　鯸魚　吹肚魚　規魚

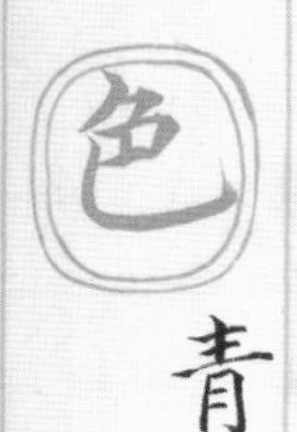

地 生江河淮間皆有之此魚無

圖經曰 頬無鱗口小腹大背青有黑班腹白有刺者是也 **衍義曰** 河豚經言無毒此魚實有大毒味雖珎然修治不如法食之殺人不可不慎也厚生者不食亦好梅聖俞云河豚于此時貴不數魚鰕庖厨一失手入口為鏌鋣然此物多怒觸之則怒氣滿腹翻浮水上遂為人獲也

時 **採** 二月取

用 肉

色 青白有斑

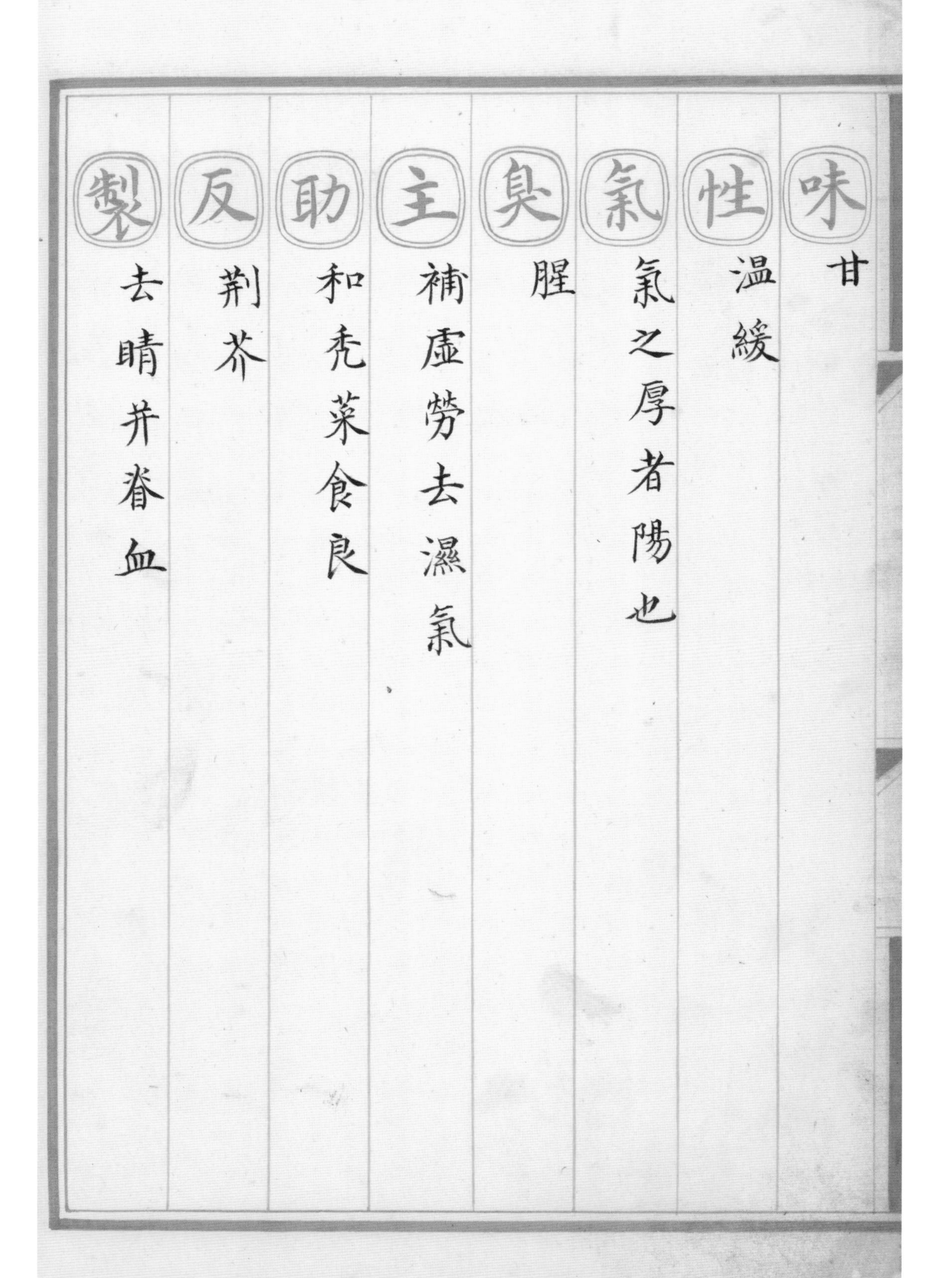

味 甘

性 温緩

氣 氣之厚者陽也

臭 腥

主 補虛勞去濕氣

助 和禿菜食良

反 荆芥

製 去睛并眷血

禁 燕尾者殺人◯子有大毒煑不熟者脹殺人◯肝有大毒

忌 梁上掛塵

解 中其毒以撳欖并蘆根汁解之

鱗蟲

石首魚 無毒

石首魚

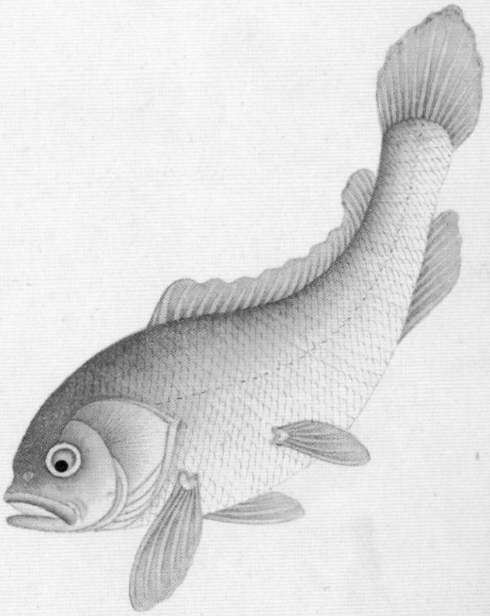

石首魚頭中有石如碁子主下石淋磨石服之亦燒為灰末服和蓴菜作羹開胃益氣候乾食之名為鮝(音想)炙食之主消瓜成

水亦主卒腹脹食不消暴下痢名醫所錄

地 圖經曰生東海此魚頭大身小細鱗而黃初出水時能鳴夜視有光其鰾爲膠有奪木之功寧波等處以鹽醃晒乾色白謂之白鯗頭中有石如碁子故名石首也又野鴨頭中亦有石者云是此魚所化也

時 生無時
採四五月取

收 鹽醃暴乾

用 肉及頭中石

質 類鱸魚而無斑

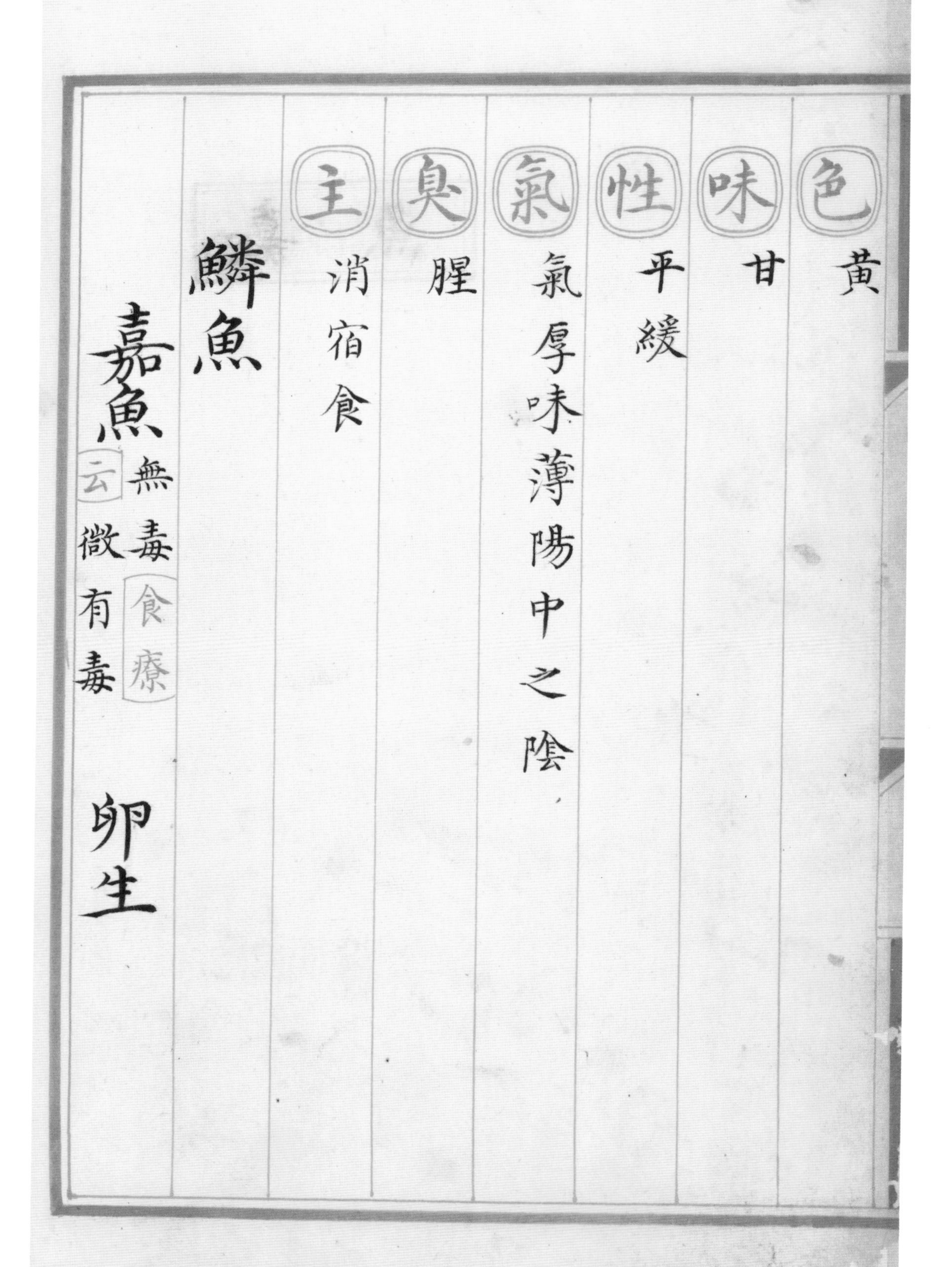
色　黄

味　甘

性　平緩

氣　氣厚味薄陽中之陰

臭　腥

主　消宿食

鱗魚

嘉魚　無毒　食療云微有毒　卯生

嘉魚

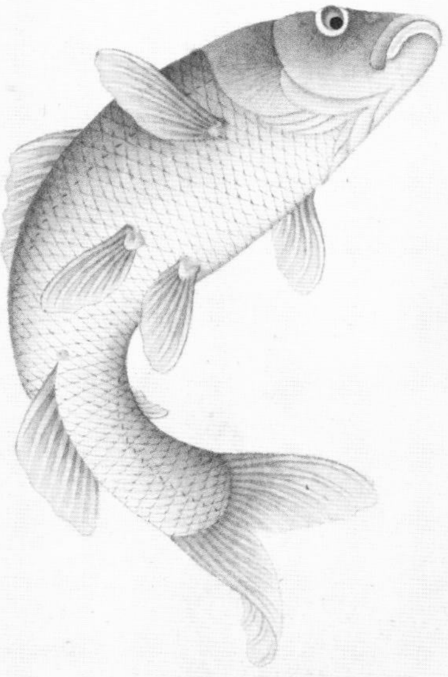

嘉魚食之令人肥健悅澤此乳穴中小魚常食乳水所以益人能久食之力強於乳有似英雞功用同乳名醫所錄

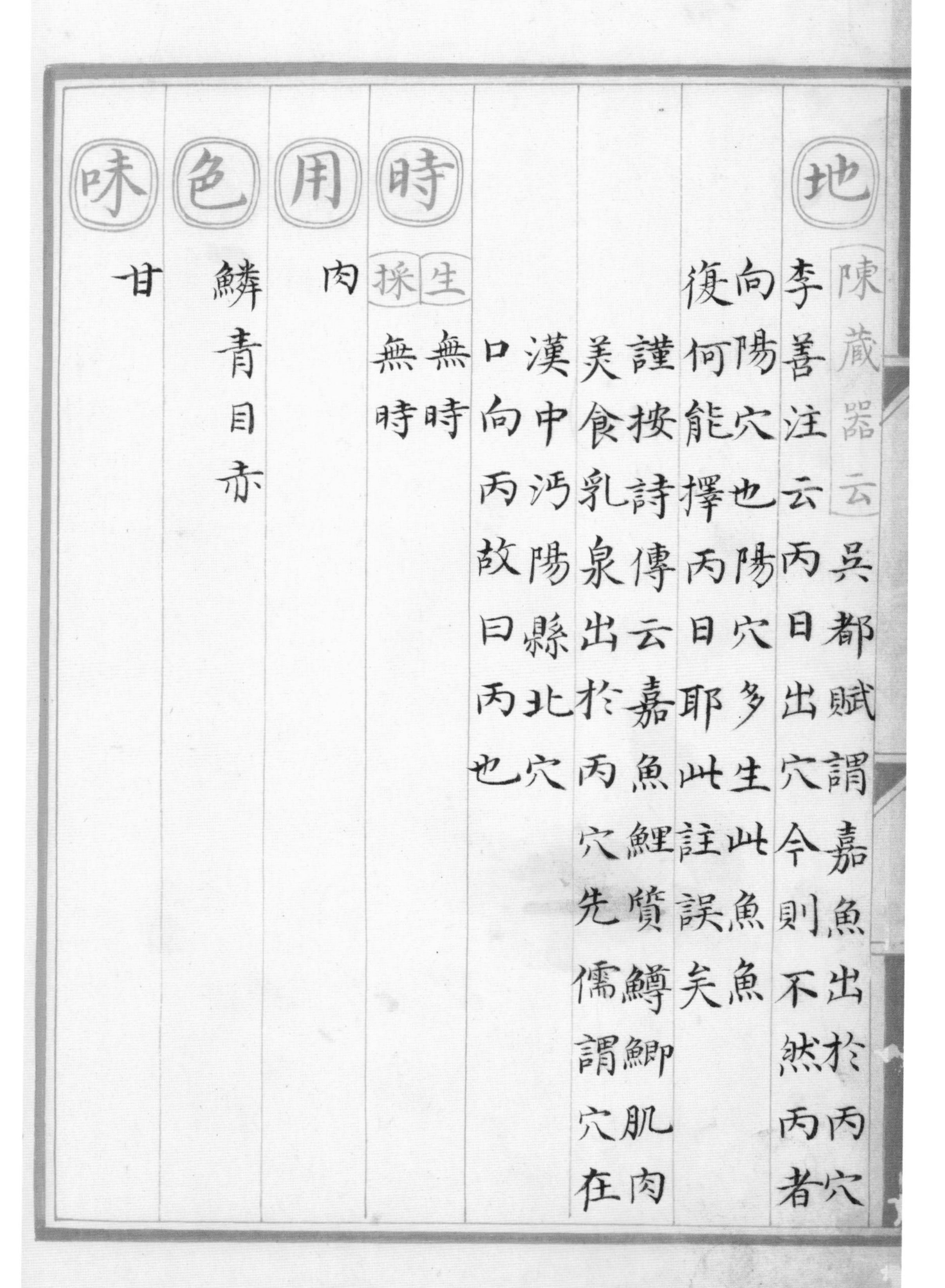

地 陳藏器云：吳都賦謂嘉魚出於丙穴，李善注云丙日出穴，今則不然。丙者向陽穴也，陽穴多生此魚，魚復何能擇丙日耶？此註誤矣。謹按詩傳云：嘉魚鯉質，鱒鯽肌，肉美，食乳泉，出於丙穴。先儒謂穴在漢中沔陽縣北，穴口向丙，故曰丙也。

時 生：無時。採：無時。

用 肉

色 鱗青，目赤

味 甘

性 温緩

氣 氣之厚者陽也

臭 腥

主 腎虛消渴勞損羸瘦

鱗蟲

鯔魚 無毒

卵生

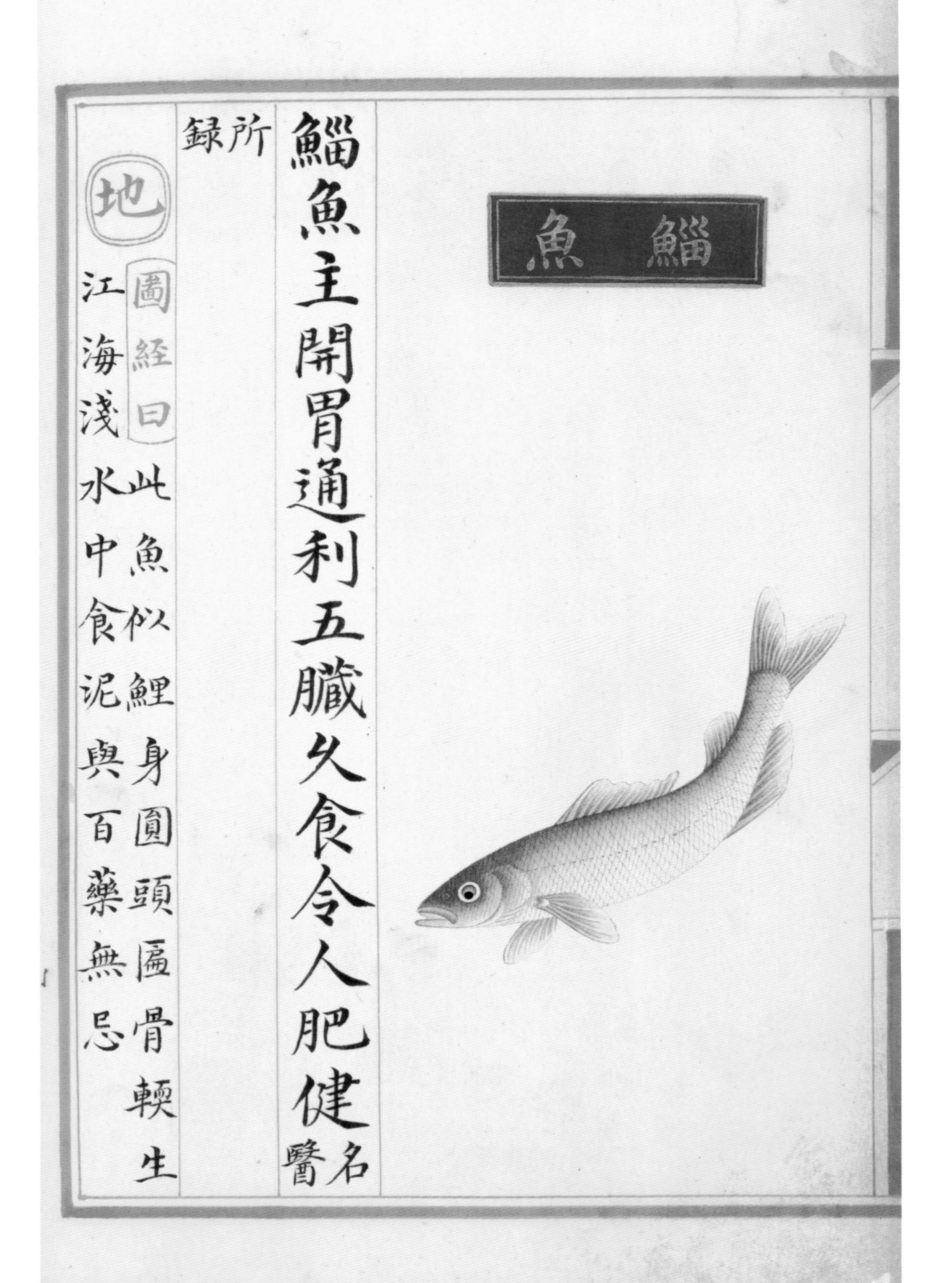

鯔魚

鯔魚主開胃通利五臟久食令人肥健

名醫所録

地

圖經曰此魚似鯉身圓頭匾骨輭生江海淺水中食泥與百藥無忌

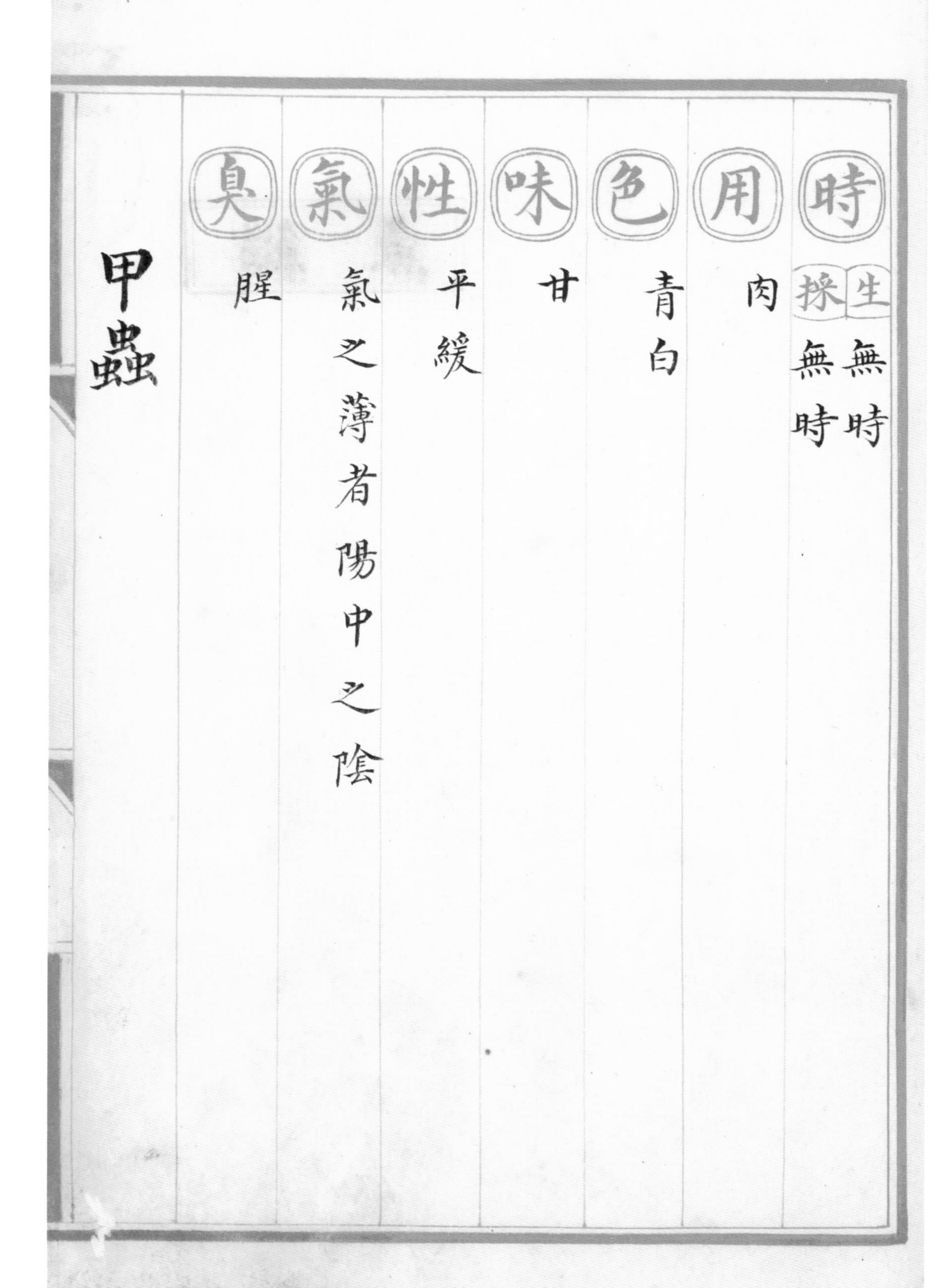

時 生 無時 採 無時

用 肉

色 青白

味 甘

性 平緩

氣 氣之薄者陽中之陰

臭 腥

甲蟲

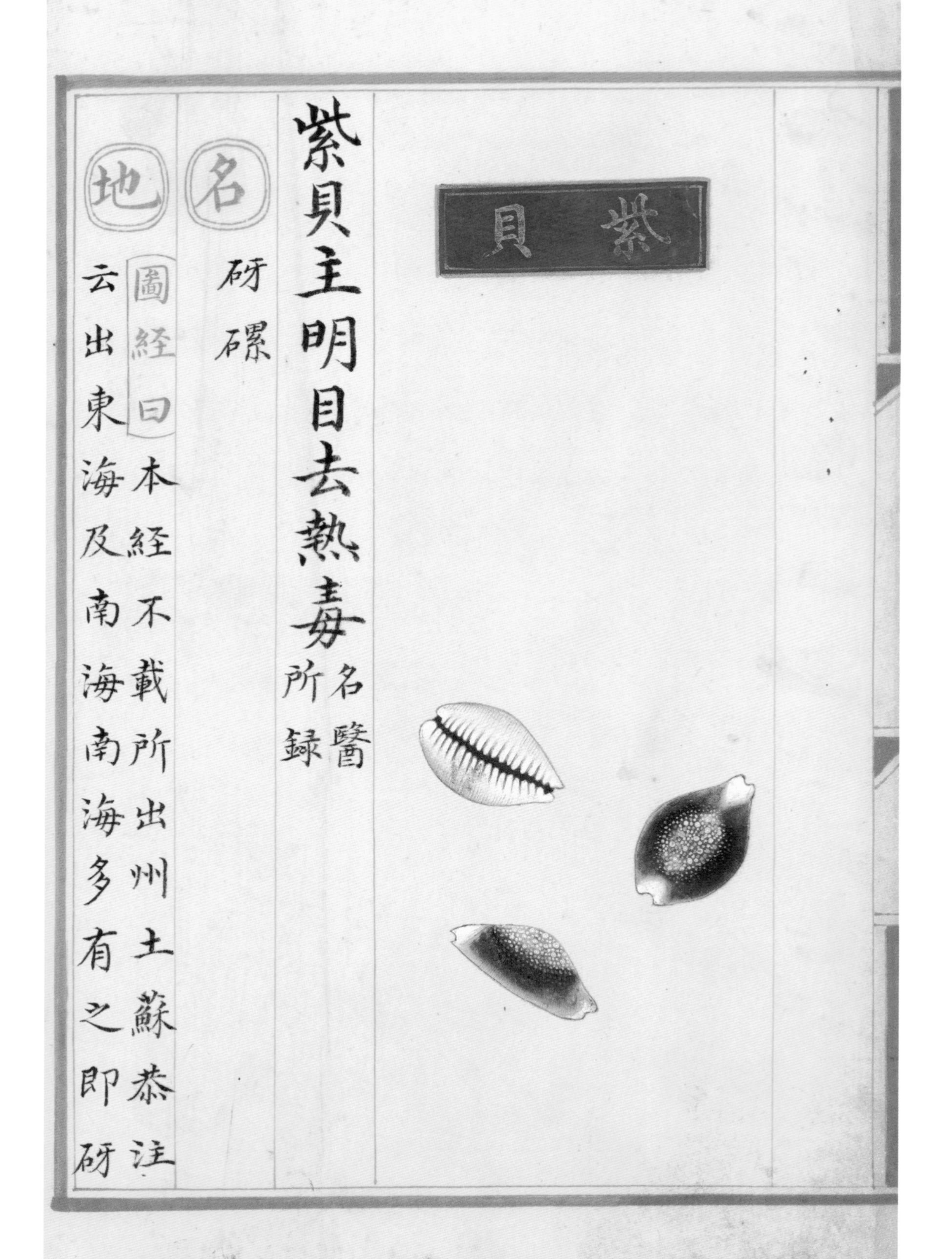

紫貝

紫貝主明目去熱毒名醫所録

名 砑磥

地 圖經曰本經不載所出州土蘇恭注云出東海及南海海南海多有之即砑

碟也形似貝而圓大二三寸儋振夷黎採以爲貨市北人惟畫家用研物按爾雅云餘貾直切其黃白文謂以黃爲質白爲文餘泉白黃文謂以白爲質黃爲文點今紫貝則以紫爲質黑爲文點也貝之類極多古人以爲寶貨而此紫貝尤爲世所貴重漢文帝時南越王獻紫貝五百後世以多見賤而藥中亦稀用之

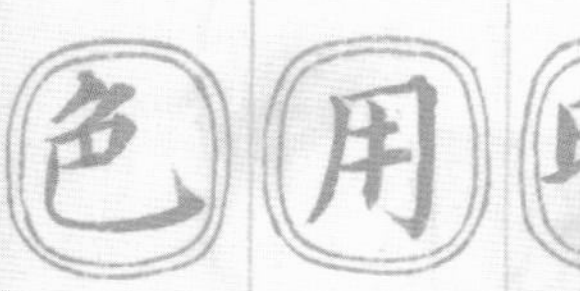

時 生無時
採無時

用 肉及殼

色 紫

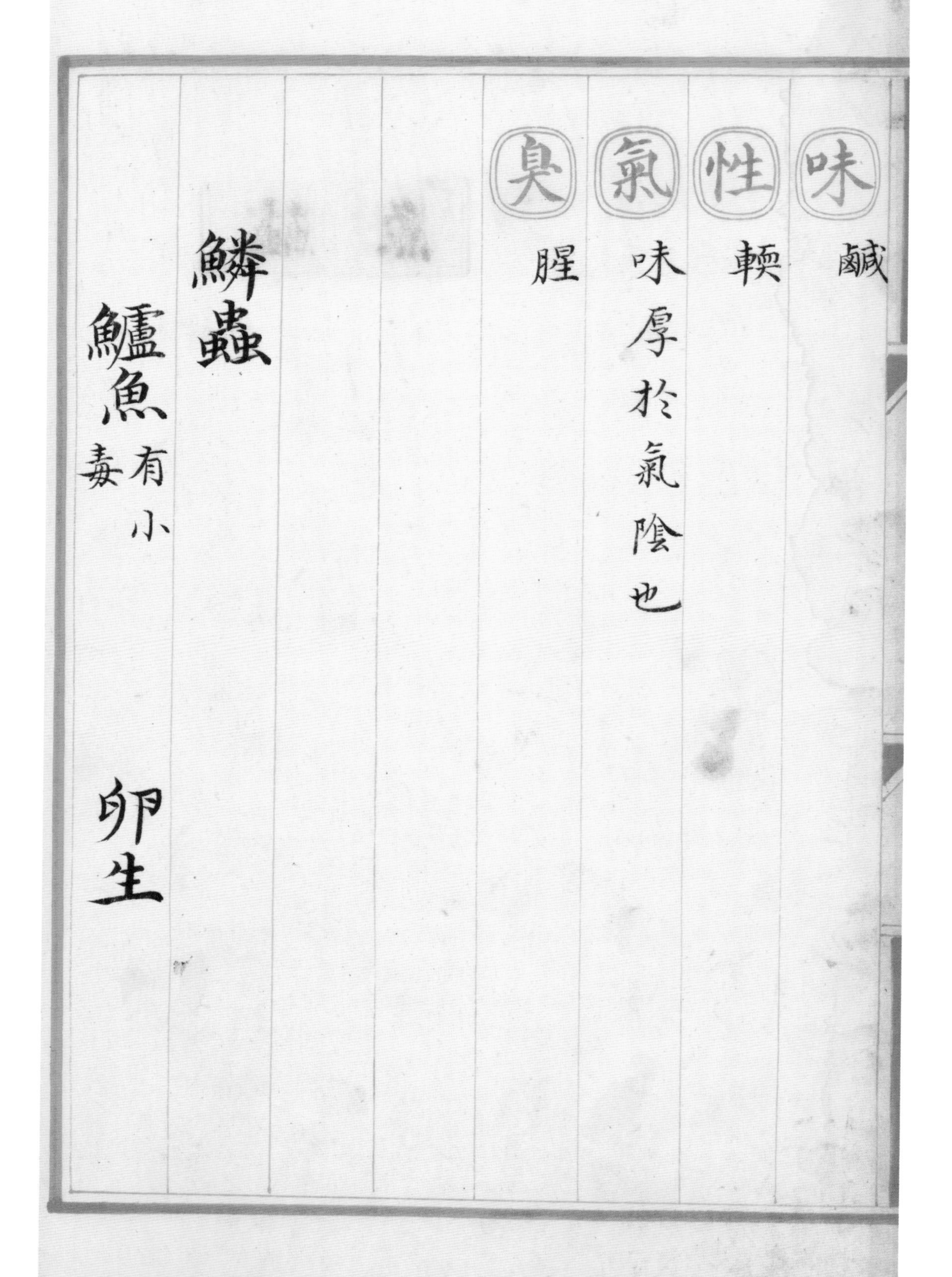

味 鹹

性 輭

氣 味厚於氣陰也

臭 腥

鱗蟲

鱸魚 有小毒

卵生

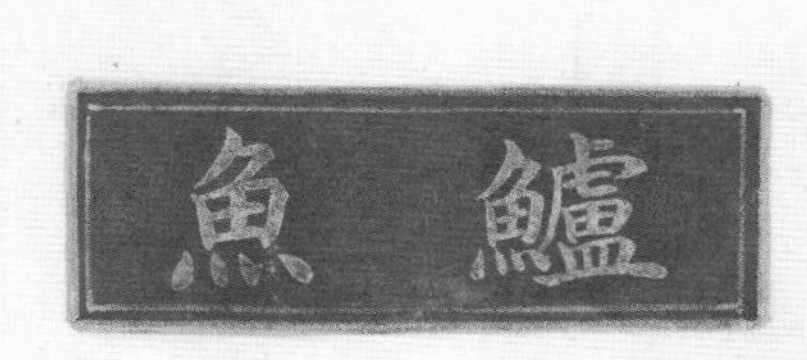

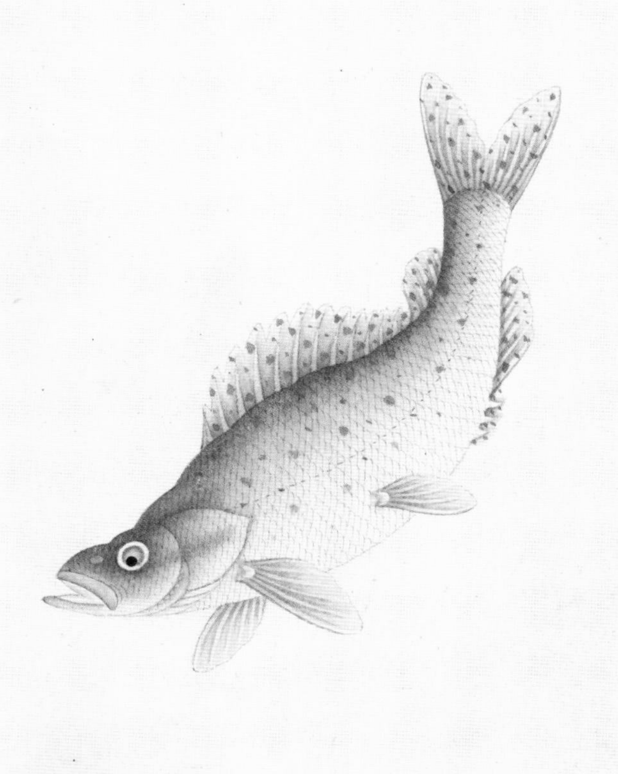

鱸魚主補五臟益筋骨和腸胃治水氣多食宜人作鮓猶良又暴乾甚香美雖有小毒不至發病名醫所錄

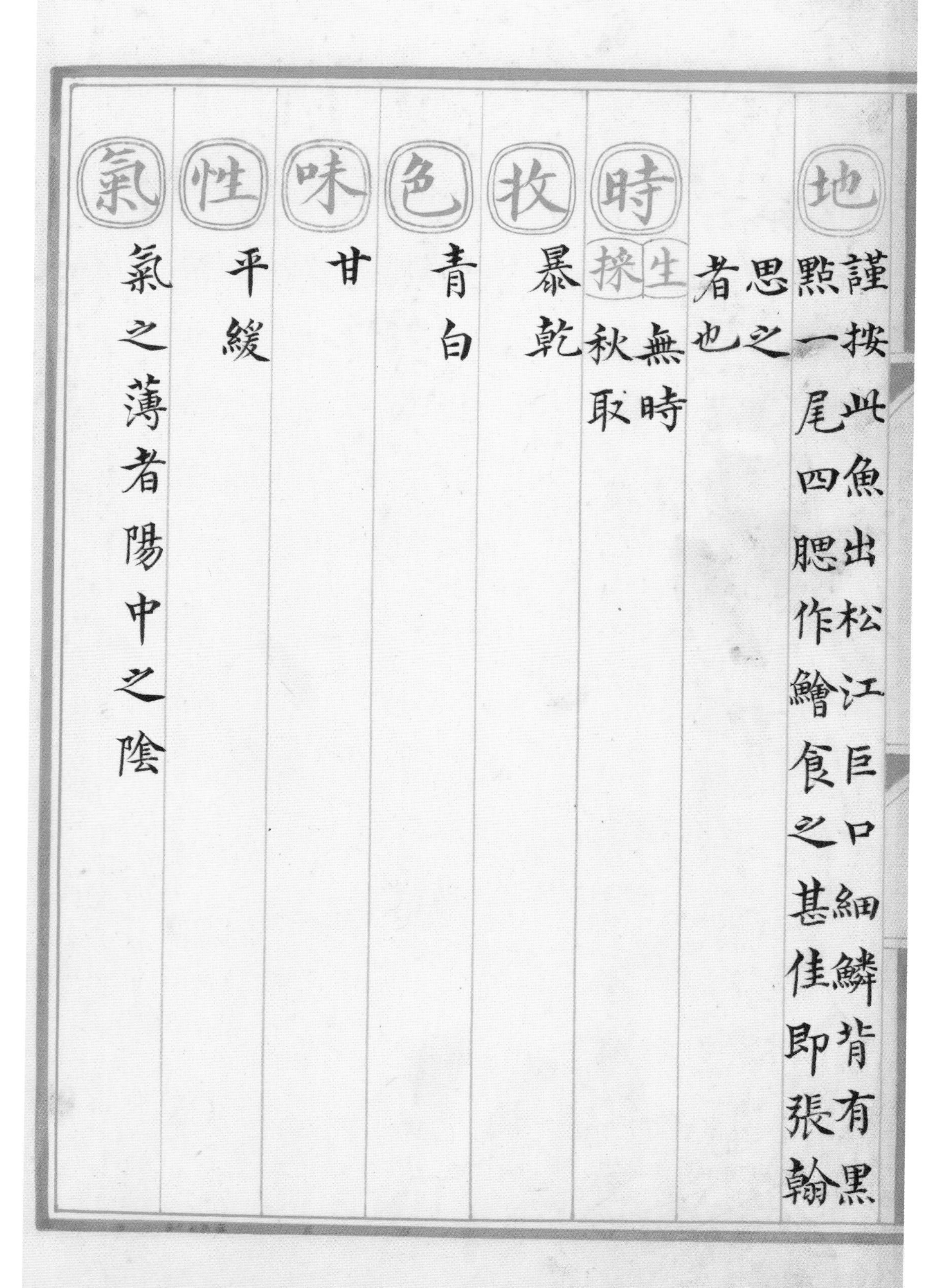

地 謹按此魚出松江巨口細鱗背有黑點一尾四腮作鱠食之甚佳即張翰思之者也

時 生無時 採秋取

收 暴乾

色 青白

味 甘

性 平緩

氣 氣之薄者陽中之陰

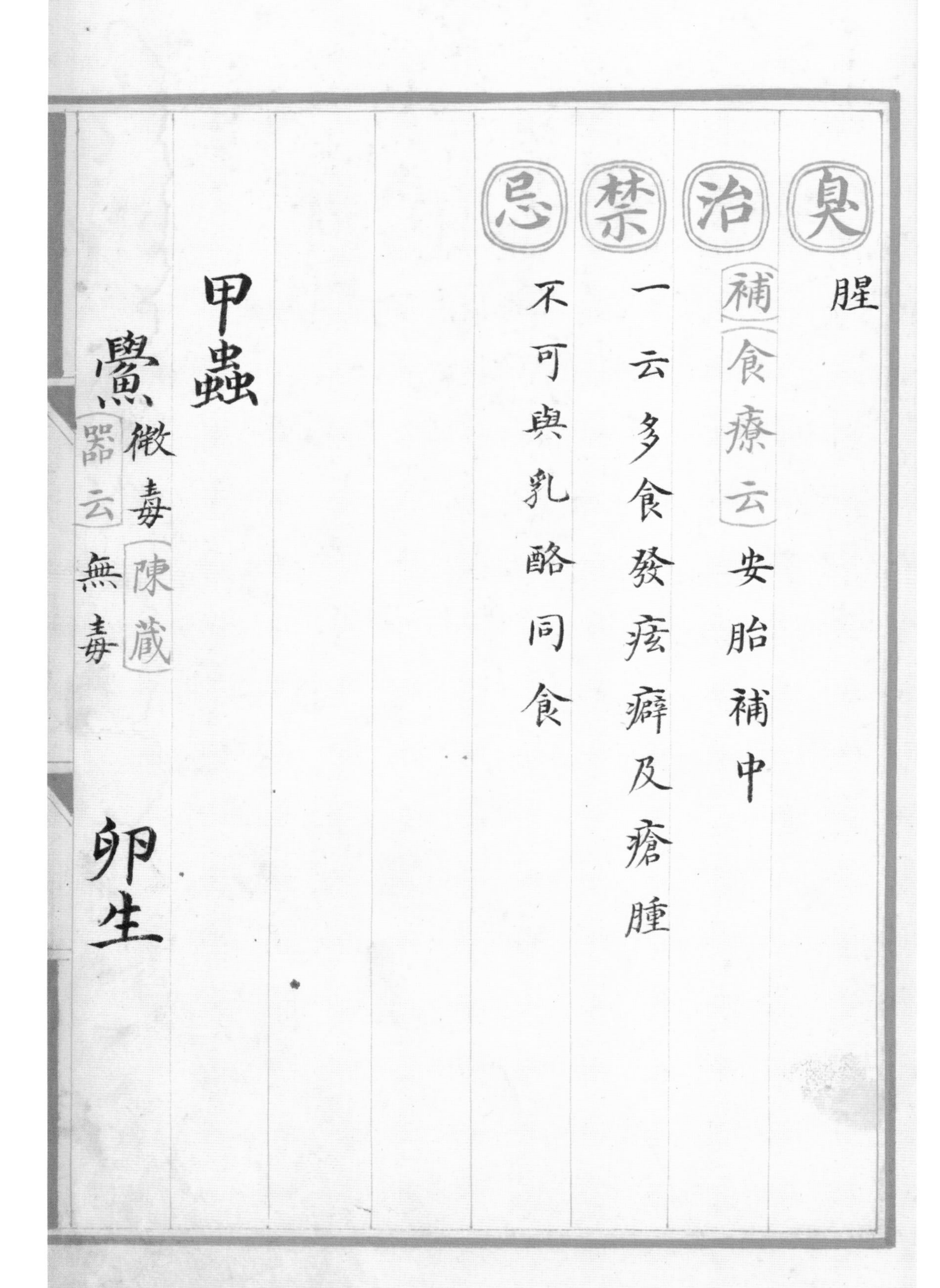

臭 腥

治 補食療云安胎補中

禁 一云多食發痃癖及瘡腫

忌 不可與乳酪同食

甲蟲

鱟 微毒陳藏器云無毒

卵生

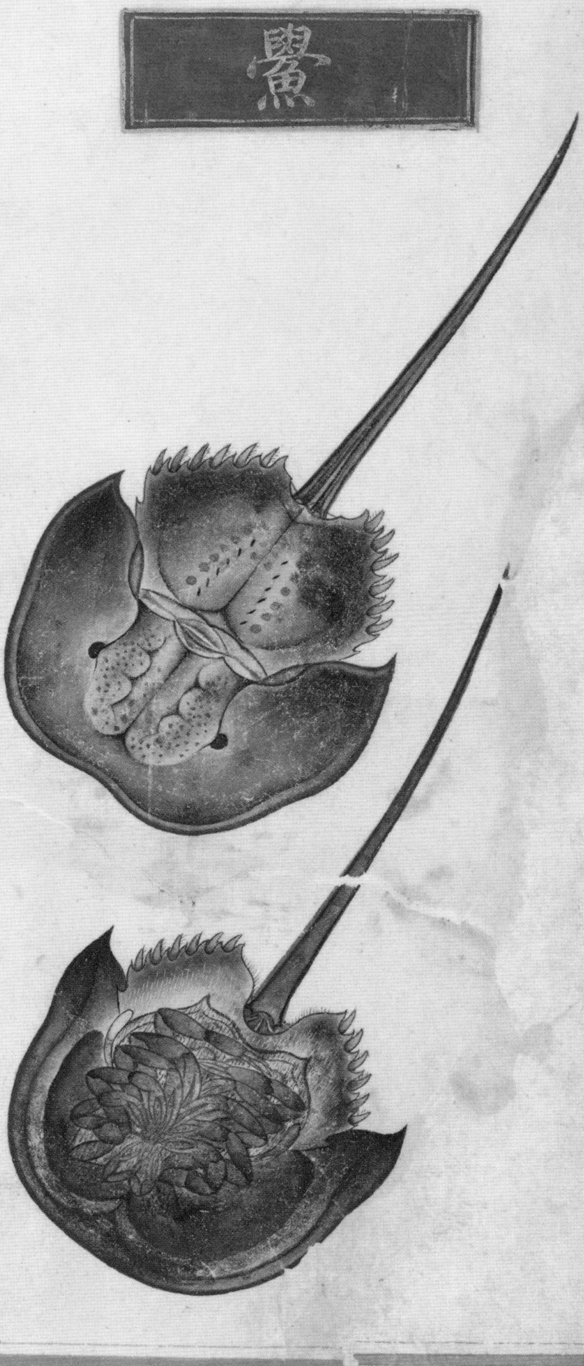

鱟

鱟主痔殺蟲殻入香發衆香氣尾燒焦治腸風瀉血幷崩中帶下及產後痢脂燒集鼠名醫所録

陳藏器云生南海大小皆牝牡相隨牝無目得牡始行牡去牝死以骨及尾長二尺按山海經云形如車文青黑色十二足長五六尺似蟹雌常負雄漁者必得其雙子如麻子南人為醬食之

時 生無時 採無時

用 肉殻尾脂

色 青黑

味 辛

性 平散

氣 氣厚於味陽中之陰

臭 腥

合 尾燒黑灰米飲下大主産後痢先服地黄蜜等煎訖然後服尾無不斷也

禁 多食發嗽并瘡癬

海馬 無毒

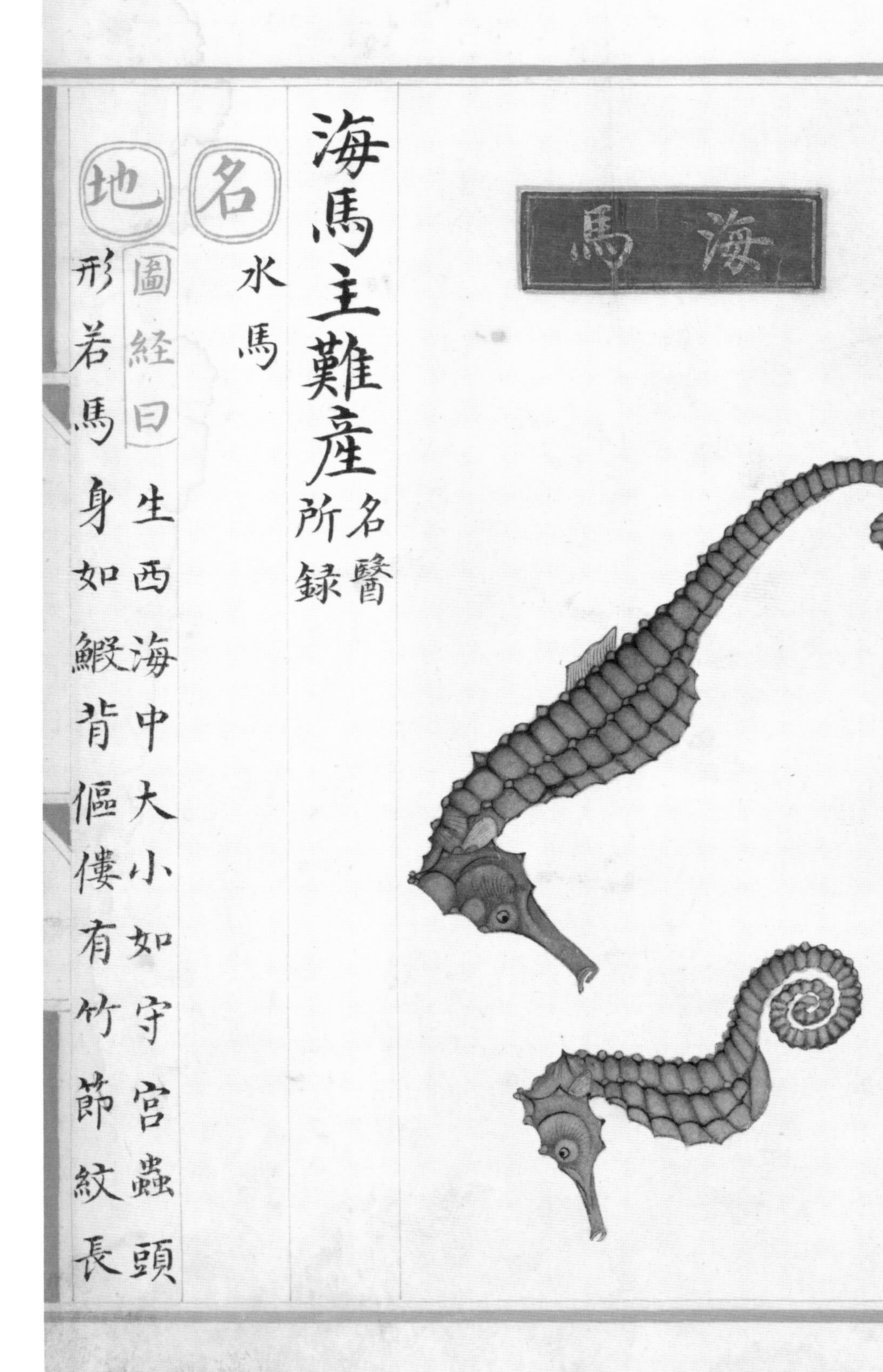

海馬主難產名醫所録

名 水馬

地 圖經曰生西海中大小如守宮蟲頭形若馬身如鰕背傴僂有竹節紋長

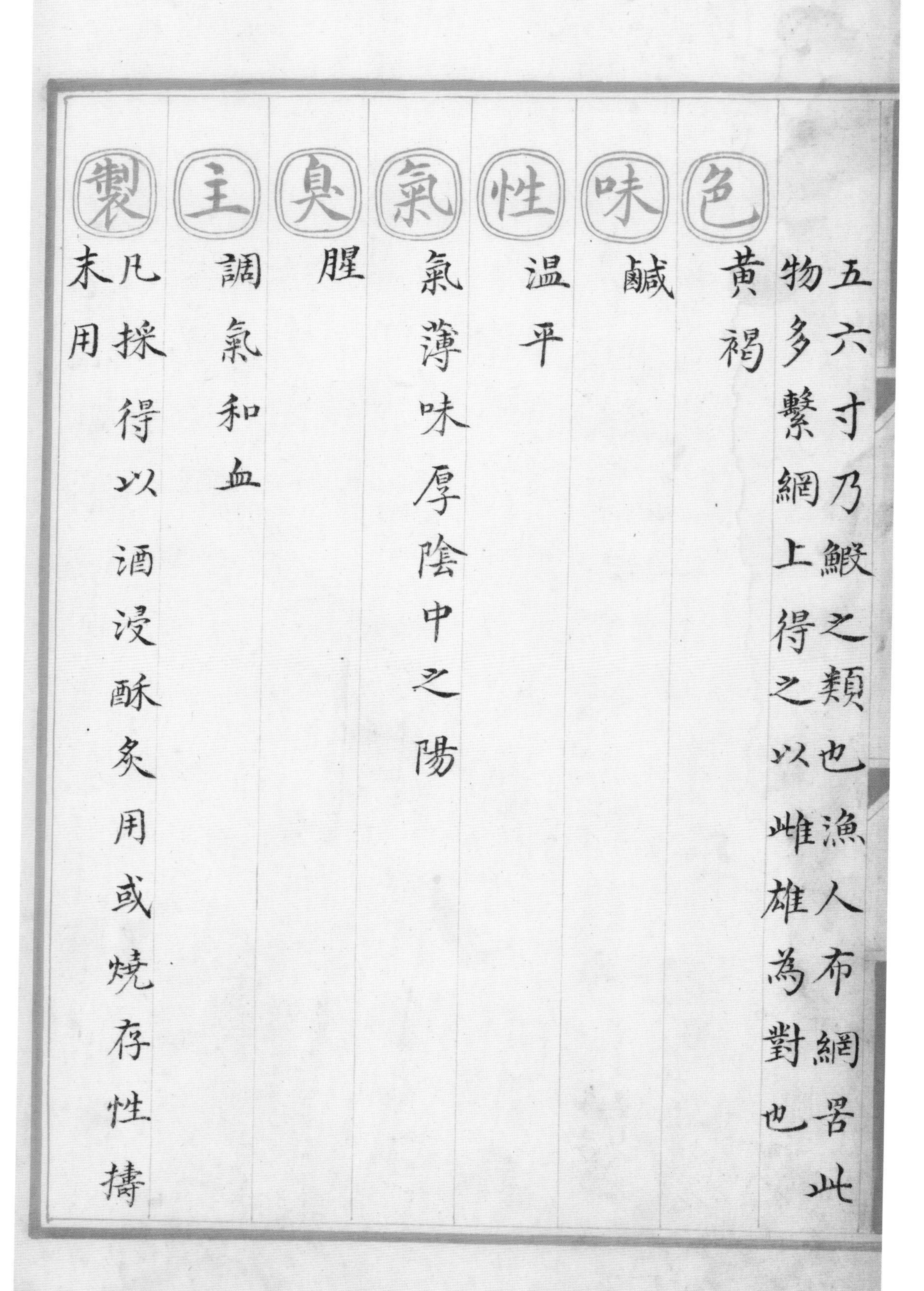
五六寸乃鰕之類也漁人布網罟此物多繫網上得之以雌雄為對也

【色】黃褐

【味】鹹

【性】温平

【氣】氣薄味厚陰中之陽

【臭】腥

【主】調氣和血

【製】凡採得以酒浸酥炙用或燒存性擣末用

治療圖經曰產婦帶之或手持之易產

又臨產燒一對為末飲調服易生

二種海藥餘

郎君子謹按異志云生南海有雄雌青碧色狀似杏仁欲驗真假先於口內含令熱然後放醋中雄雌相趁逡巡便合即下其卵如粟粒狀真也主婦人難產手把便生極有驗也乃是人間難得之物今無之

海蠶沙謹按南洲記云生南海山石間其

蠶形大如拇指沙甚白如玉粉狀每有節
味鹹大温無毒主虛勞冷氣諸風不遂久
服令人光澤補虛羸輕身延年不老難得
真者多只被人以水搜葛粉石灰以梳齒
隱成此即非也縱服無益反損人審服之

二十種陳藏器餘

黿鱓魚注陶云黿肉補此老者能變化為
魅按黿甲功用同鼉甲炙浸酒主瘰癧煞

蟲逐風惡瘡瘻風頑疥瘙肉主濕氣諸邪氣蠱消百藥毒張鼎云膏塗鐵摩之便明膏摩風及惡瘡子如雞卵正圓煑之白不凝今時人謂蔵卵為鼉子似此非為木石機也至難死剝其肉盡頭猶咬物可以張

鳶烏

食療云

微温主五臟邪氣煞百蟲蠱毒消百藥毒續筋又膏塗鐵摩之便明淮南術方中有用處

齊蛤遠志注陶云遠志畏齊蛤蘇云藥録下卷有蛤而不言功狀注又云蠐畏齊蛤按齊蛤如蛤兩頭尖小生海水中無别功用海人食之

柘蟲屎詹糖注陶云詹糖僞者以柘蟲屎為之按即今之柘木蟲在木間食木注為屎其屎破血不香詹糖燒之香也既不相似不堪為類

蚱蜢石蟹注陶云石蟹如蚱蜢形長小兩股如石蟹在草頭能飛蟲螽之類無別功與蚯蚓交在土中得之堪為媚藥入拾遺記

寄居蟲蝸牛注陶云海邊大有似蝸牛火炙殼便走出食之益顏色按寄居在殼間而非螺也候螺蛤開當自出食螺蛤欲合已還殼中亦名寄生無別功用海族多被

其寄又南海一種似蜘蛛入螺殼中負殼而走一名辟亦呼寄居無別功用之也

蚰音拙蟱鼅鼄注陶云懸網狀如魚罾者亦名蚰蟱在孔穴中及草木稠密處作網如蠶絲為幕絡者就中開一門出入形段小似鼅鼄而斑小主丁腫出根作膏塗之陶云罾網此正鼅鼄也非為蚰蟱此物族類非一也

負蠜蔡注蘇云戎人重薰渠猶巴人重負蠜按飛廉一名負盤蜀人食之辛辣也巴出本經左傳云蜚不為災杜注云蜚負蠜也如蝗蟲又夜行一名負盤即竈盤蟲也名字及蟲相似終非一物也蠜音煩阜螽也

蠼螋雞腸注陶云雞腸草主蠼螋溺按蠼螋能溺人影令發瘡如熱沸而大繞腰匝不可療蟲如小蜈蚣色青黑長足山蠼螋

溺毒更猛諸方中大有主法其蟲無能惟扁豆葉傅即差

蠱蟲敗鼓皮注陶云服敗鼓皮即喚蠱主姓名按古人愚質造蠱圖富皆取百蟲甕中盛經年間開之必有一蟲盡食諸蟲即此名為蠱能隱形似鬼神與人作禍然終是蟲鬼咬人至死者或從人諸竅中出信候取之曝乾有患蠱人燒為黑灰服少許

立愈亦是其類自相伏耳新注云凡蠱蟲

療蠱是知蠱名即可治之如蛇蠱用蜈蚣

蠱蟲蜈蚣蠱用蝦蟇蠱蟲蝦蟇蠱病復用

蛇蠱蟲是牙相能伏者可取治之

土蟲蚰蜒並馬陸注陶云今有一細黃蟲

狀如蜈蚣俗呼為土蟲按土蟲無足如一

條衣帶長四五寸身扁似韭葉背上有黃

黑襉頭如鏟子行處有白涎生濕地有毒

雞喫即死陶云如蜈蚣者正是蚰蜒非土蟲蘇云馬陸如蚰蜒按蚰蜒色正黄不斑大者如釵股其足無數正是陶呼為土蟲者此蟲好脂油香能入耳及諸竅中以驢乳灌之化為水蘇云似馬陸誤也

鱅魚鮑魚注陶云魚是臭者按鱅魚嶺南人作鮑魚劉元紹云其臭如屍正與陶云相背海人食之所謂海上有逐臭之夫也

其魚以格額目旁有骨名乙禮云魚去乙
鄭云東海鰫魚也祇食之別無功用也
予脂有毒主風腫癰毒癮瘮赤瘙瘑疥痔
瘻皮膚頑痺踠跌折傷肉損瘀血以脂塗
上炙手及熱摩之即透生嶺南蛇頭鼉身
廣州記云予蛇頭鼉身亦水宿亦樹棲俗
謂之予膏主蛭刺以銅及瓦器盛之浸出
唯雞卵盛之不漏摩理毒腫大驗其透物

甚於醍醐也
砂挼子有毒殺飛禽走獸合射罔用之人
亦生取置枕令夫妻相好生砂石中作旋
孔有蟲子如大豆背有刺能倒行一名倒
行狗子性好睡亦呼為睡蟲是處有之
蚘蟲汁大寒主目膚赤熱痛取大者淨洗
斷之令汁滴目中三十年膚赤亦差
蟲螽蚯蚓二物異類同穴為雄雌令人相

愛五月五日收取夫妻帶之蟲蠡如蝗蟲

東人呼為舴艋有毒有黑斑者候交時取

之

灰藥令人喜好相愛出嶺南陶家如青灰

彼人以竹筒盛之云是蟯（蟯音蛔蟲也）所作以

灰拭物皆可喜損小兒雞犬等不置家中

未知此事虛實

吉丁蟲功用同前人取帶之甲蟲背正綠

有翅在甲下出嶺南賓澄州也

腆顆蟲一作𧏙顆功用同前人取帶之似纍盤

褐色身扁出嶺南人重之也

蠼鼠有毒食人及牛馬等皮膚成瘡至死

不覺此蟲極細不可卒見爾雅云有蟲毒

食人至盡不知左傳曰食郊牛角者也博

物志云食人死膚令人患惡瘡多是此蟲

食主之法當以狸膏摩之及食狸肉凡正

月食鼠殘多為鼠瘻小孔下血者是此病也

諸蟲有毒不可食者鼈目白殺人腹下有卜字及五字不可食領下有骨如鼈不利人蝦煑白食之腹中生蟲蟹腹下有毛兩目相向腹中有骨不利人鼈肉共雞肉食成瘕病也

本草品彙精要卷之十三

三十

本草品彙精要卷之八

果部上品

六種神農本經朱字

五種名醫別錄黑字

二種宋本先附注云宋附

二種今分條

五種陳藏器餘

已上總二十種

內三種今增圖

豆蔻（花山薑花附）　藕實莖（石蓮荷葉花鼻）　橘（核皮附）

青皮（原附橘下今分條并增圖）　柚（原附橘下今分條）　大棗（生棗及葉附）

仲思棗（宋附苦棗附）　葡萄　栗

蓬蘽（力軌切）　覆盆子（今增圖）　芰（音技）實（菱角也）

橙子（宋附今增圖）　櫻桃　雞頭實

五種陳藏器餘

靈床上果子　無漏子　都角子

文林郎子　木威子

本草品彙精要卷之八

果部上品

果之草

荳蔻無毒附花山薑花　植生

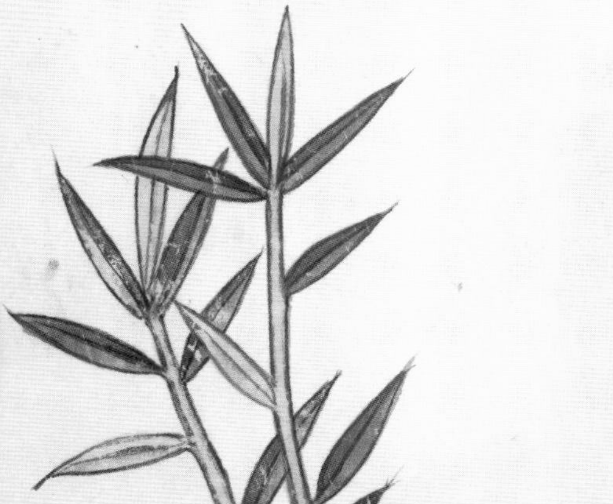

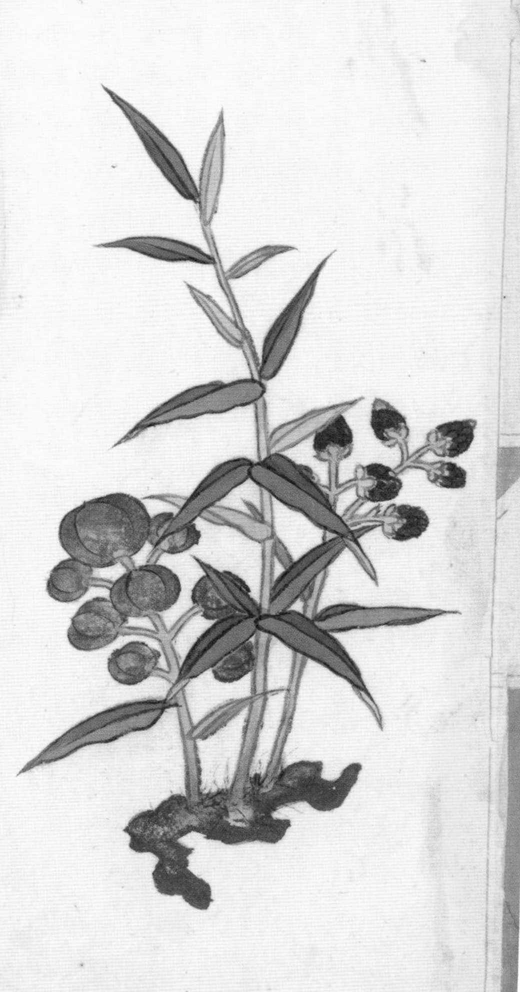

荳蔻主温中心腹痛嘔吐去口臭氣名醫所錄

名 草荳蔻

苗 圖經曰荳蔻即草荳蔻也苗似蘆葉似山薑杜若輩根似高良薑微有樟木氣花作穗嫩葉卷之而生初如芙蓉穗頭深紅色葉漸展花漸出而色

漸淡亦有黃白色者其實若龍眼子而銳皮無鱗甲中子若石榴瓣南人採當果實尤貴其嫩者并穗入鹽同淹治疊疊作朵不散落又以木槿花同浸欲其色紅耳閩中一種亦名草荳蔻子白似縮砂子殼如山梔但味淡不香東垣治胃口痛者此也又有一種山薑花味辛性温莖葉皆薑但根不堪食亦與荳蔻花相似而微小耳花生葉間作穗如麥粒嫩紅色南人取其未大開者謂之含胎花以鹽水淹藏入甜糟中經冬如琥珀色香辛可愛用其鱠醋最相宜也二種苗葉小異而治療亦各有功故併載之

地 圖經曰 生南海今嶺南皆有之

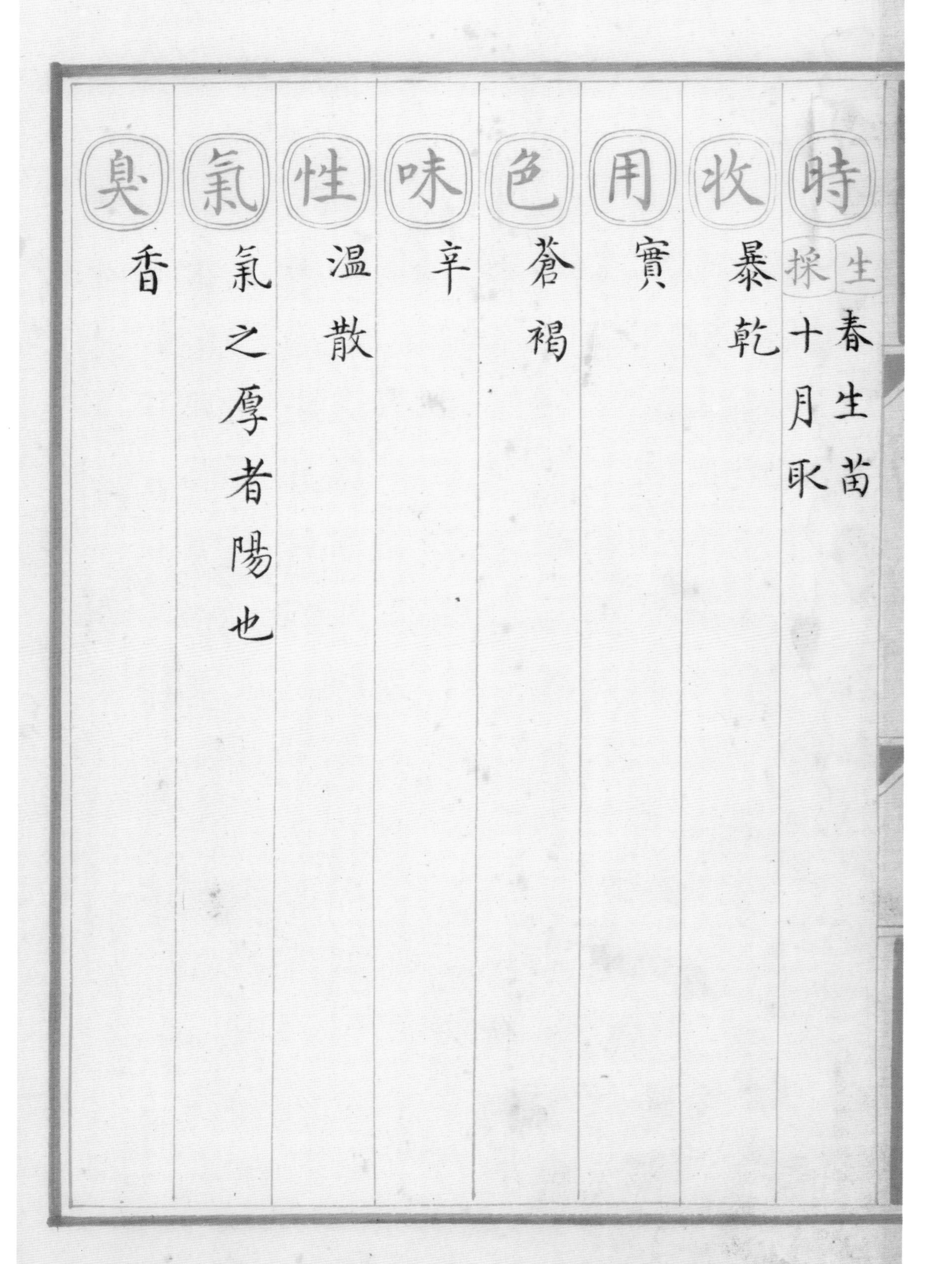

時 生 春生苗
採 十月取

收 暴乾

用 實

色 蒼褐

味 辛

性 温散

氣 氣之厚者陽也

臭 香

名 水芝丹　蓮藥　金纓草

苗 圖經曰詩傳云荷芙蕖也總名曰荷其莖曰茄未出水者曰銀條其葉曰蕸葉中蔕謂之荷鼻其本曰蔤蔤即莖下白蒻在泥中者也荂曰芙蓉秀而未發曰菡萏已發暢茂曰華其實曰蓮蓮謂房也其中的乃蓮內青皮白實爾中有青為薏即所謂苦如薏也其根曰藕花有紅白二種白者藕大實小紅者藕小實大千葉者皆不實然則生於水而水不能沒雖居於淤泥而泥不能汙其體中空食之故能令人心悅也

地 圖經曰生汝南池澤江南今處處有之

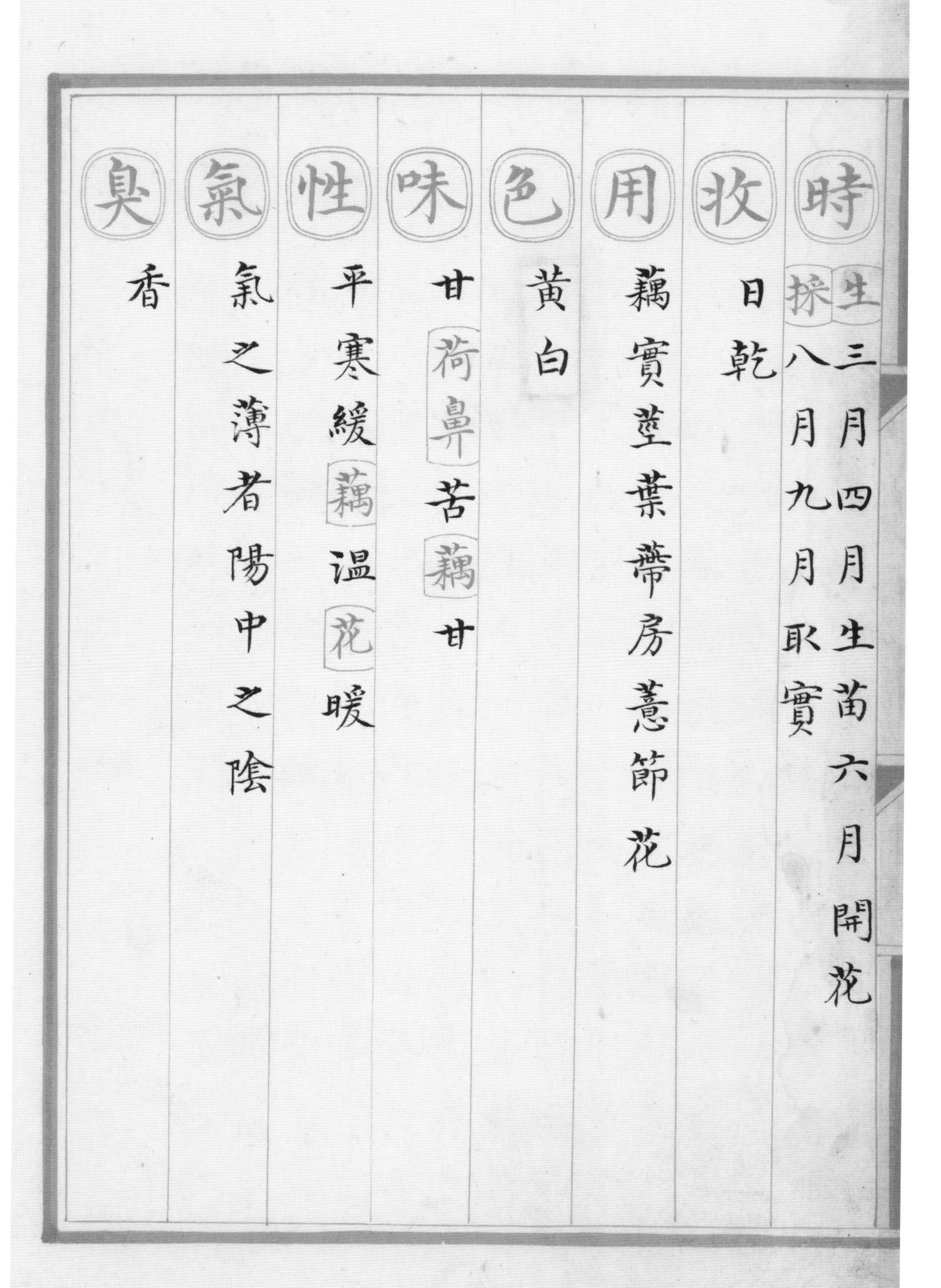

時 生 三月四月生苗六月開花 採 八月九月取實

收 日乾

用 藕實莖葉蔕房薏節花

色 黄白

味 甘 荷鼻 苦 藕 甘

性 平寒緩 藕 温 花 暖

氣 氣之薄者陽中之陰

臭 香

【主】清心止痢

【製】剥去黑殼敲碎去心用

【治】

【療】【圖經曰】止痢定腰痛及噦逆○藕主霍亂後虛渴煩悶不能食○葉止渴○荷鼻安胎去惡血留好血【日華子云】止渴助心止痢多食令人喜○藕止霍亂開胃消食除煩止悶口乾渴疾止怒破產後血悶搗署金瘡并傷折止暴痛蒸食開胃○薏止霍亂○葉落胞并產後口乾心肺燥煩悶【藥性論云】藕消瘀血不散○節止口鼻吐衄血

【補】【圖經曰】輕身益氣令人強健○花鎮心益顏色【藥性論云】主五臟不

足傷中氣利益十二經脉血氣陳藏器云令髮變黑不白日華子云止洩精安心○花輕身駐顏

【合治】合蠟蜜為丸服令人不饑○葉及房合酒煮服治產後胎衣不下○節合生地黃汁熱酒童便能解熱毒消瘀血產後血悶

【禁忌】苦薏不可多食令人霍亂及吐食生食微動氣○實生食脹人腹花忌地黃生蒜

【解】葉殺蕈毒及食蟹中毒○荷鼻解食野菌毒水煮服之○藕解酒毒

果之木

橘 無毒

植生

橘

橘 出神農本經 主胷中瘕熱逆氣利水穀久服去臭下氣通神 以上白字神農本經 下氣止嘔欬除膀胱留熱停水五淋利小便主脾不能消

穀氣衝胸中吐逆霍亂止洩去寸白輕身長年以上黑字名醫所錄

名 橘皮　朱橘　塌橘　山橘

苗 圖經曰木高丈餘葉與枳無辨刺出莖間夏開白花六七月成實至冬黄熟噉之甚甘美

謹按青橘黄橘青者味苦而小六七月未成熟時採之以刀劃開暴乾者謂之蓮花青皮至十月霜降後已成熟者味辛而黄大謂之橘皮醫家所用陳皮即經久者是也蓋二藥功用雖殊實出一種舊本

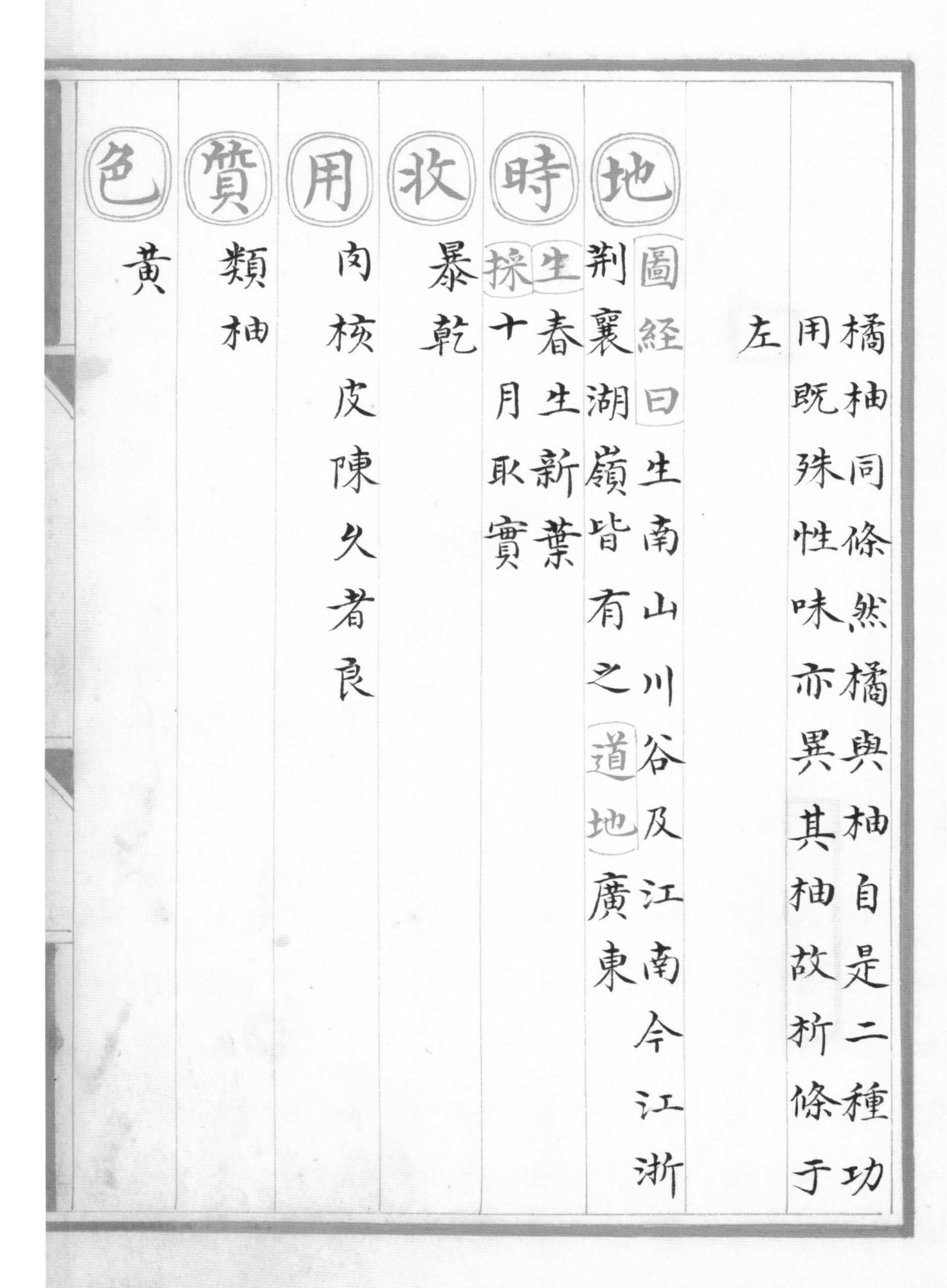
橘柚同條然橘與柚自是二種功用既殊性味亦異其柚故析條于左

地　圖經曰生南山川谷及江南今江浙荆襄湖嶺皆有之道地廣東

時　生春生新葉　採十月取實

收　暴乾

用　肉核皮陳久者良

質　類柚

色　黃

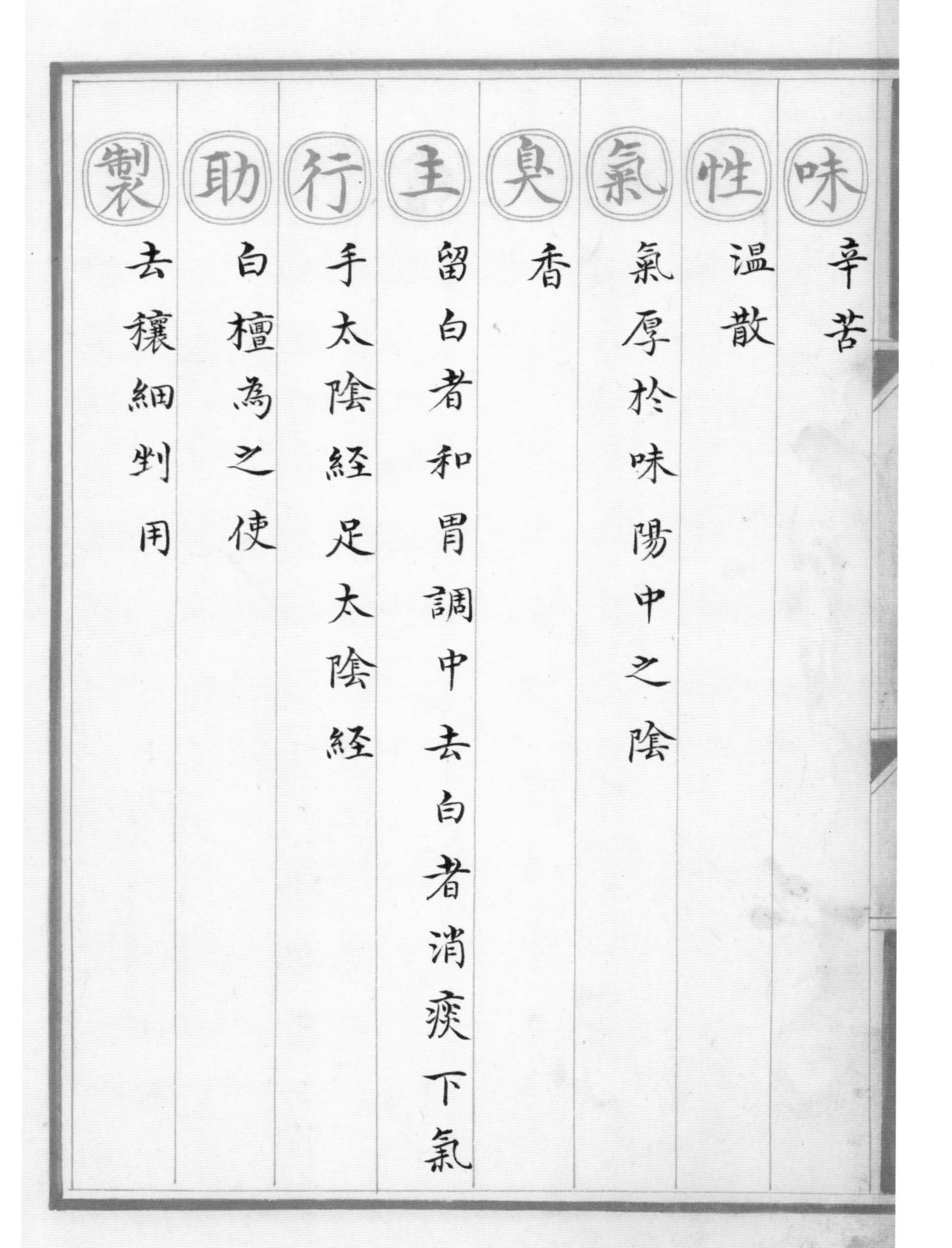

味 辛苦

性 温散

氣 氣厚於味陽中之陰

臭 香

主 留白者和胃調中去白者消痰下氣

行 手太陰經足太陰經

助 白檀為之使

製 去穰細剉用

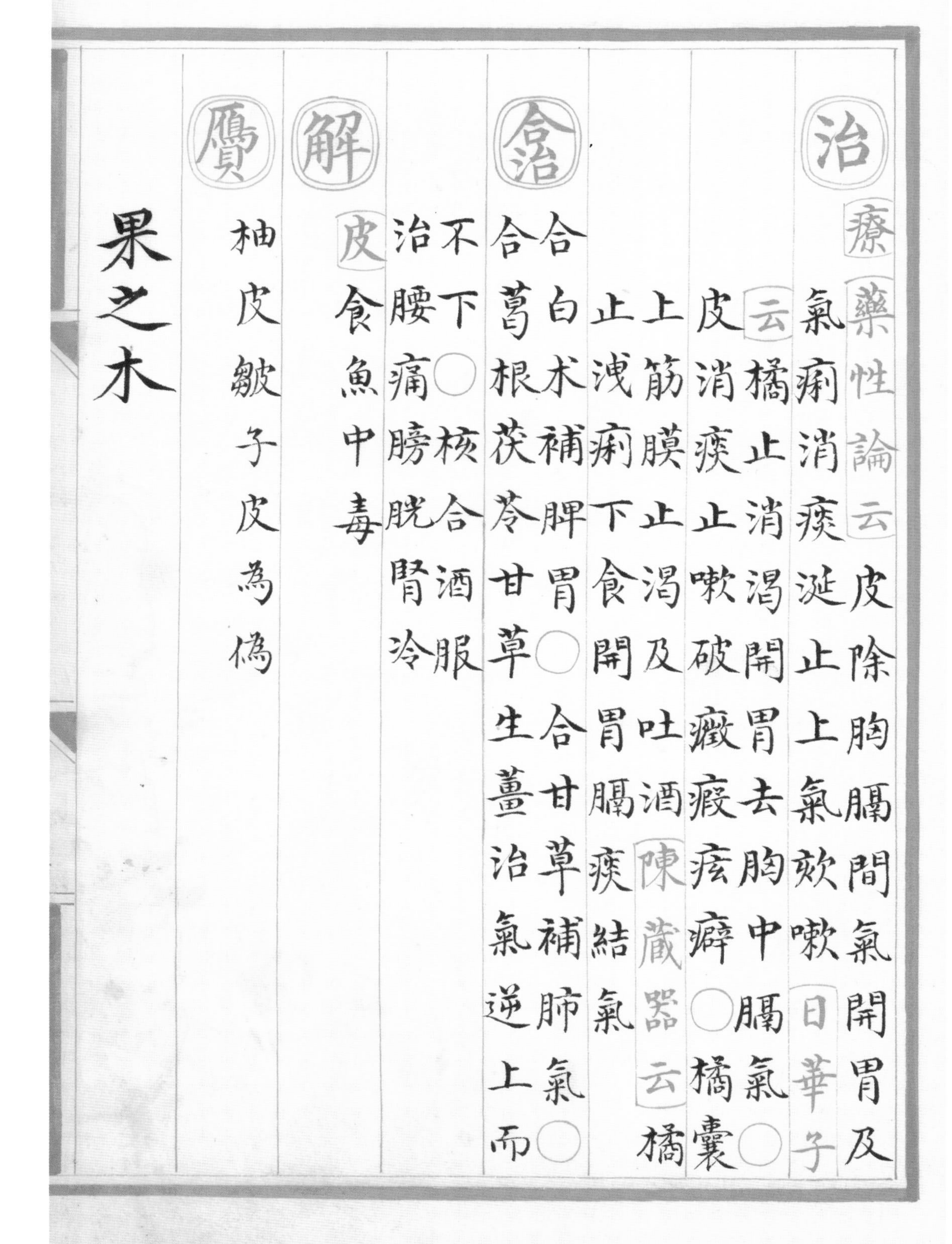

治 療藥性論云皮除胸膈間氣開胃及氣痢消痰涎止上氣欬嗽日華子云橘止消渴開胃去胸中膈氣○皮消痰止嗽破癥瘕痃癖○橘囊上筋膜止渴及吐酒陳藏器云橘止洩痢下食開胃膈痰結氣

合 合白朮補脾胃○合甘草補肺氣○合葛根茯苓甘草生薑治氣逆上而不下○核合酒服治腰痛膀胱腎冷

解 皮食魚中毒

贗 柚皮皺子皮為偽

果之木

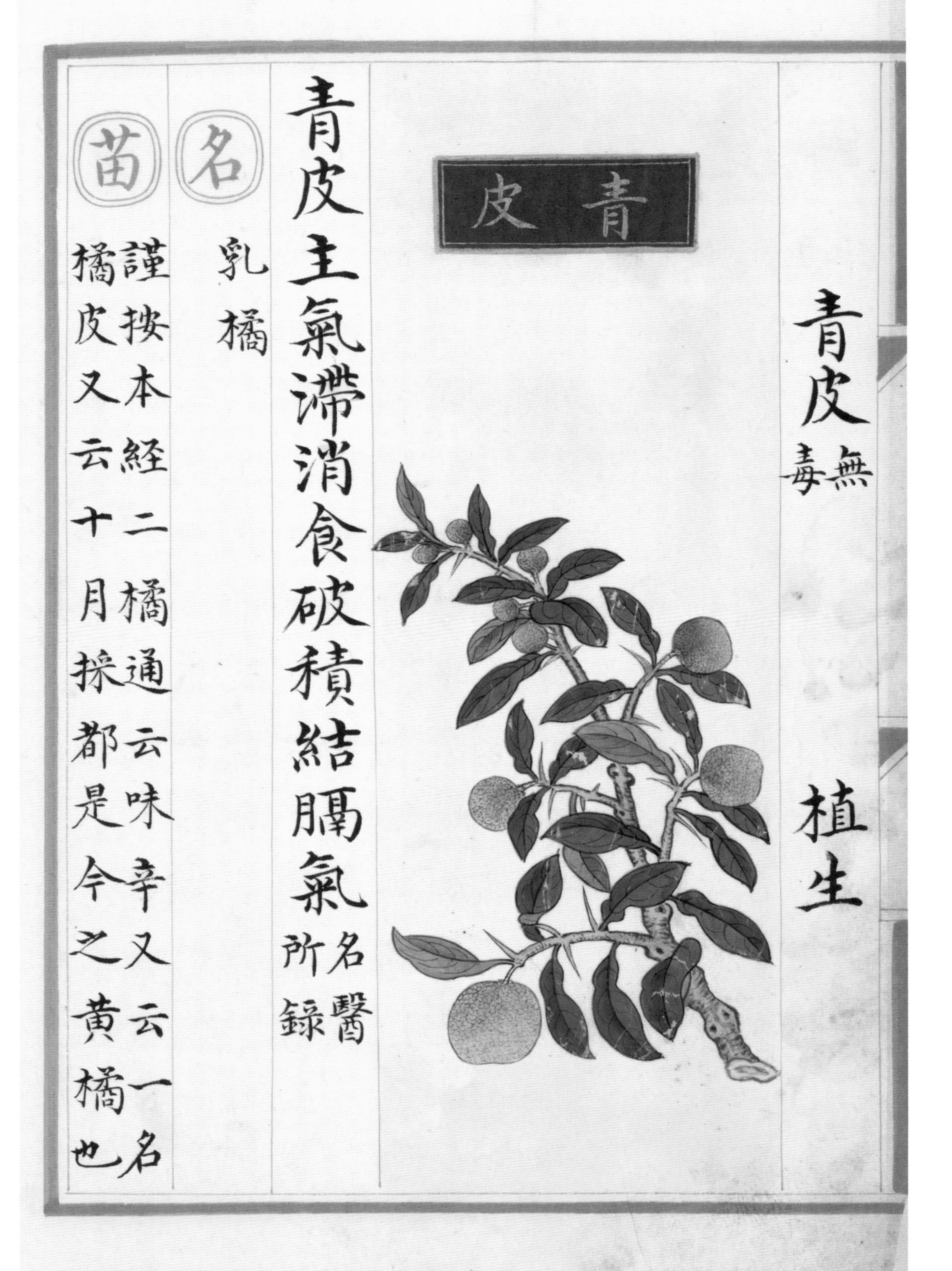

青皮無毒　植生

青皮

青皮主氣滯消食破積結膈氣名醫所錄

名　乳橘

苗　謹按本經二橘通云味辛又云一名橘皮又云十月採都是今之黃橘也

後人由其味辛苦其形大小遂以為二種今則各立其條便於治用蓋青皮即青橘皮也實與黃橘同種由其所採時月生熟及體色性味不同故攻疾有異其霜後採黃大已穰而味辛者謂之黃橘則入脾胃走肺氣六七月未成熟時採青小未穰而味苦者謂之青皮則入厥陰少陽疎肝氣正如枳殼枳實同種枳殼治高以其性詳而緩枳實治低以其性酷而烈之故也

地

【圖經曰】生南山川谷及江南今江浙荊襄湖嶺皆有之【道地】廣東

時

【生】春生新葉【採】六七月取實

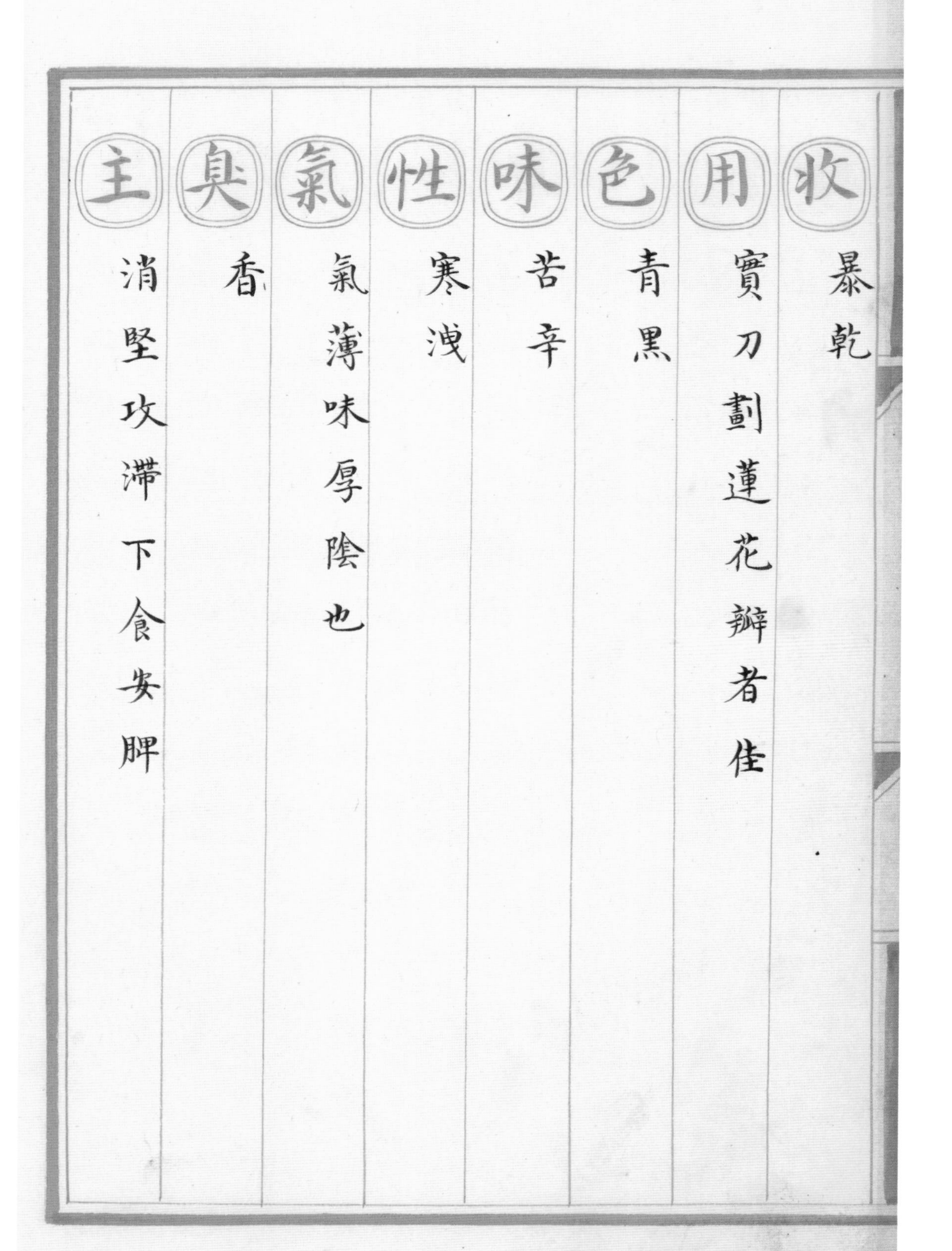

收　暴乾

用　實刀劃蓮花瓣者佳

色　青黑

味　苦辛

性　寒洩

氣　氣薄味厚陰也

臭　香

主　消堅攻滯下食安脾

行 手少陽經足厥陰經

製 去穰剉碎用

合治 合葱白童便煎服治婦人產後氣逆如石

合酒調末服治吹乳不癢不痛腫硬

禁 多服則損真氣

果之木

柚子 無毒

植生

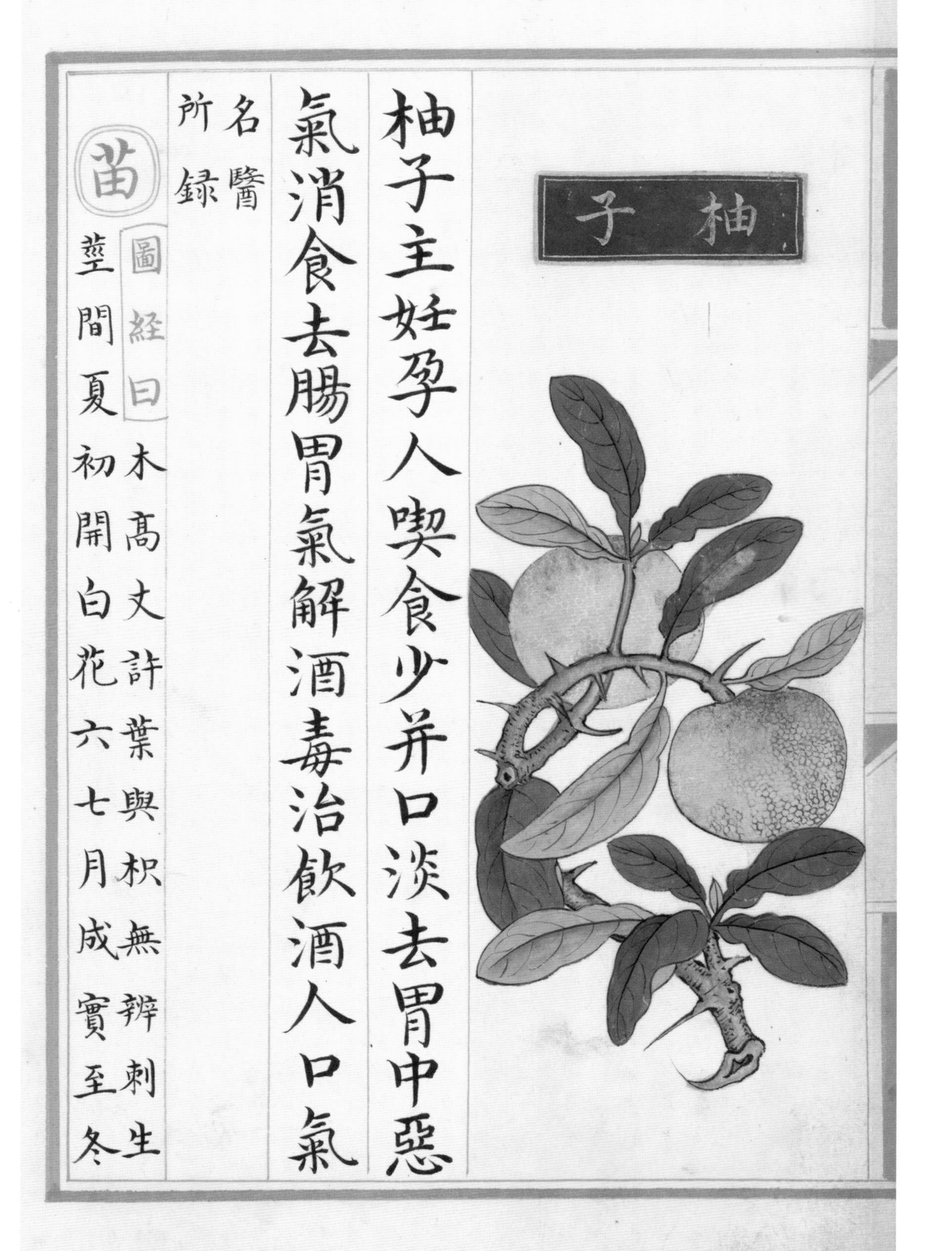

柚子

柚子主妊孕人喫食少并口淡去胃中惡氣消食去腸胃氣解酒毒治飲酒人口氣

名醫所録

苗

圖經曰木高丈許葉與枳無辨刺生莖間夏初開白花六七月成實至冬

黃熟時亦可噉其實似橙而酢大於橘但皮厚不堪入藥〔衍義曰〕橘柚自是兩種一名橘皮是元無柚字豈有兩物而治療無一字別者即知柚之一字為誤後人不深求其意為柚字所惑妄生分別且青橘與黃橘治療尚別矧柚為別種也郭璞云柚似橙而大於橘且柚皮極苦乃不堪嘗皮甘者乃橙耳人以柚為橘者誤矣原本橘柚同條混淆欠明今則分為二種矣

地〔圖經曰〕生南山山谷及江南今江浙荊襄湖嶺皆有之

時〔生〕春生葉〔採〕十月取實

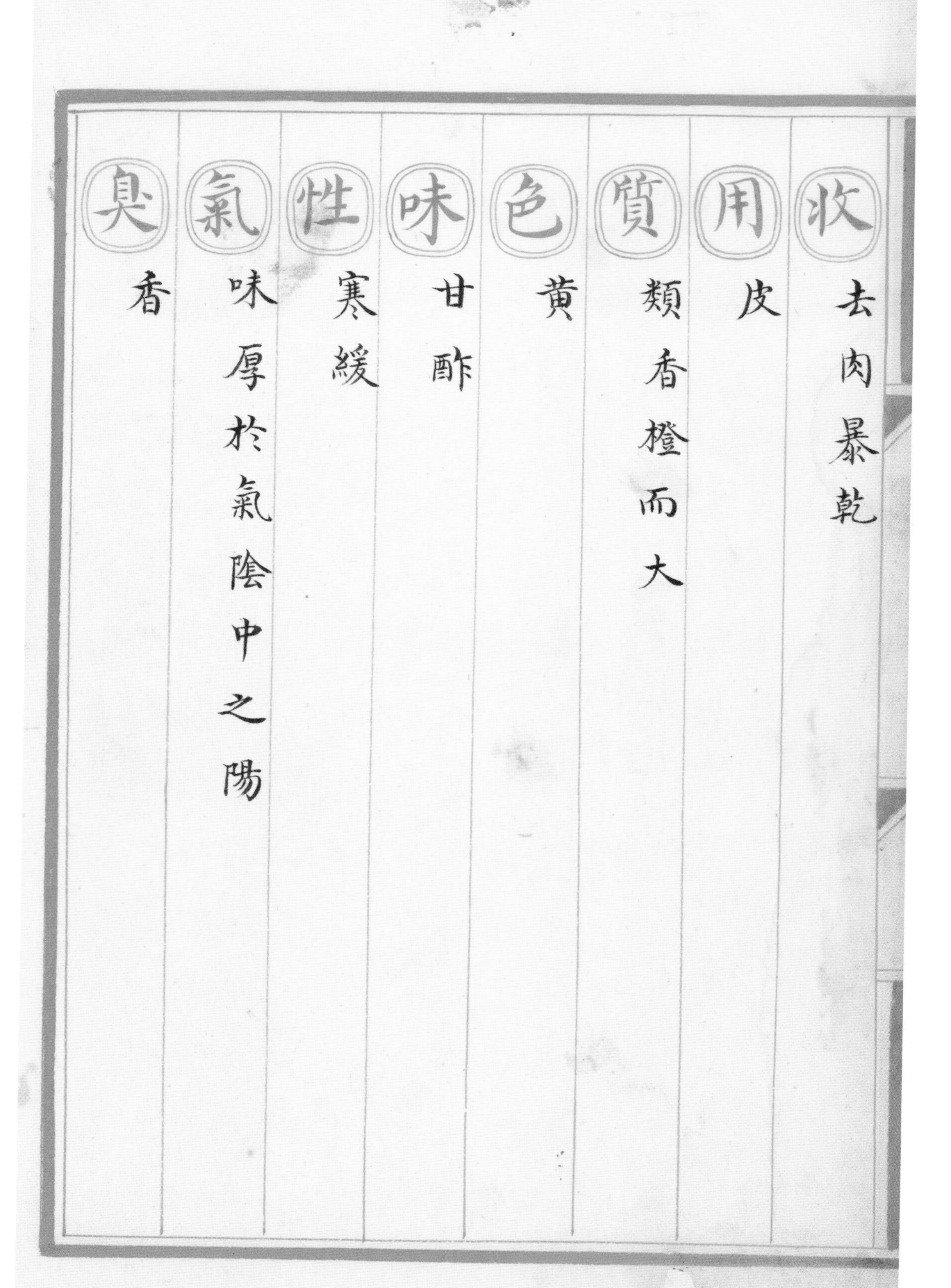

收　去肉暴乾

用　皮

質　類香橙而大

色　黄

味　甘酢

性　寒緩

氣　味厚於氣陰中之陽

臭　香

主消食和胃

治療陶隱居云下氣

解酒毒

果之木

大棗無毒 植生

大棗

大棗出神農本經 主心腹邪氣安中養脾助十二經平胃氣通九竅補少氣少津液身中不足大驚四肢重和百藥久服輕身長年○葉温無毒覆麻黄能令出汗以上白字神農本經

補中益氣強力除煩悶療心下懸腸澼不饑神仙○三歲陳核中仁燔音煩之味苦主腹痛邪氣以上黑字名醫所錄

名

御棗　良棗　遵羊棗　鹿盧棗

美棗　牙棗　水菱棗　波斯棗

乾棗　壺棗　洗大棗　羊矢棗

逷腰棗　皙無實棗　蹶洩苦棗

樆白棗　天蒸棗

樸落酥

苗

圖經曰大棗乃乾棗也其木高三五丈枝上多刺如鍼四月發萌漸生葉至五月開花黃白色七八月結實熟則紫赤郭璞注爾雅云壺棗者由其

大而銳上者為壺壺猶瓠也邊大而腰細者為邊腰棗亦謂之鹿盧棗棗白熟者謂之擠實小而圓紫黑色者謂之遵俗呼為羊矢棗是也出河東猗氏縣如雞卵最大者謂之洗味苦者謂之蹶洩不著子者謂之晳還味稔棗謂其味之短者也南人蒸熟暴乾皮薄而皺味更甘美於他者謂之天蒸棗然其種類圃人亦不能别其名入藥以青州者最佳雖晉絳大實亦不及青州者之肉厚也又廣州一種波斯棗木無傍枝直聳三四丈至巔四向共生十餘枝葉如椶櫚彼土人呼為海椶木三五年一著子都類北棗味極甘而差小然其核兩頭不尖雙卷而圓為異也又有水菱棗御

棗之類其味甚美但肌實輕虛暴服之則枯敗及江南出者堅燥少脂皆不堪入藥也

地 圖經曰生河東平澤今近北州郡及江南廣州皆有之陶隱居云出鬱州及東臨沂金城道地青州晉州絳州爲佳

時 生四月生葉
採八月取實

收 暴乾

用 實葉仁

色 紅

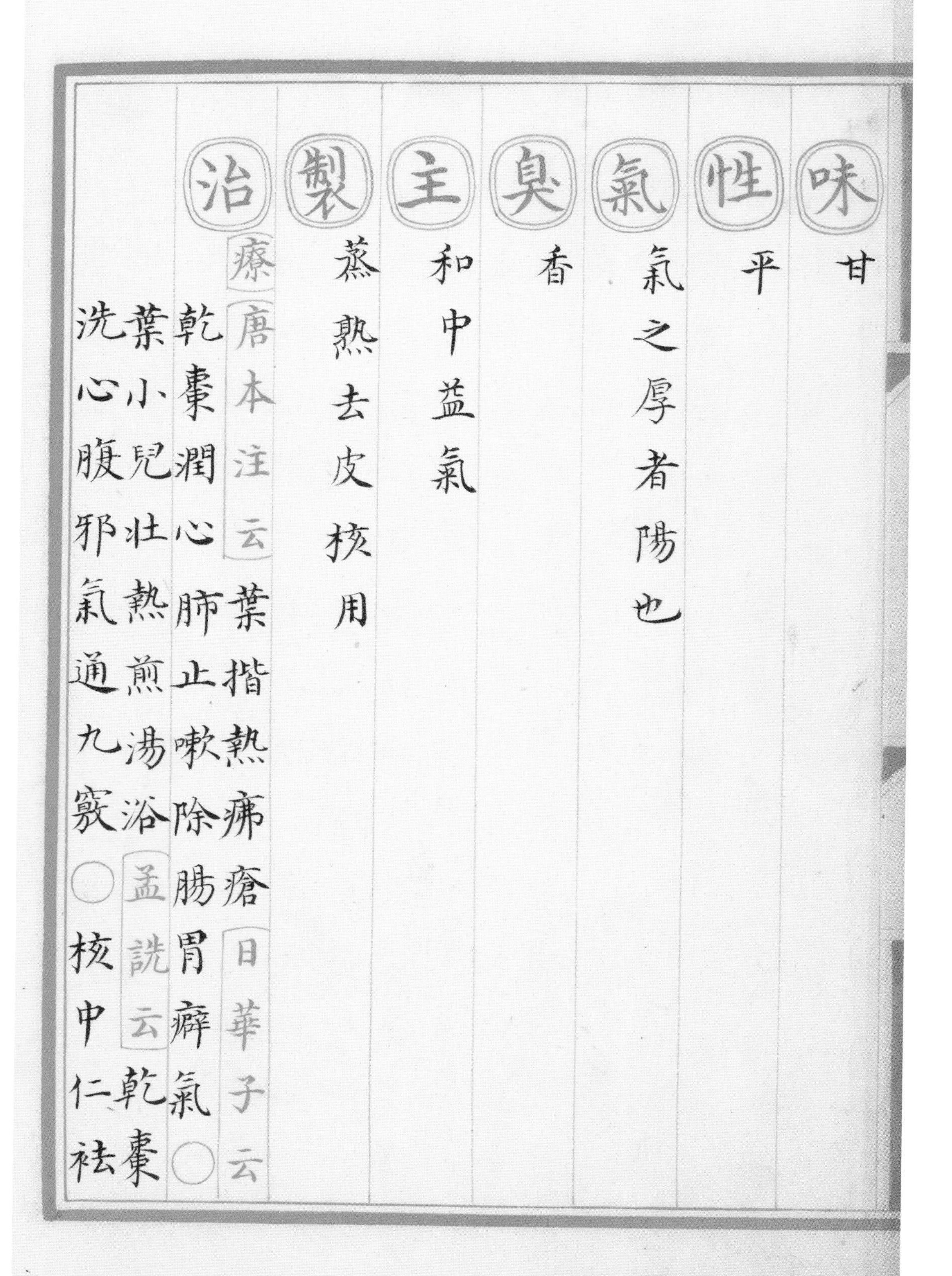

味　甘

性　平

氣　氣之厚者陽也

臭　香

主　和中益氣

製　蒸熟去皮核用

治　療唐本注云葉揩熱痱瘡日華子云乾棗潤心肺止嗽除腸胃癖氣○葉小兒壯熱煎湯浴孟詵云乾棗洗心腹邪氣通九竅○核中仁祛

惡氣卒疰忤

【補】【日華子云】乾棗補五臟虛勞損【孟詵云】乾棗補虛強志補不足氣助腸胃肥中【別錄云】調中益脾氣令人好顏色美志氣

【合治】合光粉燒療疳痢○葉合葛粉裛痱子及熱瘤

【禁】中滿牙齒痛者勿食亦不宜合生葱食○葉脤之使人瘦久即嘔吐○生棗味甘辛多食令人多寒熱羸瘦者不可食

【解】和百藥毒殺烏頭毒

果之木

仲思棗 無毒 植生

仲思棗主補虚益氣潤五臟去痰嗽冷氣久服令人肥健好顏色神仙不饑 名醫所録

苗 圖経曰形如大棗長一二寸正紫色細文小核味甘重北齊時有仙人仲思得此棗因以為名隋大業中信都郡嘗獻數顆近世稀復有之又有千年棗生波斯國亦稍温補非此之儔也

地 圖経曰出信都郡

收 暴乾

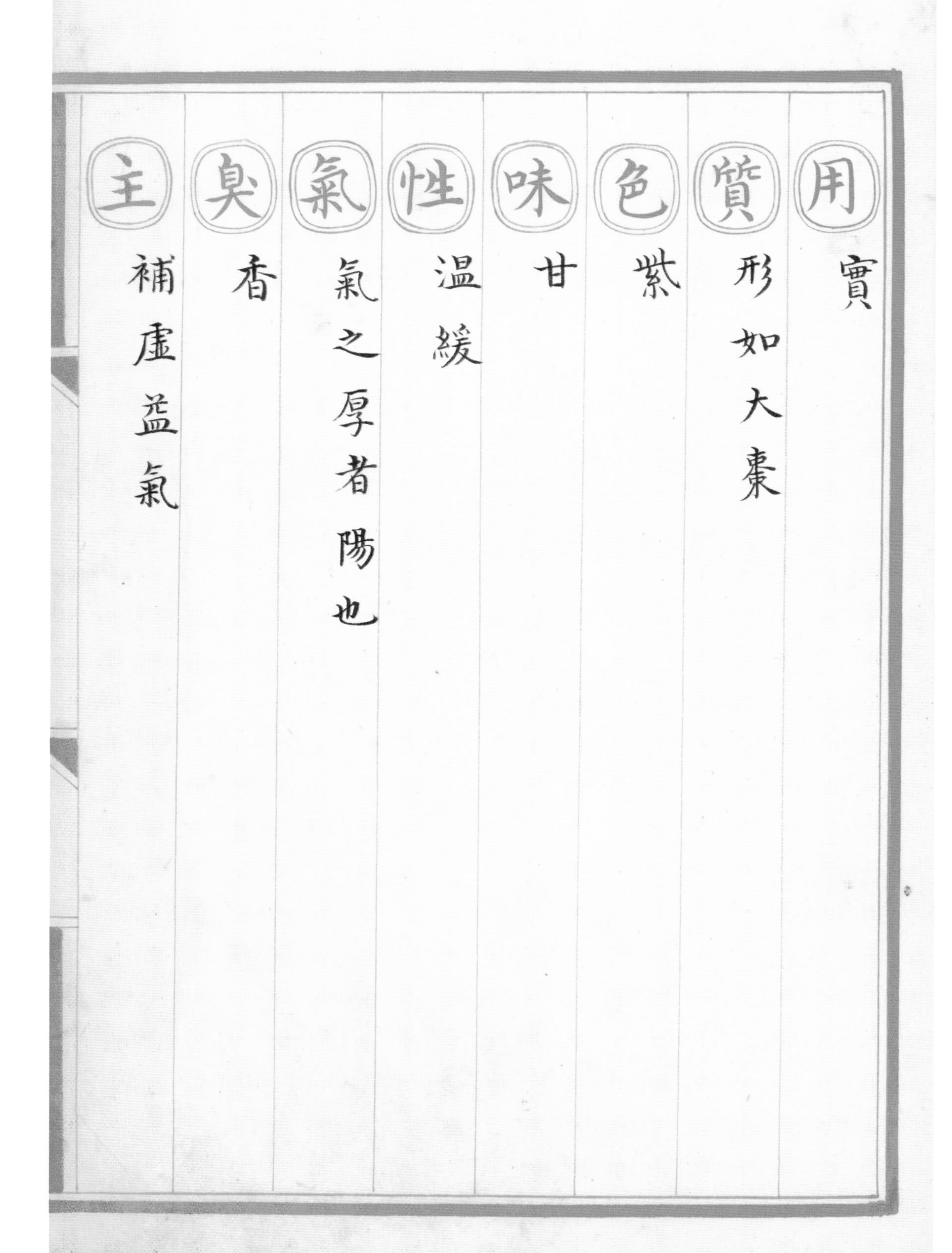

用	實
質	形如大棗
色	紫
味	甘
性	温緩
氣	氣之厚者陽也
臭	香
主	補虛益氣

果之走

葡萄 無毒 蔓生

葡萄 出神農本經 主筋骨濕痺益氣陪力强志令人肥健耐饑忍風寒久食輕身不老延

年可作酒以上白字神農本経逐水利小便以上黒字名醫所録

苗

圖経曰苗作藤蔓而極長大盛者一二本綿被山谷間花極細而白色其實有紫白二色然形之圓鋭亦有二種其江東出者實細而味酸謂之蘡薁子是山葡萄也皆七八月熟取其汁可以釀酒其根苗中空相通圃人将採實貨之欲得厚利暮溉其根而晨則水溢子中矣故俗亦呼其苗為木通也漢張騫使西域得其種而還中國始有蓋北果之最珍者魏文帝詔群臣云醉酒宿酲掩露而食甘而不飴酸而不酢冷而不寒味長汁多

除煩解悁他方之果寧有匹之者乎

地 圖經曰生隴西五原燉煌山谷今河東近京州郡皆有之

時 生三月苗四月花隨結實 採七月八月取實

收 暴乾

用 實根

質 類馬乳

色 紫白

味 甘

性 平緩

氣 氣之薄者陽中之陰

臭 香

主 除濕痺利水道

製 根煑汁

治 〔療〕〔藥性論云〕實除腸間水氣調中止淋通小便〔孟詵云〕根止嘔噦及霍亂後悪心妊孕人子上衝心煑汁飲胎即下安

合治 實合酒飲治時氣發瘡㾓不出者

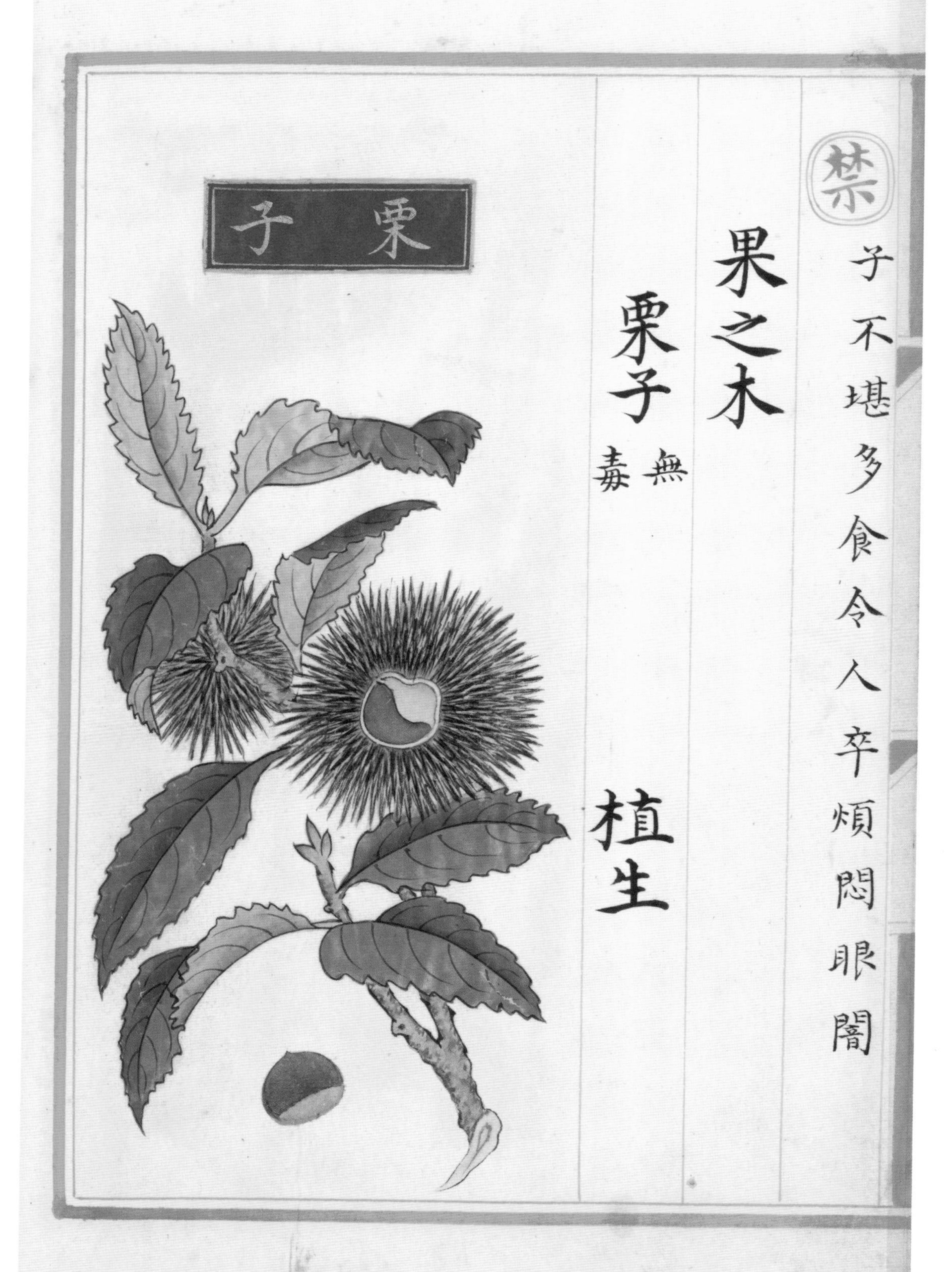

禁

子不堪多食令人卒煩悶眼闇

果之木

栗子 無毒

植生

栗子主益氣厚腸胃補腎氣令人耐饑 名醫

所錄

名 皮 扶

苗 圖經曰 樹高二三丈極類櫟花青黃色似胡桃花實有房彙其彙大若拳者中子三五枚小若桃李者中子惟一二將熟則罅拆子出栗之種類亦多陸機疏云栗五方皆有之周秦吳揚特饒吳越被城表裏皆栗惟濮陽及范陽栗甜美味長他方者悉不及也倭韓國諸島上栗大如雞子亦短味不美桂陽有莘而叢生實大如杏子中仁皮子形色與栗無異也但差

小耳又有奥栗皆與栗同子圓而細
或云即莘也今此色惟江湖有之又
有茅栗佳栗（音雉）其實更小而木與栗
不殊但春生夏花秋實冬枯為異爾
栗房當心一子謂之栗楔治血尤効
【陶隱居云】今會稽最豐諸暨（音既）栗形
大皮厚不美剡（時冉切）及豐皮薄而甜
相傳有人患脚弱往栗樹下食數升
便能起行此是補腎之義然應
生噉之若餌服則宜蒸暴也

地

【圖經曰】舊本不著所出州土今山陰
處處有之【道地】兗州宣州者最勝

時

【生】春生葉夏開花秋結實
【採】九月取實

收

暴乾

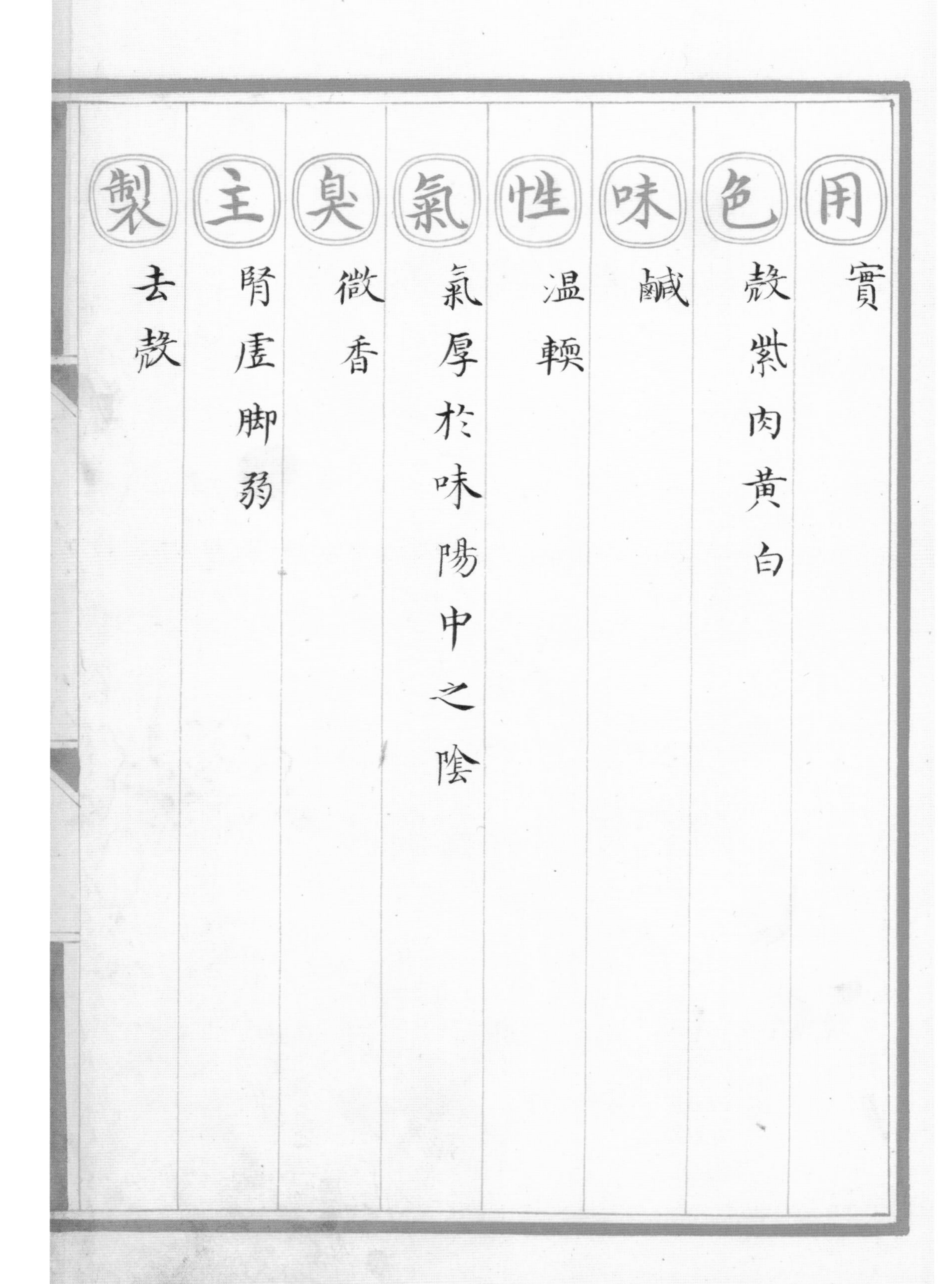

用　實

色　殼紫肉黄白

味　鹹

性　温輭

氣　氣厚於味陽中之陰

臭　微香

主　腎虚脚弱

製　去殼

治療

圖經曰殼止反胃及消渴○木皮消瘡毒唐本注云栗作粉塗瘡上及筋骨斷碎疼痛腫瘀血○毛殼除火丹毒腫○樹白皮療溪毒日華子云生栗破冷痃癖生嚼罯惡刺箭頭不出者并傅瘰癧腫毒痛

○殼止瀉血

補

孟詵云栗日中暴乾食下氣補益

合治

栗上薄皮合蜜塗面展皺

禁

小兒不可多食生者難化熟即滯氣隔食生蟲往往致病○實飼孩兒令齒不生○患風水氣不宜食

果之草

蓬虆無毒

叢生

蓬虆

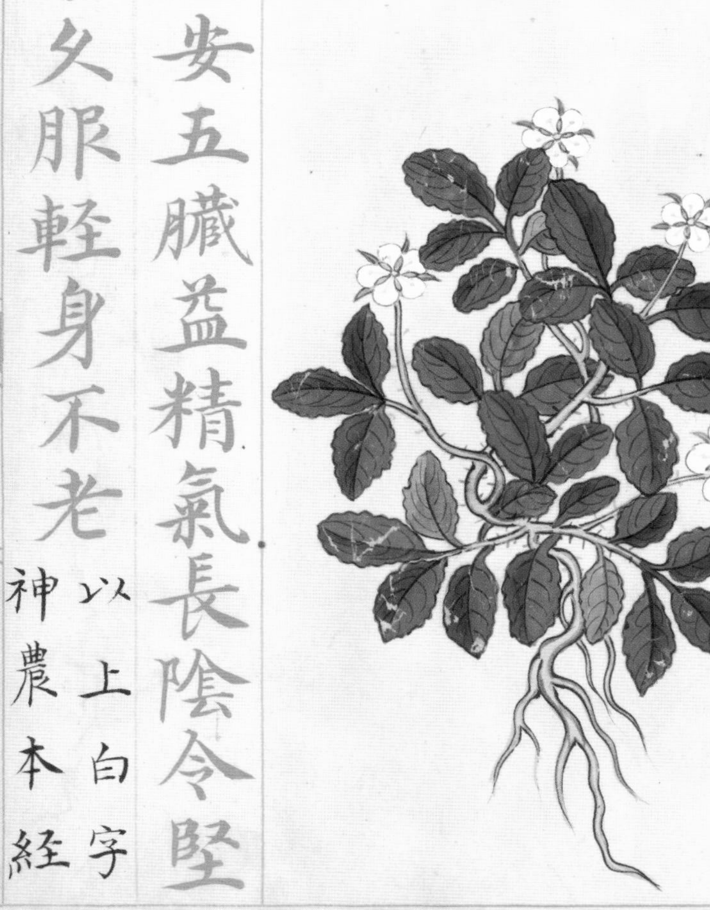

蓬虆出神農本經　主安五臟益精氣長陰令堅强志倍力有子久服輕身不老以上白字神農本經

療暴中風身熱大驚以上黑字名醫所錄

陵虆　陰虆　西國草　畢楞草

名　子覆盆

苗　圖經曰蓬虆即覆盆子之苗莖也蔓短不過尺莖葉皆有刺花白子黄赤色形如半彈丸而下有莖承之如柿蔕狀小兒多食其實江南人謂之苺然其地所生差晚而功用則同古方用葉汁滴目中去膚赤有蟲出如絲線者是也唐本注云蓬虆覆盆一物異名亦如蜀漆與常山異條芎藭與蘼蕪各用今以附入果部者蓋其子是覆盆故也

地　圖經曰生荆山平澤及寃句今處處有之秦吴尤多道地成州

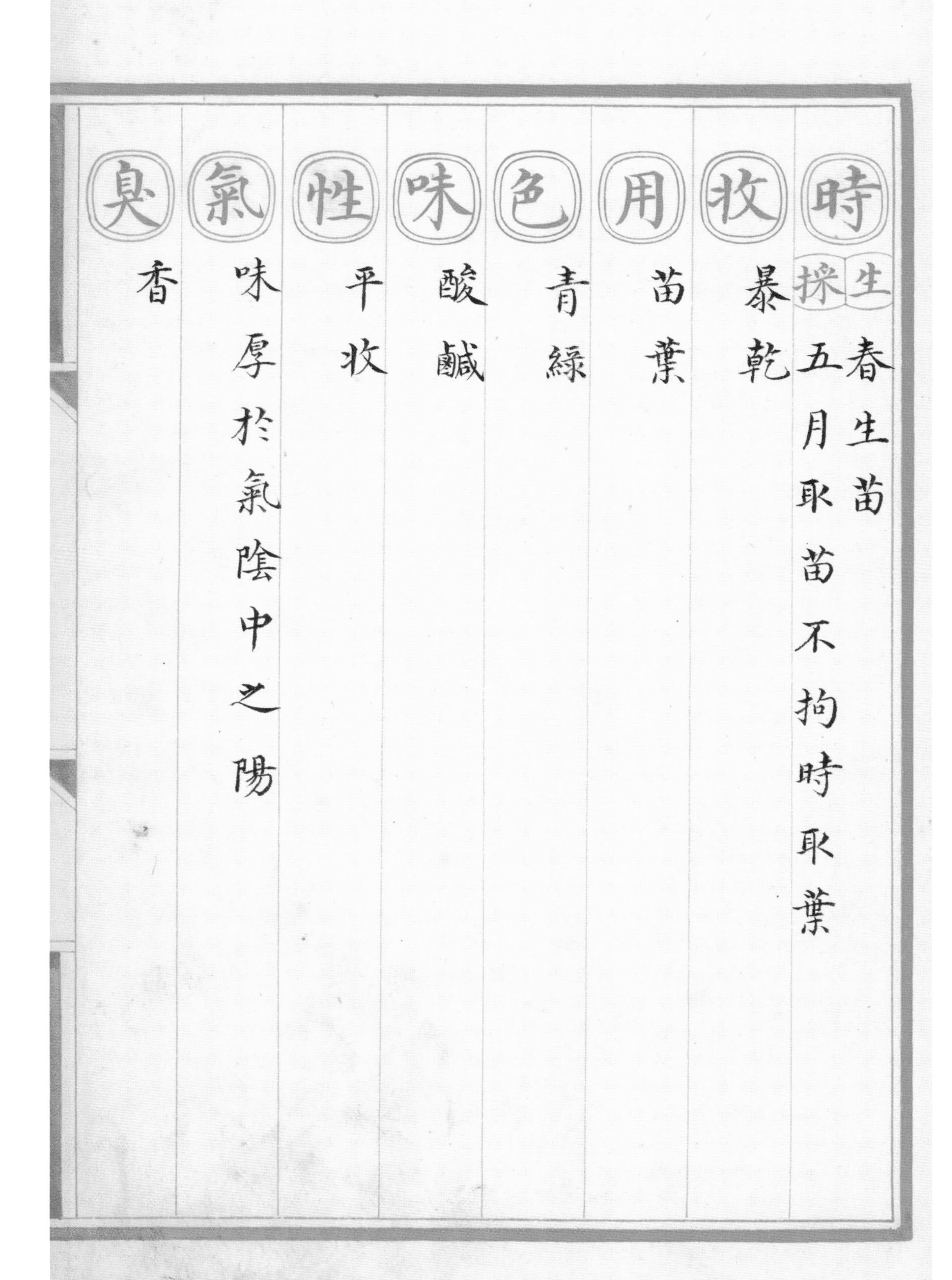

時　生：春生苗
　　採：五月取苗不拘時取葉

收　暴乾

用　苗葉

色　青綠

味　酸鹹

性　平收

氣　味厚於氣陰中之陽

臭　香

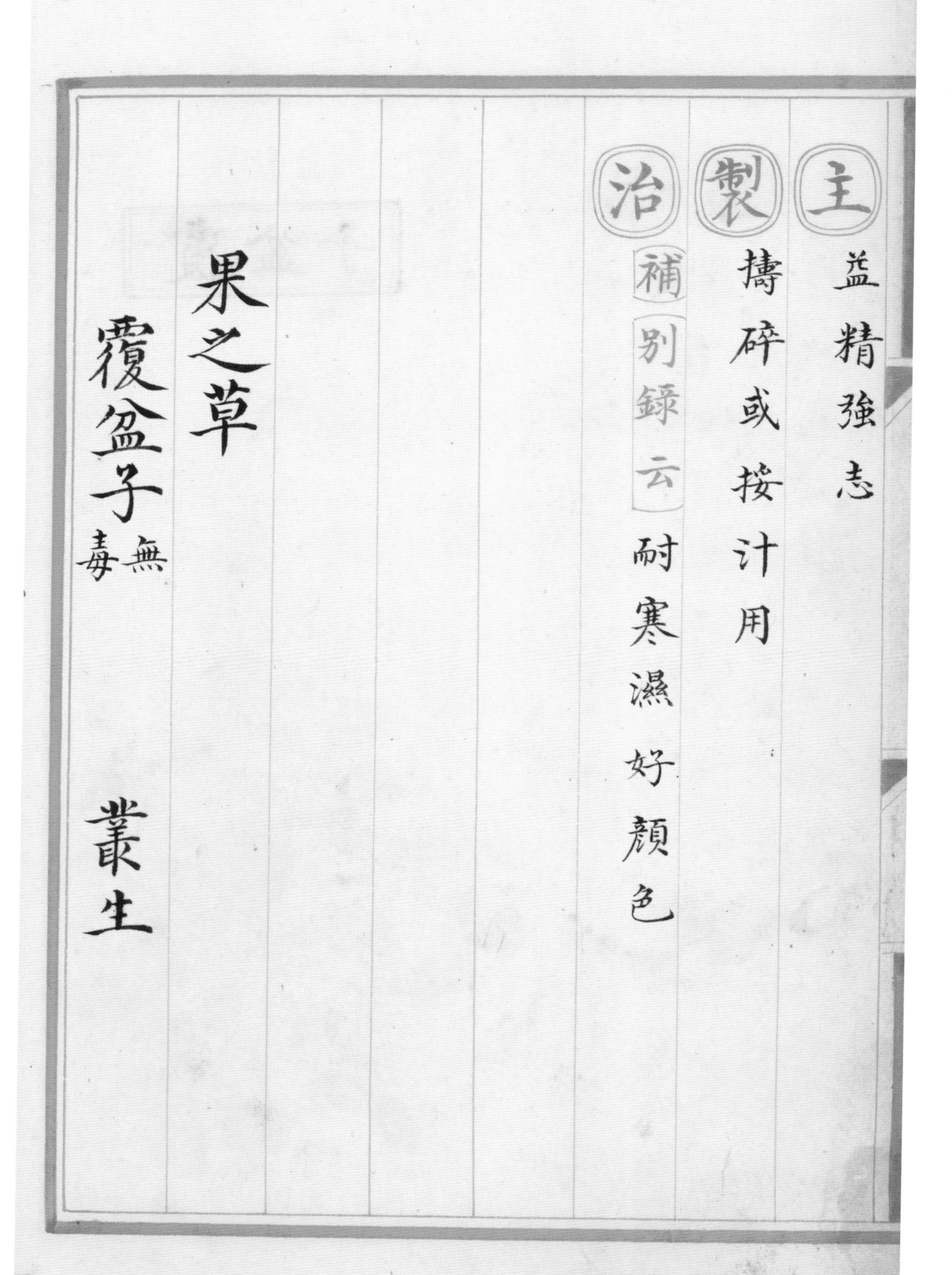

【主】益精強志

【製】擣碎或挼汁用

【治】【補】【別錄云】耐寒濕好顏色

果之草

覆盆子 無毒　　叢生

覆盆子

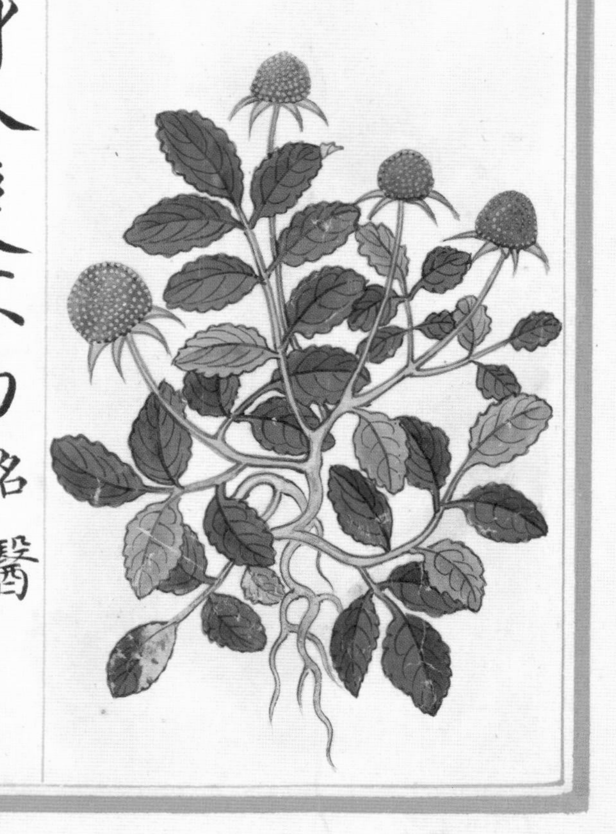

覆盆子主益氣輕身令髮不白名醫所録

名 懸鈎子

苗 衍義曰 覆盆子四五月紅熟山中人採來賣者其味酸甘外如荔枝櫻桃許大紅輭可愛失採則枝上就生蛆益腎臟縮小便服之當覆其溺器如

此取名食之多熟收時須乘五六分熟便可採於烈日中暴仍須薄綿蒙裹着水則不堪用也

地 圖經曰生荊山平澤及寃句今處處有之秦吳地尤多

時 生三月生苗 採五月取實

收 暴乾

用 實於麥田中得者良

色 紅

味 甘

性 平緩

氣 氣厚於味陽中之陰

臭 朽

主 補肝明目滋陰駐顔

製 雷公云凡使用東流水淘去黄葉并皮蔕盡了用酒蒸一宿以東流水淘兩遍曬乾用

治 療 日華子云主中風身熱及驚 別錄云熱湯服平肺虛寒

補 唐本注云補虛續絶強陰健陽悦澤肌膚安和臟腑和中益力療勞

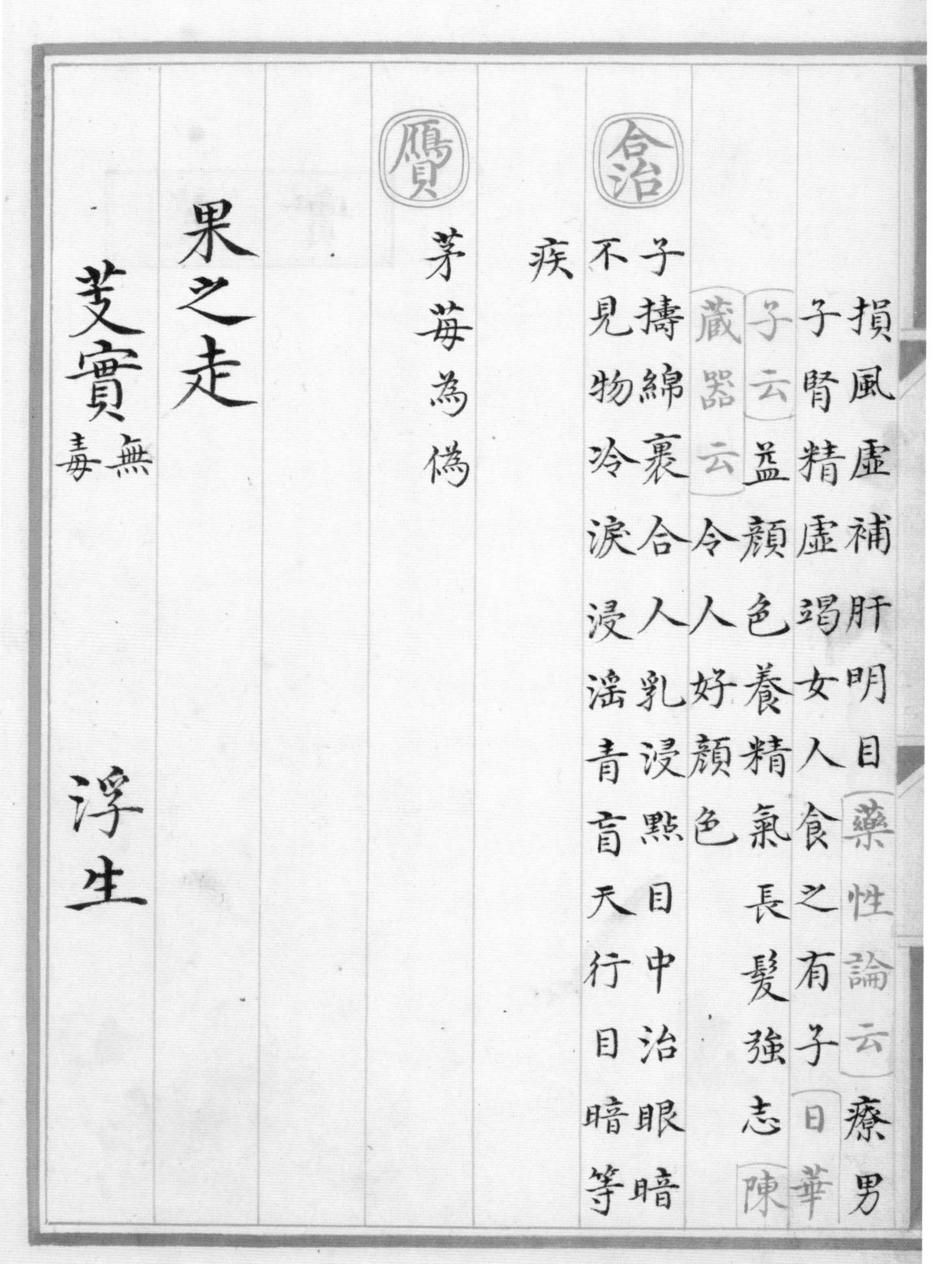

損風虛補肝明目【藥性論云】療男子腎精虛竭女人食之有子【日華子云】益顔色養精氣長髮强志【陳藏器云】令人好顔色

【合治】子擣綿裹合人乳浸點目中治眼暗不見物冷淚浸淫青盲天行目暗等疾

【贋】茅莓為僞

果之走

芰實 無毒 浮生

芰實

芰 音技 實主安中補五臟不饑輕身 名醫所錄

菱 浮菱 水菱 菱角

名

苗 圖經曰芰菱實也葉似荇浮在水面花黄白色晝合夜開隨月轉移猶葵之向日也花落而實生實有紅緑二種潛向水中成熟南人取莖淹作葅

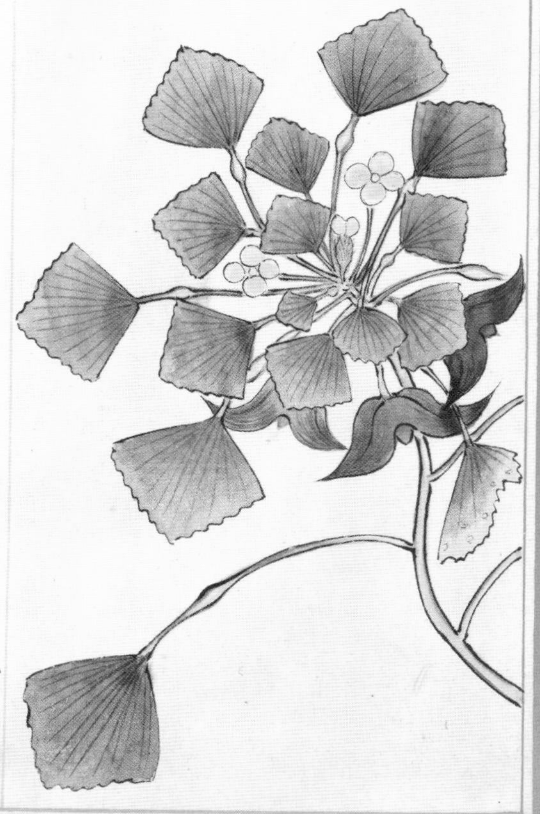

食之然種亦多有四角者有二角者其皮嫩謂之浮菱生食之味尤甘美楚人謂之芰秦謂之薢茩今俗謂之菱江淮及山東人暴其實以為米可以當粮衍義曰芰今世俗謂之菱角蒸食可以代粮然不益脾又有水菱亦芰也但大而脆可生食修合治療未聞其用

【地】之圖經曰生廬江江南山東今處處有

【時】生三月生苗五月開花採夏秋取實

【收】暴乾

【用】實

色 殼青紅肉白

味 甘

性 平冷

氣 氣之薄者陽中之陰

臭 香

主 補五臟

合治 蒸作粉合蜜漬食之以斷穀

禁 多食令人腹脹滿用煖酒和薑飲一兩盞即消性冷不可多食令人陰不

强生者不宜多食令人臟冷損陽氣

解丹石毒

果之木

橙子皮無毒

植生

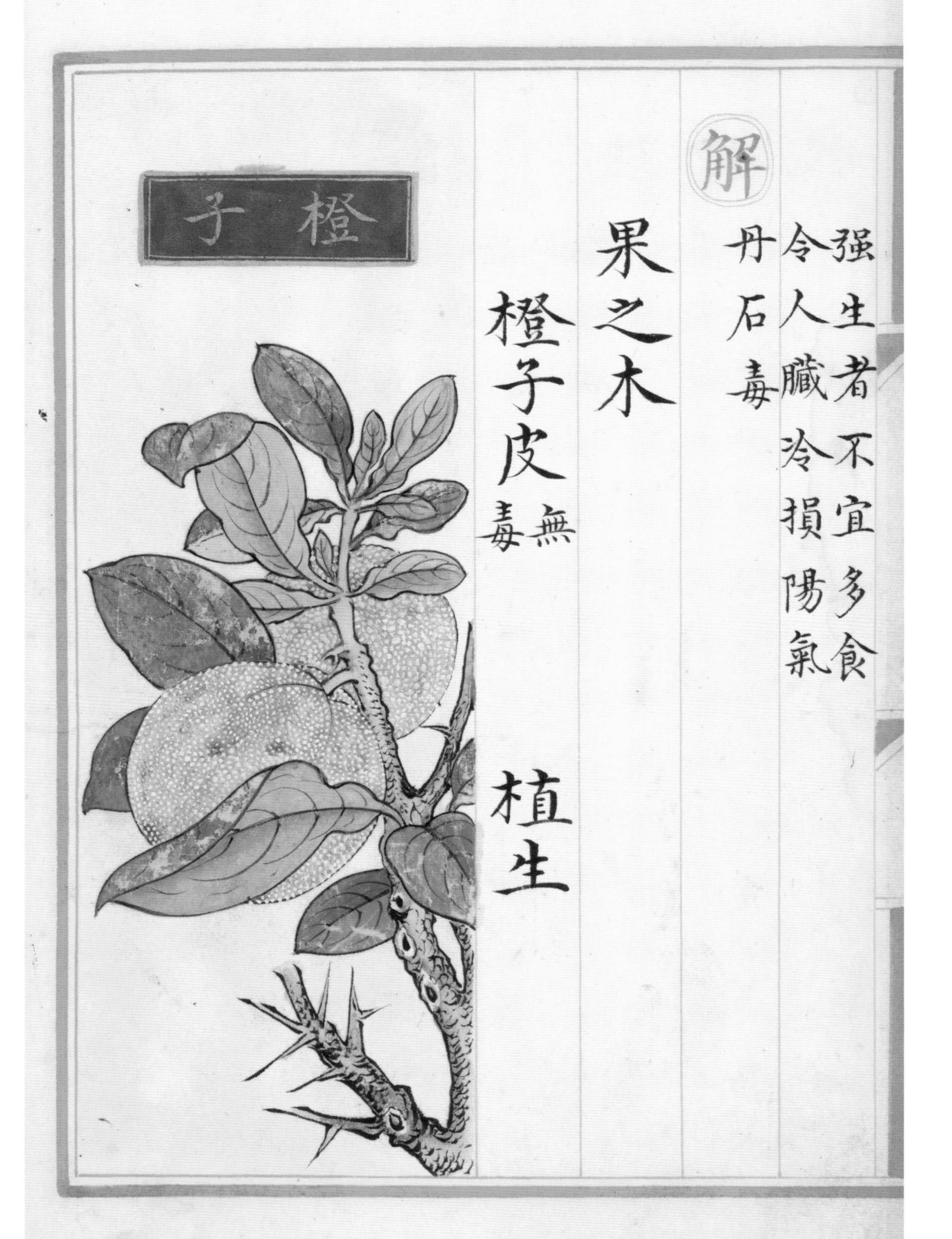

橙子皮作醬醋香美散腸胃惡氣消食去胃中浮風氣○䩋味酸去惡心不可多食傷肝氣 名醫所録

苗 圖經曰 樹似橘而葉大實亦類橘但皮厚皺而尤香耳八月熟採食之 衍義曰 橙子皮今人止以爲果或取皮合湯待賓未見入藥也

地 圖經曰 生南山川谷及江南今江浙荆襄湖嶺皆有之

時 生 夏開花 採 八九月取實

收 暴乾

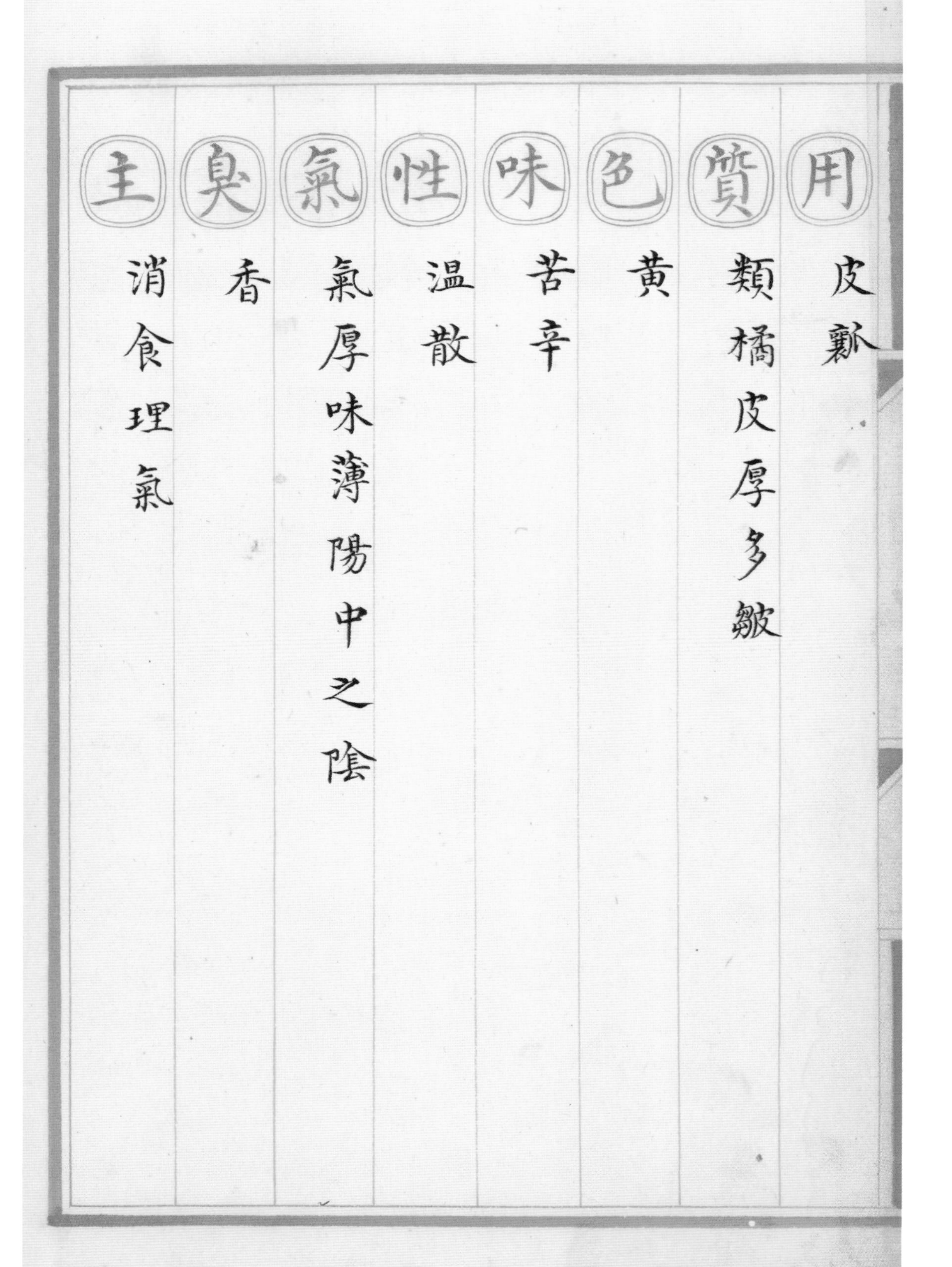

用	皮瓤
質	類橘皮厚多皺
色	黄
味	苦辛
性	温散
氣	氣厚味薄陽中之陰
臭	香
主	消食理氣

治療別錄云散瘿氣及瘰癧

合治合鹽審食去惡氣惡心胃風

禁多食發虛熱及瘰癧與獖肉同食發旋惡心

解殺魚蠱毒

果之木

櫻桃微毒

植生

櫻桃

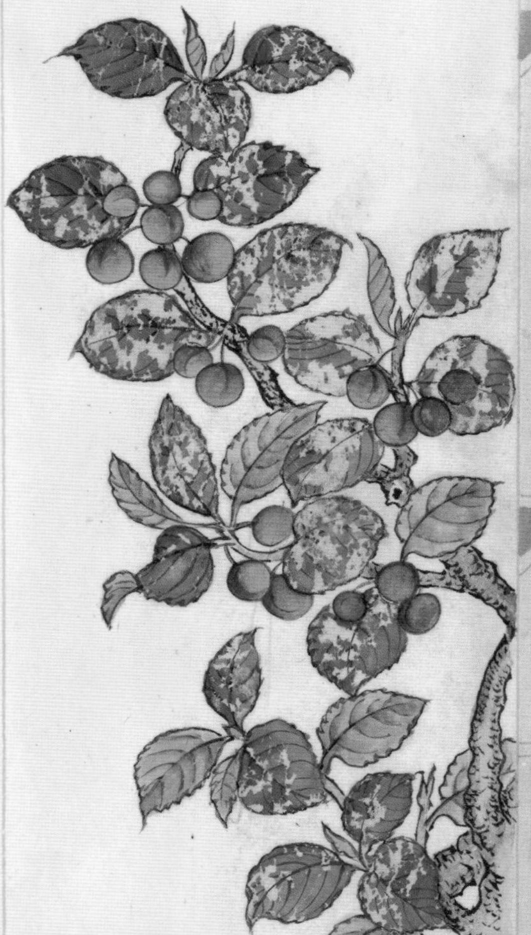

櫻桃主調中益脾氣令人好顏色美志名醫所錄

名

朱菓 柰桃 臘櫻 含桃 朱茱 紫桃 荊桃 麥甘酣 李桃 山朱櫻

苗　圖經曰：其木多陰，最先百果而熟，故方多貴之。其實熟時深紅色者，謂之朱櫻；正黃明者，謂之臘櫻；其大若彈丸，核細而肉厚者，尤難得也。衍義曰：此即古謂之含桃，可薦宗廟。禮記云：先薦寢廟者是也。於四月初熟，得正陽之氣，先諸果而熟，其性故熱。今西洛一種紫櫻，至熟時正紫色，皮裹間有細碎紫黃點，此為最珍，藥中不甚須也。

地　圖經曰：處處有之。道地：洛中、南都者最勝。

時　生：春生葉。採：四月取實。

用　實。

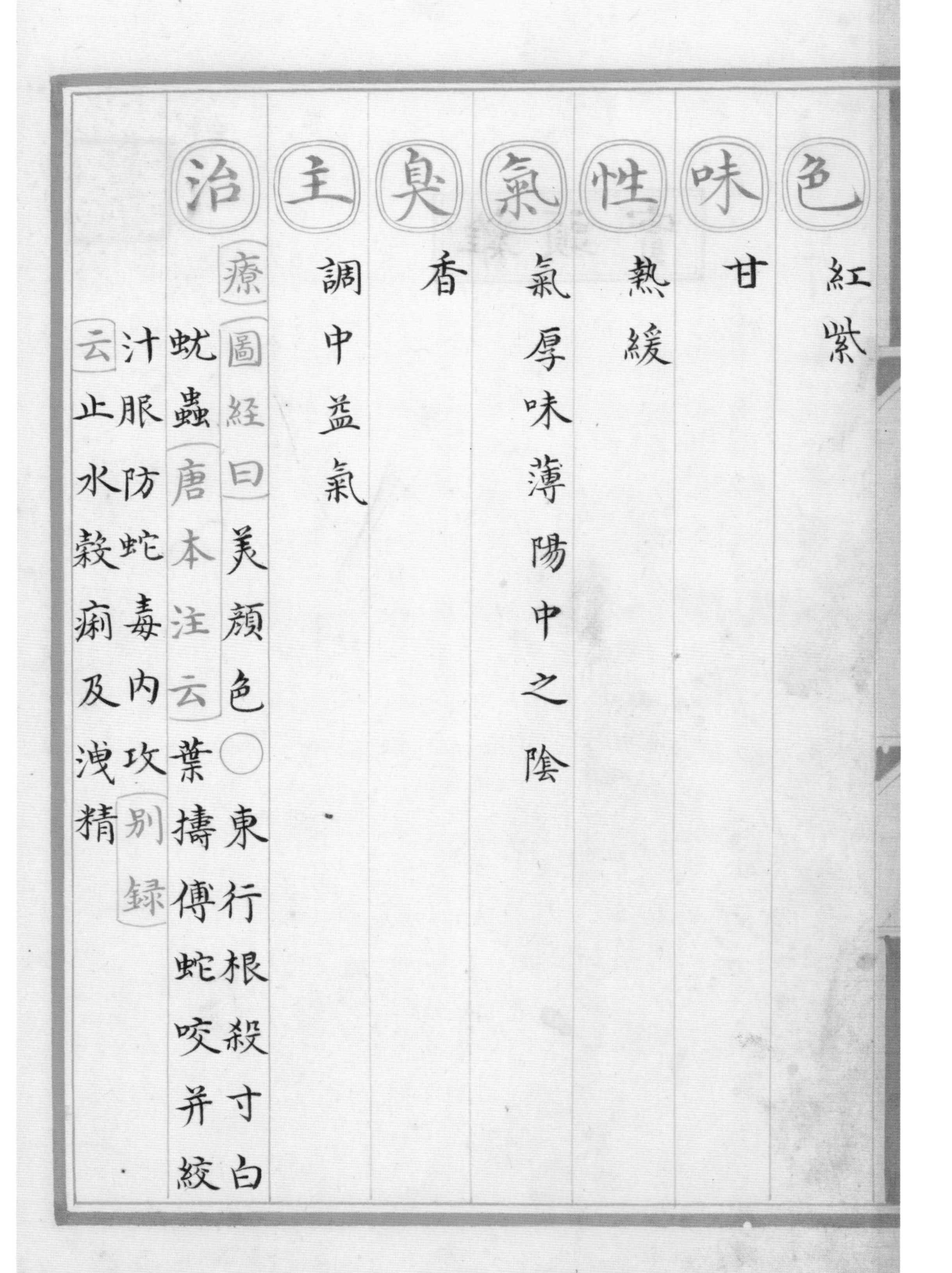

色 紅紫

味 甘

性 熱緩

氣 氣厚味薄陽中之陰

臭 香

主 調中益氣

治 療圖經曰美顏色◯東行根殺寸白蚘蟲唐本注云葉擣傳蛇咬并絞汁服防蛇毒内攻別録云止水穀痢及洩精

禁

闇風人不可噉噉之立發小兒多食
發熱及嘔吐

果之走

雞頭實 無毒

浮生

雞頭實

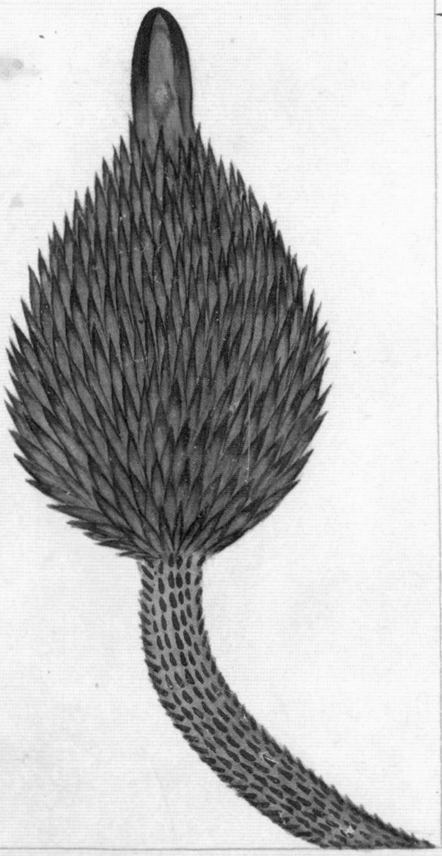

雞頭實主濕痺腰脊膝痛補中除暴疾益

精氣強志令耳目聰明久服輕身不饑耐

老神仙神農本經

鴈啄實　芡　鴈頭　蔆菜

名

苗 圖經曰葉大如荷皺而有刺浮在水面謂之雞頭盤花下結實有彙大如拳形類雞頭故以名之芡即彙中子也江南產者其彙紅紫光潤無刺自揚而北產者彙有刺而青綠為異其莖蔌公辛切之嫩者名蒍為詭切蔌人採以為菜茹 衍義曰雞頭實今天下皆有之河北沿溏濼居人採得春去皮擣仁為粉蒸渫作餅可以代糧多食不益脾胃氣蓋難消化也

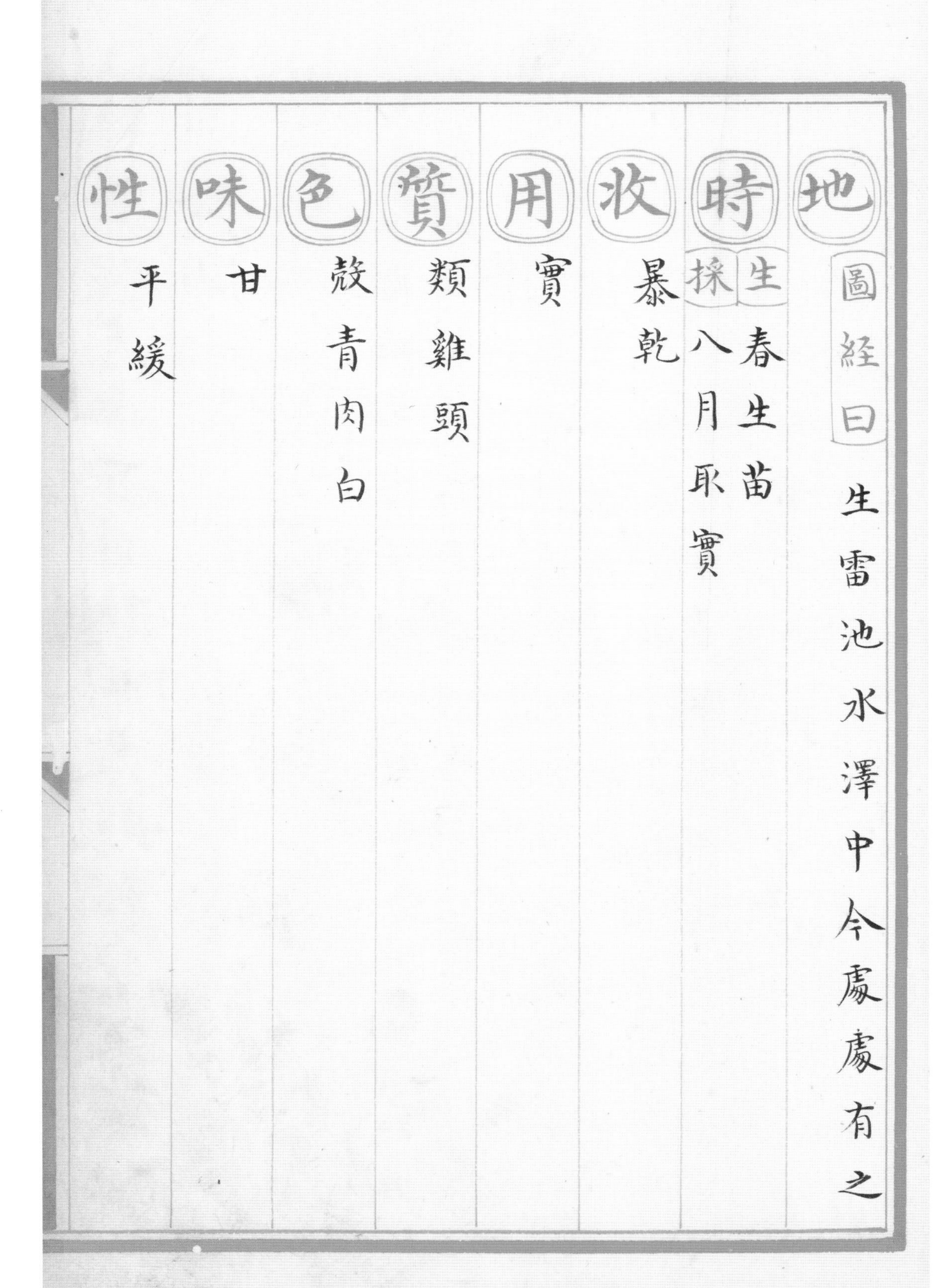

地 圖經曰 生雷池水澤中今處處有之

時 生 春生苗 採 八月取實

收 暴乾

用 實

質 類雞頭

色 殼青肉白

味 甘

性 平緩

氣 氣厚於味陽中之陰

臭 微香

主 補中益精

製 別録云蒸熟於烈日曬之其皮即開亦可舂作粉

治 療別録云根除小腹結氣痛○實已瘻頸疾

補日華子云開胃助氣

合 擣末合金櫻子煎為丸補益下氣

禁 小兒多食不能長大生食動風冷氣

五種陳藏器餘

靈床上果子主人夜卧讝語食之差也

無漏子味甘温無毒主温中益氣除痰嗽補虛損好顏色令人肥健生波斯國如棗一云波斯棗

海藥云樹若栗木其實如橡子有三角消食止咳嗽虛羸悅人久服無損也

都角子味酸澁平無毒久食益氣止洩生

南方樹高丈餘子如卵徐表南方記云都角樹二月花花連著實也

海藥云謹按徐表南州記云生廣南山谷二月開花至夏末結實如卵主益氣安神遺洩痔溫腸久服無所損也

文林郎味甘無毒主水痢去煩熱子如李或如林檎生渤海間人食之云其樹從河中浮来拾得人身是文林郎因以此為名也

海藥云又南山亦出彼人呼榅桲是味酸香微溫無毒主水瀉腸虛煩熱並宜生食散酒氣也

木威子味酸平無毒主心中惡水水氣生嶺南山谷樹葉似楝子如橄欖而堅亦似棗也

本草品彙精要卷之八

本草品彙精要卷之九

果部下品

三種神農本經朱字

五種名醫別錄黑字

一十種宋本先附注云宋附

七種今補

一種今移

四種陳藏器餘

已上總三十種

内七種今增圖

桃核仁花梟毛蠹皮葉膠實等附

杏核仁花附

安石榴根殼附

梨鹿梨鷰梨消梨附

林檎宋附

李核仁根皮附

楊梅宋附今增圖

胡桃宋附樹皮附

獼猴桃宋附今增圖

海松子宋附今增圖

柰今增圖

菴羅果宋附今增圖

橄欖音覽宋附核中仁附

榲桲宋附

榛子宋附今增圖

龍眼自木部今移

椰子皮宋附漿等附自木部今移

榧實自木部今移并增圖　　香圓今補　　馬檳榔今補

平波今補　　八擔仁今補　　銀杏今補

株子今補　　必思荅今補　　棠毬子自外經今移

四種陳藏器餘

君遷子　　韶子　　棎子

諸果有毒

本草品彙精要卷之九

果部下品

果之木

桃核仁 無毒 植生

桃核仁出神農本経主瘀血血閉癥瘕邪氣殺小蟲○桃花殺疰惡鬼令人好顏色○桃梟微温主殺百鬼精物○桃毛主下血瘕寒熱積聚無子○桃蠹殺鬼邪惡不祥以上白字神農本経

桃核仁止欬逆上氣消心下堅除卒暴擊血破癥瘕通月水止痛○桃花味苦平無毒主除水氣破石淋利大小便下三蟲悅澤人面○桃梟味苦療中惡腹痛

殺精魅五毒不祥○桃毛平帶下諸疾破堅閉刮取毛用之○桃蠹食桃樹蟲也○莖白皮味苦辛無毒除邪鬼中惡腹痛去胃中熱○葉味苦辛平無毒主除尸蟲出瘡中蟲○膠鍊之主保中不饑忍風寒以上

黑字名醫所錄

名 崑崙桃 油桃 山桃 金桃 餅子桃 桃梟 桃奴 梟景

用 圖經曰木高丈餘三月開紅花有深淺二色漸敷青葉如柳葉而大花謝

始結實漸大如杏六七月成熟圃人欲其肥美詭異多以他木接之殊失木性此種不宜用也入藥當以自然生成而不經接者則不失本性而治療有功也其實已乾着木上經冬不落此名桃梟又名桃奴正月採之以中實者良【衍義曰】桃核仁桃品亦多京畿有油桃光小於衆桃不益脾有小點斑而光如塗油山中一種正是月令中桃始華者但花多子少不堪啗惟堪取仁唐文選謂山桃發紅萼者是矣又太原有金桃色深黃西京有崑崙桃深紫紅色此二種尤甘又餅子桃如今之香餅子如此數種入藥惟以山中自生者為正蓋取走泄為用不取肥好者【雷公云】用鬼髑髏

勿用乾桃子其鬼髑髏只是千葉桃花結子在樹上乾不落者於十一月内採得可為神妙【東京賦云】上古有神荼與鬱壘兄弟二人桃樹下閱百鬼無道理者縛以葦索而飼虎令人作桃符板云左神荼右鬱壘者是也

【地】【圖經曰】生泰山川谷今處處有之【道】【地】京東及陝西出者佳

【時】【生】三月開花【採】正月取䖃三月三日取花秋取仁

【收】陰乾

【用】仁花䖃毛蠹莖葉膠實及白皮

【質】類杏仁而大

色 皮黃肉白

味 苦甘

性 平洩緩

氣 味厚於氣陰中之陽

臭 微香

主 破血殺蟲

行 手厥陰經足厥陰經

製 雷公云凡使須擇去皮渾用白朮烏豆二味和桃仁於𡋯堝子中煑一伏

時後漉出用手擘作兩片其心黃如金色任用

治療

圖經曰桃花貼面上瘡黃水出并眼瘡○桃梟除中惡毒氣蠱疰○實上毛刮取之治女子崩中唐本注云桃膠主下石淋破血中惡疰忤○花主下惡氣消腫滿利大小腸藥性論云桃符主中惡孟詵云桃仁殺三蟲止心痛○葉治女人陰中生瘡如蟲齩疼痛者可生擣綿裹內陰中日三四易瘥○花曬乾杵末以水服二錢匕小兒半錢治心腹痛○白毛及膠主惡鬼邪氣○桃符及奴主精魅邪氣日華子云樹上自乾桃實治肺氣腰痛除鬼精邪氣破血○葉治惡氣小

兒寒熱客忤〔別錄云〕桃膠如彈丸含之治虛熱渴○桃葉治腸痔大腸常下血杵取一斛蒸之内小口器中以下部搨上坐蟲自出○桃枝上乾不落桃子燒灰水服療胎下血不出○桃葉治諸蟲入耳熱挼塞兩耳即出○桃白皮治狂狗咬人以一握水煎服○桃樹蟲屎治瘟病令不相染為末水服方寸匕○東行桃枝煮湯浴治天行時疫癘者○東引桃枝白皮一握水煮服半升主鬼疰心腹痛不可忍○燒桃仁傅治産後陰腫痛

〔補〕

〔日華子云〕桃益色○桃蠹食之肥悅人顏色〔別錄云〕戊子日取東引桃枝二寸枕之補心虛治健忘令

耳目聰明

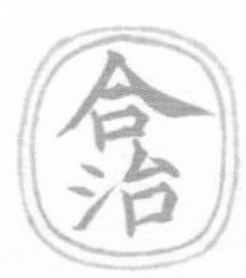

桃花漬酒飲之除百病益顏色○桃仁去皮尖合粳米煑粥食之主上氣欬嗽胸膈痞滿氣喘○桃仁去皮尖杵碎煑汁煑粥空心食之主尸疰鬼氣欬嗽痃癖注氣血氣不通日漸消瘦○桃仁一升去皮尖炒令煙出熱研如脂膏合酒三升攪令相和一服取汗療風勞毒腫痛攣痛或牽引小腹及腰痛不過三瘥○桃仁三十枚別研合䖟蟲三十枚去翅水蛭二十枚各炒以大黃一兩同為末再與桃仁同擣令勻煉蜜丸如小豆大桃仁湯下療傷寒八九日間發熱如狂大解小腹滿痛有瘀血者利下瘀血惡

物便愈未利再服○收未開花陰乾與桑椹紫者等分作末以猪脂和先取灰汁洗去瘡痂即塗藥治疙瘡

禁

實味酸多食令人有熱

果之木

杏核仁 有毒

植生

杏核仁

杏核仁出神農本經 主欬逆上氣雷鳴喉痺下氣產乳金瘡寒心賁豚以上白字神農本經驚癇心下煩熱風氣去來時行頭痛解肌消心下急○花味苦無毒主補不足女子傷中寒

熱痺厥逆

以上黑字名醫所錄

金杏　漢帝杏　木杏　白杏

名

苗〔圖經曰〕其木高丈餘二月敷青葉如梅葉圓而尖三月開紅花四月結實五六月熟大如黃梅其實有數種黃而圓者名金杏相傳云出濟南郡之分流山彼人謂之漢帝杏今近都多種之熟最早其扁而青黃者名木杏味酢不及金杏其仁入藥今以東來者為勝〔衍義曰〕杏仁贍蓄為果其深赭色核大而匾者為金杏此等須接食之味美其他皆不逮也如山杏輩用仁入藥當以不接者為佳又有白杏至熟色青白或微黃其味甘淡而

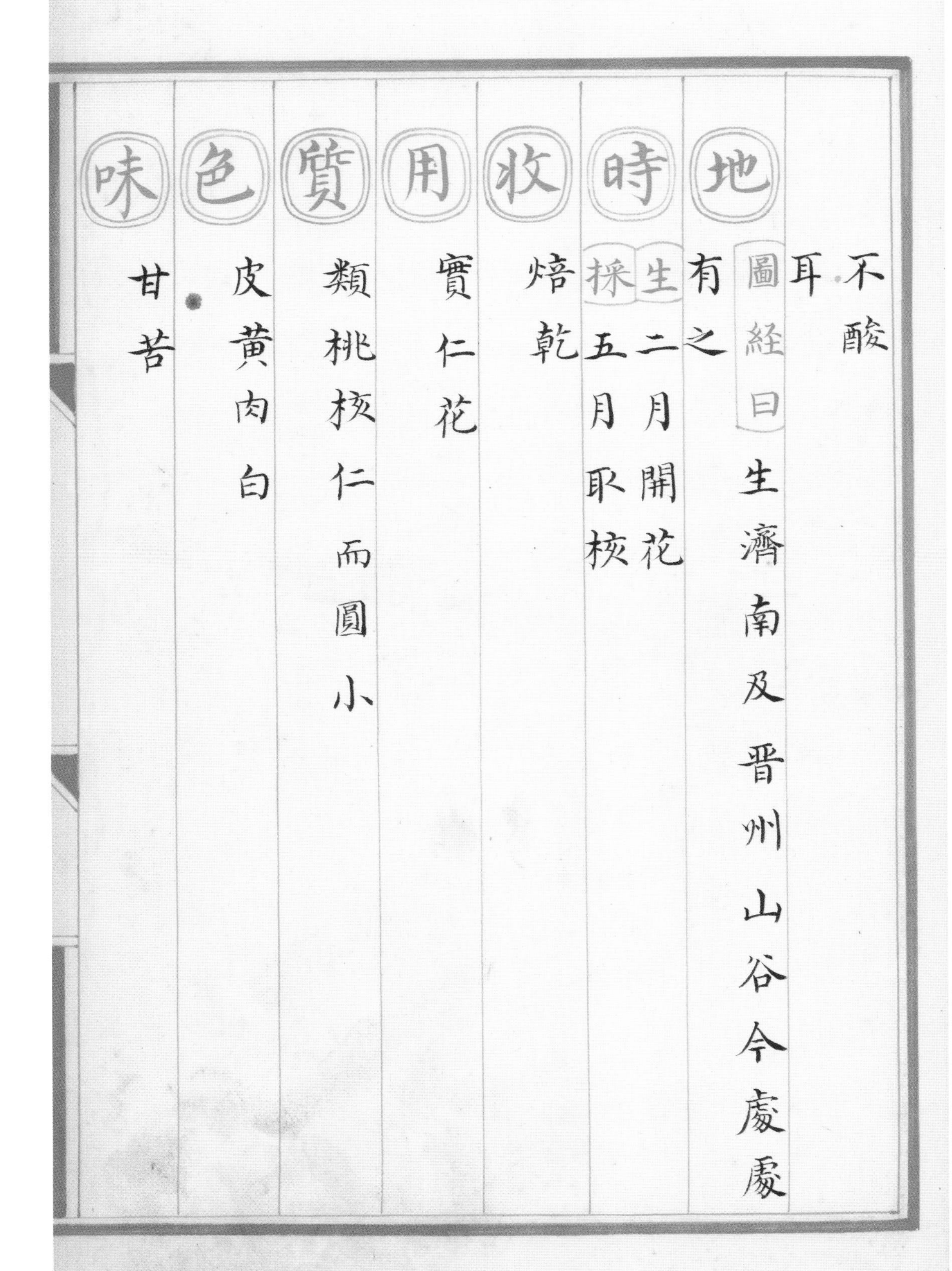

不酸耳

地 【圖經曰】生濟南及晋州山谷今處處有之

時 【生】二月開花 【採】五月取核

收 焙乾

用 實仁花

質 類桃核仁而圓小

色 皮黃肉白

味 甘苦

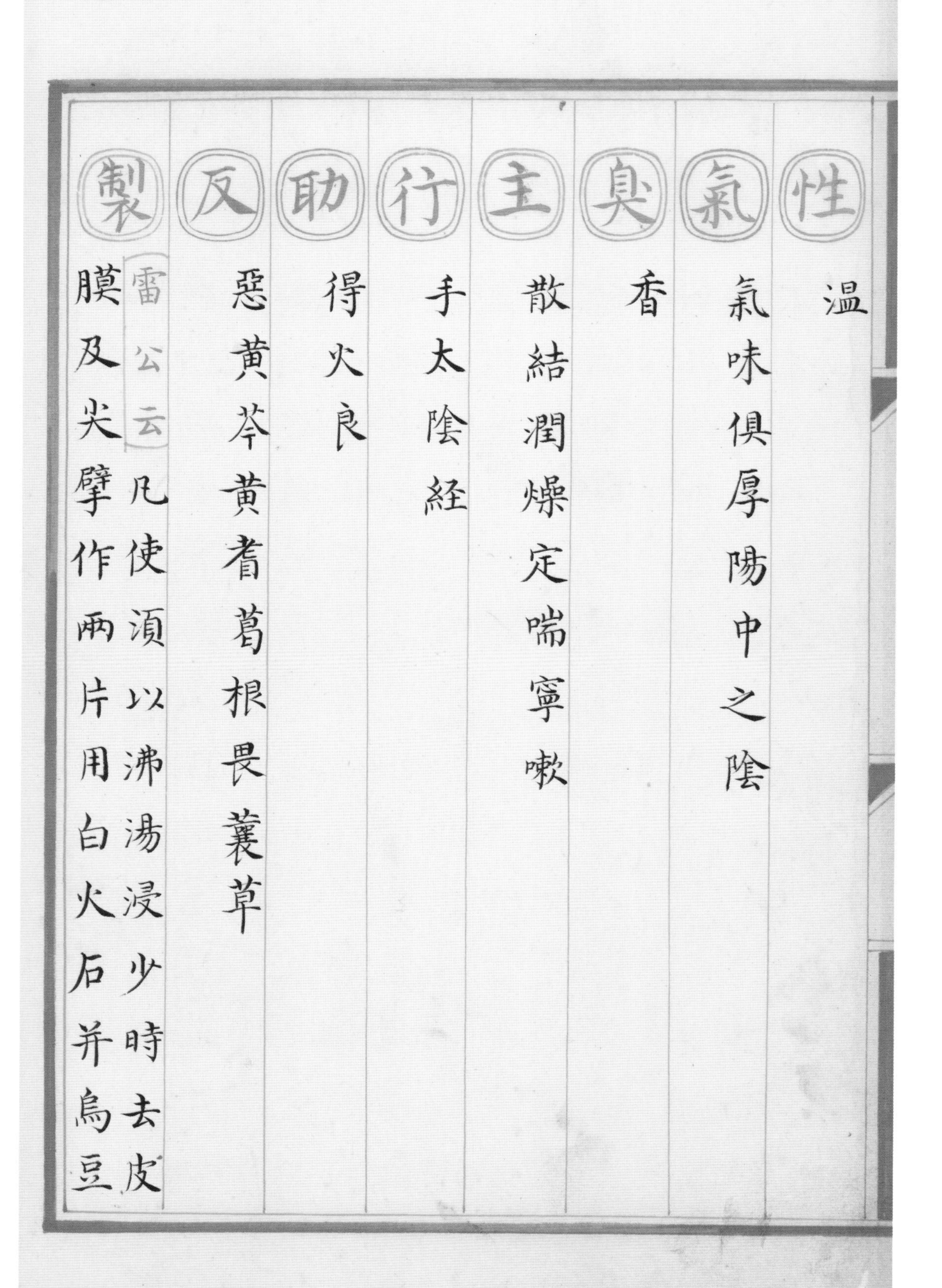

性 温

氣 氣味俱厚陽中之陰

臭 香

主 散結潤燥定喘寧嗽

行 手太陰經

助 得火良

反 惡黃芩黃耆葛根畏蘘草

製 雷公云 凡使須以沸湯浸少時去皮膜及尖擘作兩片用白火石并烏豆

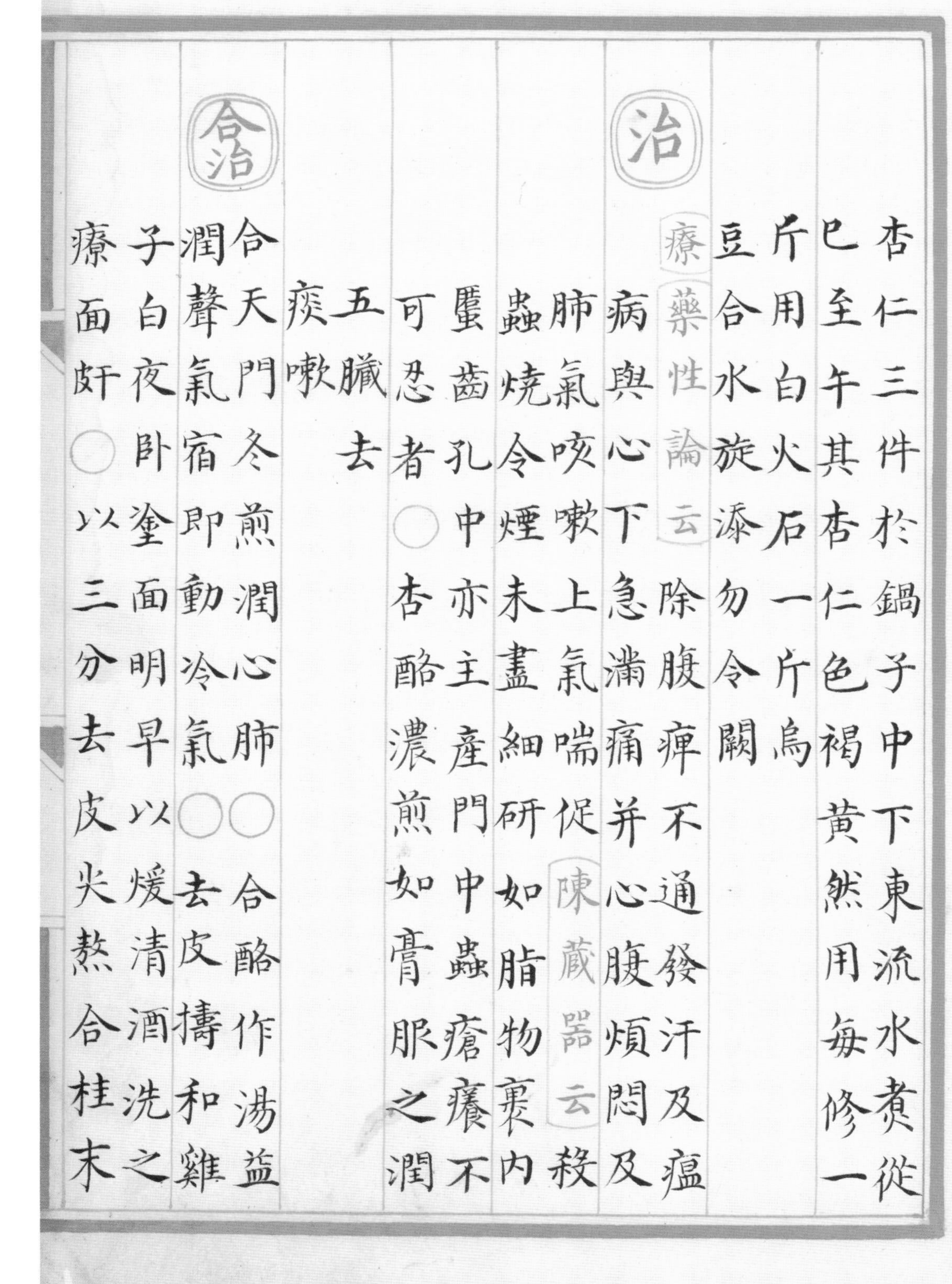

杏仁三件於鍋子中下東流水煑從
巳至午其杏仁色褐黃然用每修一
斤用白火石一斤烏
豆合水旋添勿令闕

治

療藥性論云除腹痺不通發汗及瘟
病與心下急滿痛并心腹煩悶及
肺氣咳嗽上氣喘促陳藏器云殺
蟲燒令煙未盡細研如脂物裹內
𧏾齒孔中亦主產門中蟲瘡癢不
可忍者○杏酪濃煎如膏服之潤
五臟去
痰嗽

合治

合天門冬煎潤心肺○○合酪作湯益
潤聲氣宿即動冷氣○○去皮擣和雞
子白夜卧塗面明早以煖清酒洗之
療面皯○以三分去皮尖熬合桂末

一分和如泥取李校大綿裹含細細

咽之日五夜三療卒瘂及利咽喉去

喉痹痰唾咳嗽喉中熱結生瘡○合

橘皮桂心訶梨勒皮為丸療心腹中

結伏氣○湯浸研一升以水一升半

翻復絞取稠汁入生蜜四兩甘草一

莖約一錢銀石器中慢火熬成稀膏

甆器盛食後夜卧入酥沸湯點一匙

匕服治肺燥喘熱大腸祕潤澤

五臟如無上證更入鹽為佳

禁 生熟喫俱得半生熟殺人實味酸不

可多食傷神損筋骨小兒尤不可食

多致瘡癰上膈熱雙人

者殺人狗食之亦死

解 錫毒胡粉毒食狗肉中毒

果之木

安石榴 無毒

植生

安石榴

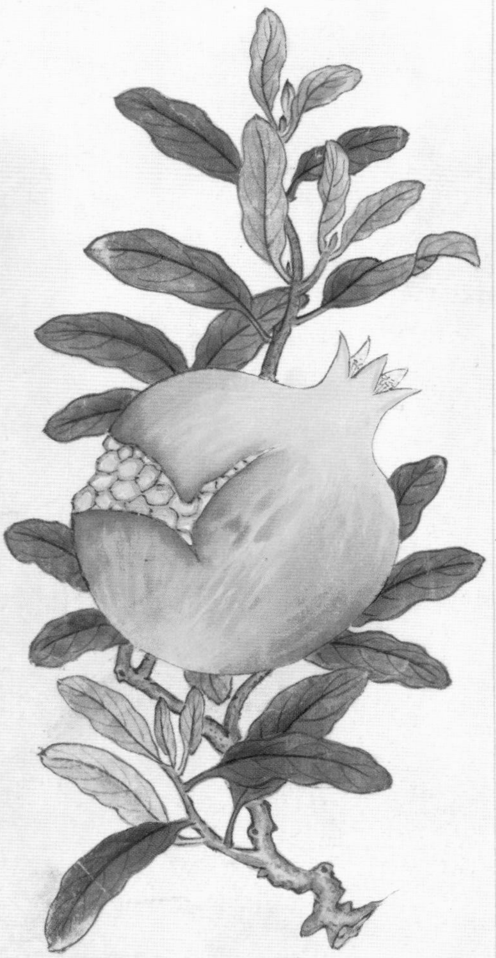

安石榴主咽燥渴○酸實殻療下痢止漏精○東行根療蚘蟲寸白 名醫所錄

名 丹若

苗 圖經曰木不甚高大枝柯附榦自地便能作叢種極易息折其條盤土中遂生花有黄赤二色實亦有甘酢二種甘者可食酢者入藥陸機書云張騫使西域於塗林國所得者是也又一種山石榴形頗相類而絶小不作房生青齊間甚多不入藥但蜜漬以當果或寄京下甚美衍義曰安石榴有酸淡兩種旋開单葉花旋結實實中子紅秋後經雨則自坼裂道家謂之三尸酒云三尸得此果則醉又有一種子白瑩徹如水晶者味亦甘謂之水晶石榴惟酸石榴皮合斷下藥仍湏老木所結及収之陳久者佳

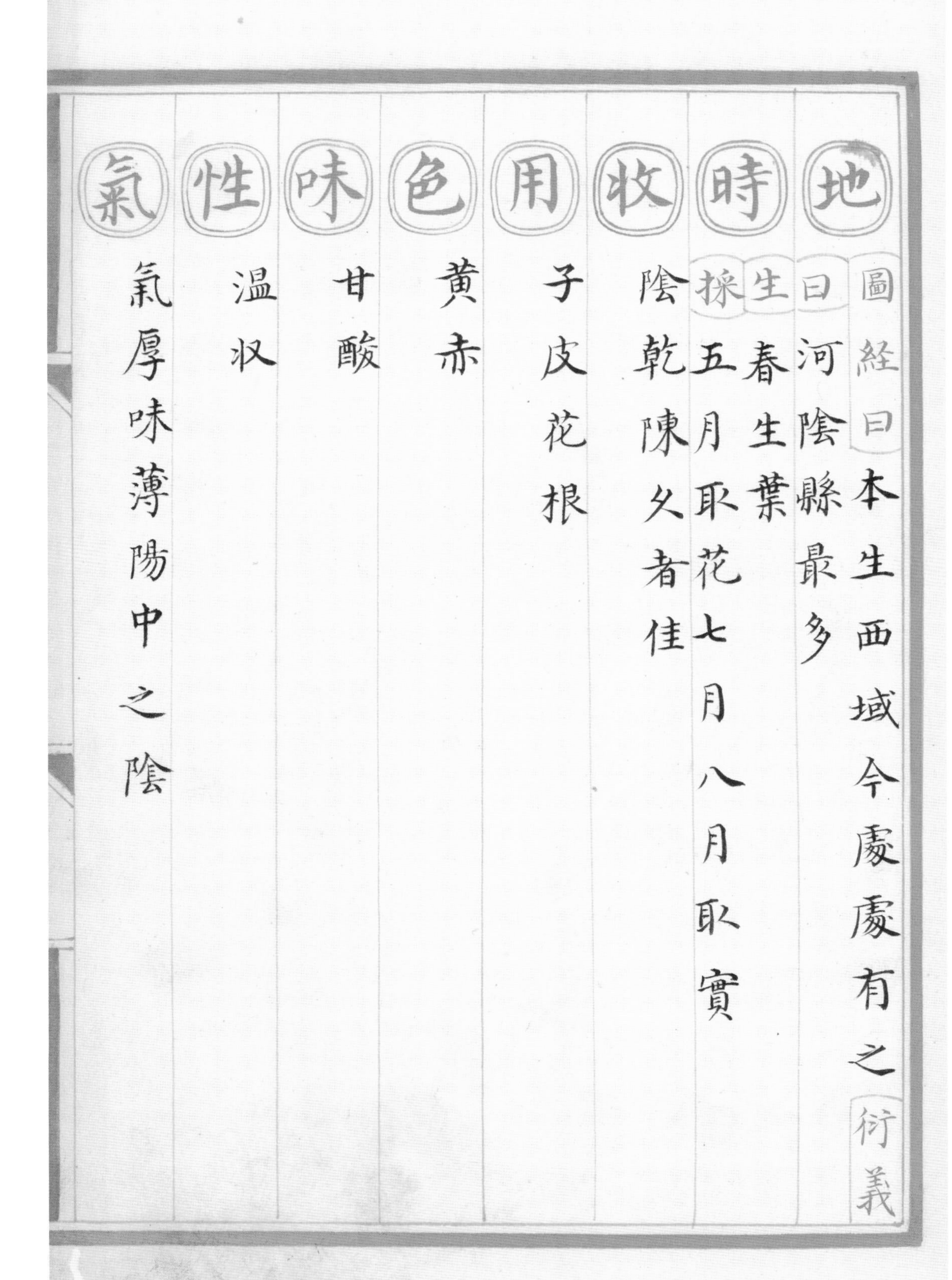

地 圖經曰本生西域今處處有之 衍義曰河陰縣最多

時 生春生葉 採五月取花七月八月取實

收 陰乾陳久者佳

用 子皮花根

色 黄赤

味 甘酸

性 温収

氣 氣厚味薄陽中之陰

【臭】香

【主】止痢解渴

【製】雷公云：凡使石榴殼，不計乾濕，先用漿水浸一宿，至明漉出，其水如黑汁，方可用。

【治】療：圖經曰：東行根并殼入殺蟲及染鬚髮口齒等藥。○花百葉者主心熱吐血及衄血等，乾之作末吹鼻中立瘥。藥性論云：皮味酸，能除筋骨風，腰脚不遂，行步攣急疼痛，澁腸，止赤白下痢。○取汁止目淚下并漏精。○根青者入染鬚方。陳藏器云：石榴子止渴。別錄云：酸石榴

皮烧赤为末服治赤白痢下水穀宿食不消

合治 酸石榴皮炙令黄杵末合枣肉为丸空腹三丸日二服治赤白痢腹痛○

酸石榴皮末合茄子枝汤调服疗粪前有血令人面色黄

禁 多食损齿令黑及损人肺

忌 犯铁器

果之木

梨无毒

植生

梨

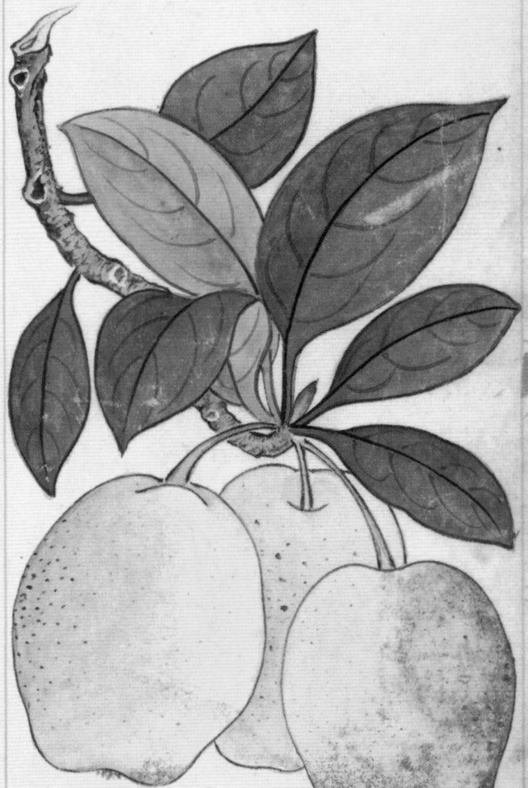

梨多食令人寒中金瘡乳婦尤不可食名醫所錄

名

乳梨　鵞梨　水梨　紫煤梨

茅梨　桑梨　鹿梨　紫花梨

消梨　青梨

甘棠　禦兒梨

苗

圖經曰 梨之種類殊别醫家相承用乳梨鵝梨乳梨出宣城皮厚而肉實其味極長鵝梨出近京州郡及北都皮薄而漿多味差短於乳梨惟香則過之其餘水梨消梨紫煤梨赤梨甘棠禦兒梨之類甚多俱不聞入藥也又有青梨茅梨並不任用又有桑梨惟堪蜜煑食之生食不益人冷中不可多食又有紫花梨療心熱唐武宗有此疾百醫不効青城山邢道人以此梨絞汁而進帝疾遂愈後復求之苦無此梨常山忽有一株因緘實以進帝多食之解煩燥殊効歲久木枯不復有種者今人不得而用之又有江寧府信州出一種小梨名鹿梨葉如茶根如小拇指彼處人取其皮治

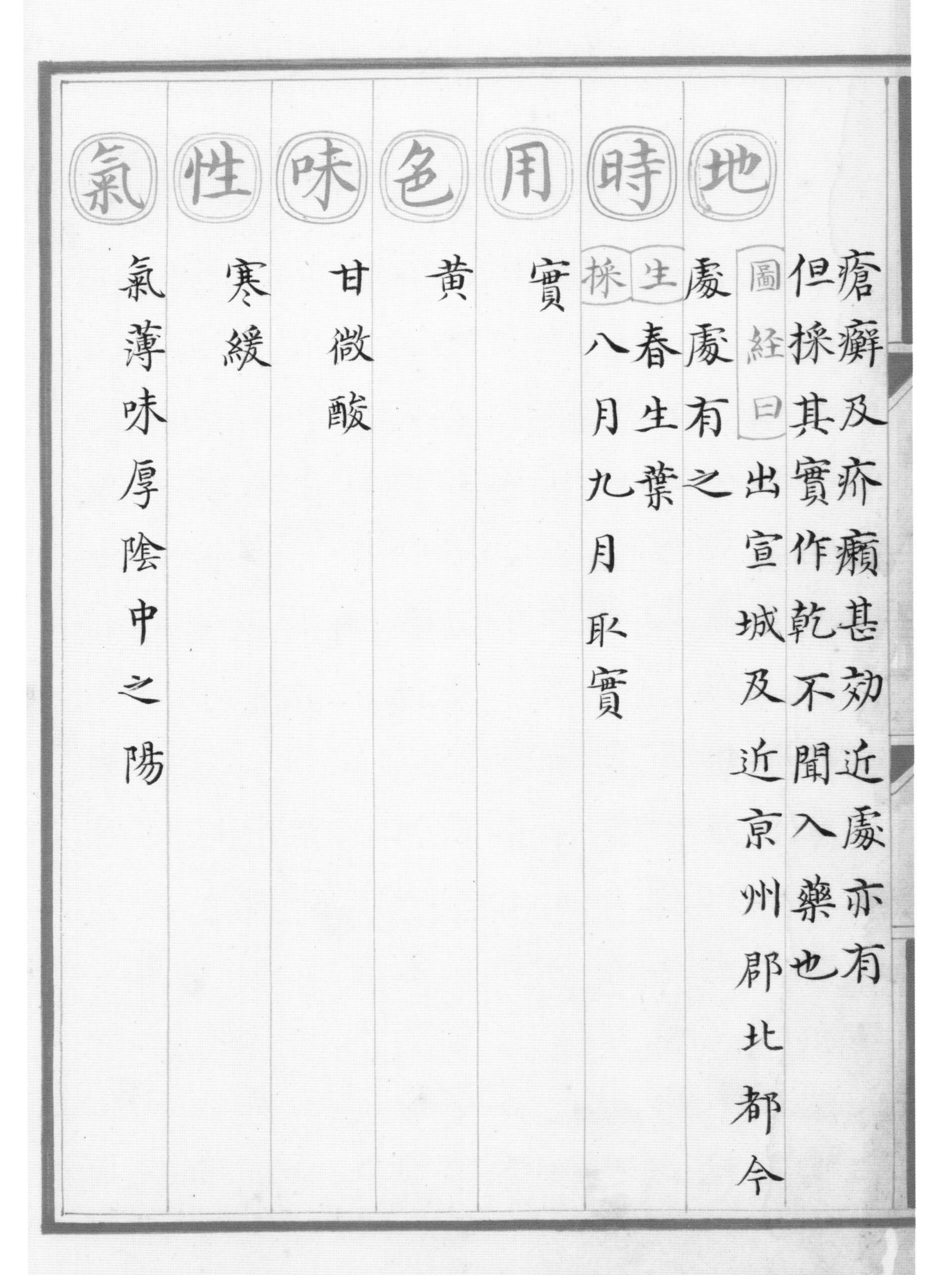

瘡癬及疥癩甚効近處亦有但採其實作乾不聞入藥也

地

圖經曰出宣城及近京州郡北都今處處有之

時

生 春生葉

採 八月九月取實

用

實

色

黃

味

甘微酸

性

寒緩

氣

氣薄味厚陰中之陽

臭 香

主 除熱嗽止煩渴

製 去皮核搾汁用

治 療圖經曰鵝梨除咳嗽熱風痰實○紫花梨療心熱○鹿梨根皮治瘡癬疥癩甚効○梨葉主霍亂吐下煑汁服亦可作煎治風唐本注云梨削貼湯火瘡不爛止痛妊婦臨月食之易產○消梨主客熱中風不語并傷寒發熱袪邪止驚咳嗽消渴亦利大小便日華子云梨消風療咳嗽氣喘熱狂又除賊風胸中熱結○作漿吐風痰孟詵云梨

止心煩又胸中痞塞熱結者可多食生梨即通卒闇風失音不語者生擣汁一合頓服之日再服止【衍義曰】病酒煩渴人食之甚佳【別錄云】小兒寒疝腹痛大汗出濃煮梨葉汁七合頓服以意消息可作三四度飲之○嚼梨汁傳蠼螋尿瘡黃水出乾即易之

【合治】

梨一顆刺作五十孔每孔內川椒一粒以麵裹於熱火灰中煨令熟出停冷去椒食之療卒欬嗽或去核內酥蜜麵裹燒令熟食之○擣汁一升合酥一兩蜜一兩地黃汁一升緩火煎細細含咽凡治嗽皆須待冷喘息定然後方食如熱食之反傷矣○梨一顆擣絞取汁合黃連三枝碎之綿裹

漬令色變仰卧注目中療卒患赤目努肉坐卧痛◯梨三枚用水二升煑汁一升去滓合粳米一合煑粥食之療小兒心臟風熱昏懵躁悶不能食多食動脾氣金瘡及產婦不可食

禁

解

丹石熱氣

果之木

林檎 無毒

植生

林檎

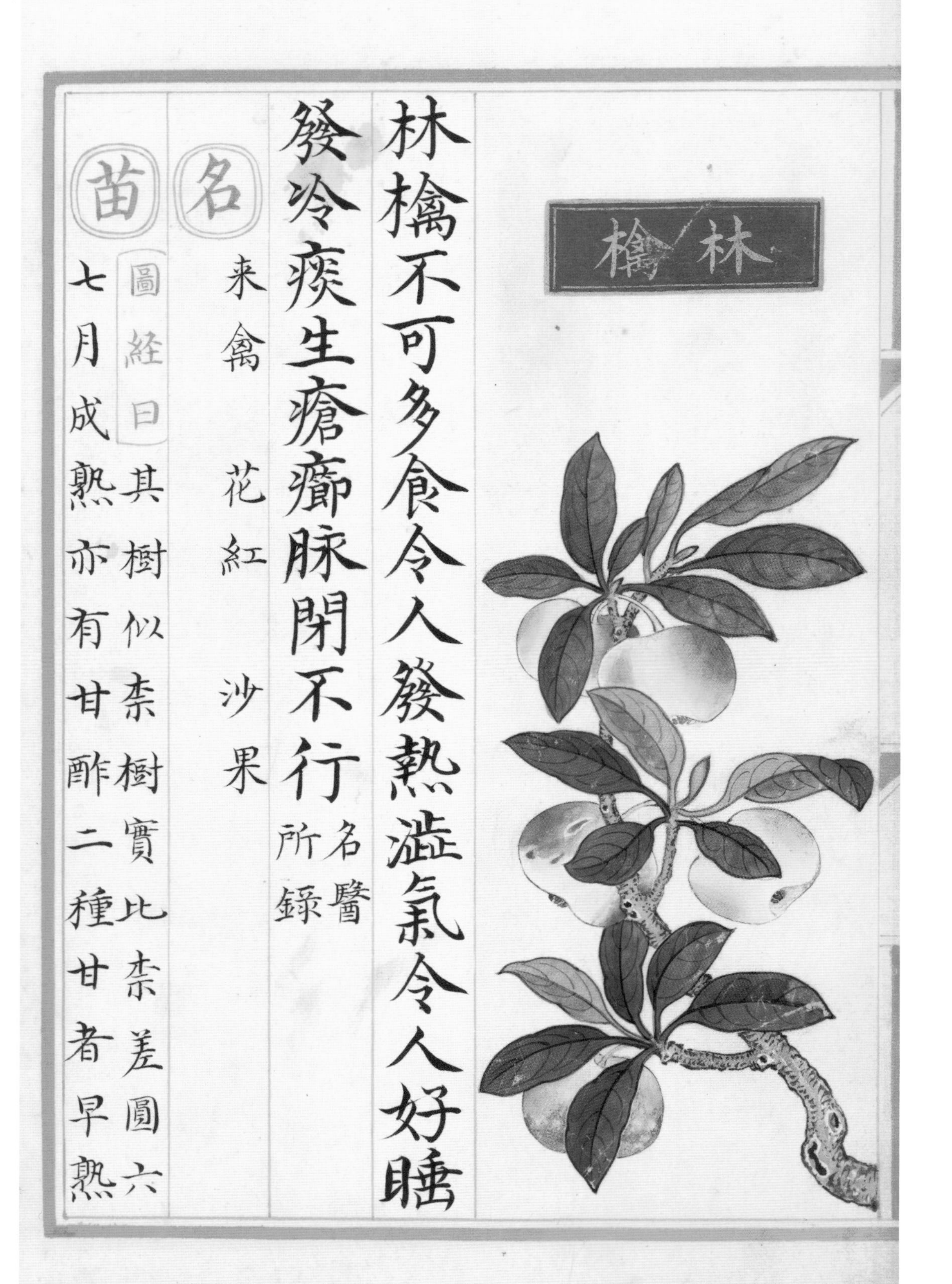

林檎不可多食令人發熱澁氣令人好睡發冷痰生瘡癤脉閉不行名醫所録

名 来禽 花紅 沙果

苗 圖経曰 其樹似柰樹實比柰差圓六七月成熟亦有甘酢二種甘者早熟

而味肥美酢者差晚須熟爛乃堪噉

陳士良云此有三種大長者為柰圓而夏熟者為林檎小而味澁秋熟者為梣也

地 圖經曰舊不著所出州土今在處有之

收 生春生葉 採六月七月取實

用 實

質 如柰而差圓

色 淡黃

味 酸甘

性 温收

氣 氣厚味薄陽中之陰

臭 香

主 消渴下氣

製 笮取汁用

治 療 日華子云下氣除霍亂肚痛消痰 孟詵云止消渴 別録云止穀痢洩精并水痢小兒痢○東行根治白蟲蚘蟲消渴好睡

合治 為末合醋傳療小兒閃癖頭髮堅黃瘰癧羸瘦

禁

不可多食令人心中生冷痰

果之木

李核仁 無毒

植生

蜀州李核仁

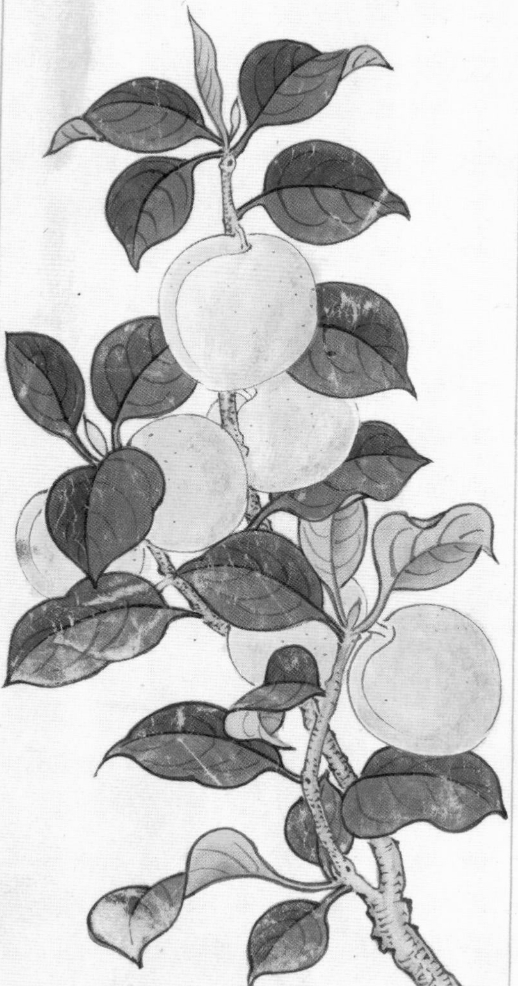

李核仁主僵仆躋瘀血骨痛○根皮大寒

主消渴止心煩逆奔氣○實除痼熱調中

名醫所錄

【名】

青李　黄李　房陵李　駁赤李

赤李　緑李　馬肝李　朱仲李

趙李　麥李　御李子　南居李

座接慮李

【苗】

圖經曰木高丈餘至春敷葉如杏葉而尖開白花春末結實五六月成熟李之類甚多爾雅云休李之無實者一名趙李座祖木切接慮李即今之麥李也細實有溝道與麥同熟故名之駁赤李其子赤者是也又有青李緑李赤李房陵李朱仲李馬肝李黄李散見書傳美其味之可食陶隱居云

皆不入藥用惟姑熟所出南居李解核如杏子者為佳今不復識此醫家但用核若杏子形者根皮亦入藥用

衍義曰北地所産棗大者高及丈今畿内小窑鎮一種最佳堪入貢又有御李子如櫻桃許紅黄色先諸李熟此李品甚多然天下皆有之

地

圖經曰舊不著所出州土今處處有之道地蜀州

時

生四月結實採五六月取

收

暴乾

用

仁花實及根皮

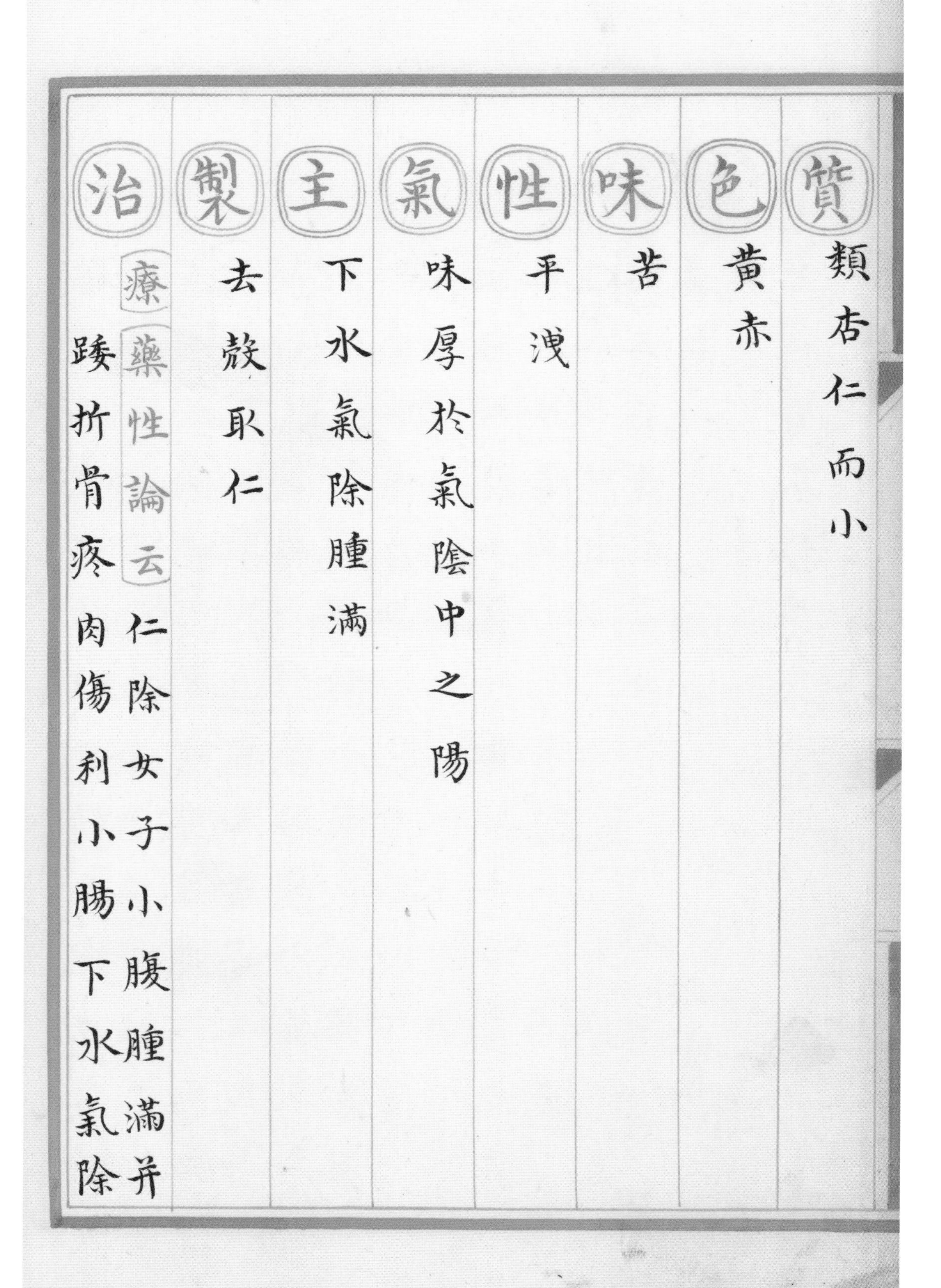

質 類杏仁而小

色 黄赤

味 苦

性 平泄

氣 味厚於氣陰中之陽

主 下水氣除腫滿

製 去殼取仁

治 療 藥性論云 仁除女子小腹腫滿并踒折骨疼肉傷利小腸下水氣除

腫滿○根皮治脚下氣主熱毒煩躁○根煑汁止消渴日華子云根凉無毒主赤白痢濃煎服○華平無毒治小兒壯熱痁疾驚癇作浴湯孟詵云李實主女人卒赤白帶下或李樹東面皮去皺皮炙令黄香水煑汁去滓服亦驗○生李實去骨節間勞熱○牛李煑濃汁含之治䘌齒脊骨有疳蟲可後灌此汁更空腹服一盞別錄云肝病宜食

補日華子云李益氣

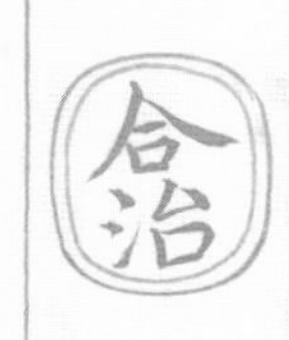

李核仁去皮細研合雞子白和如稀餳塗面上至曉以淡漿水洗之後塗胡粉療面黖黑子○核仁和麵作餅子空腹食之少頃當瀉療皷脹

禁

不可合雀肉同食及臨水上噉之令人發痰瘧多食令人虛熱和蜜食之損五臟合漿水喫令人霍亂澁氣

果之木

楊梅 無毒

植生

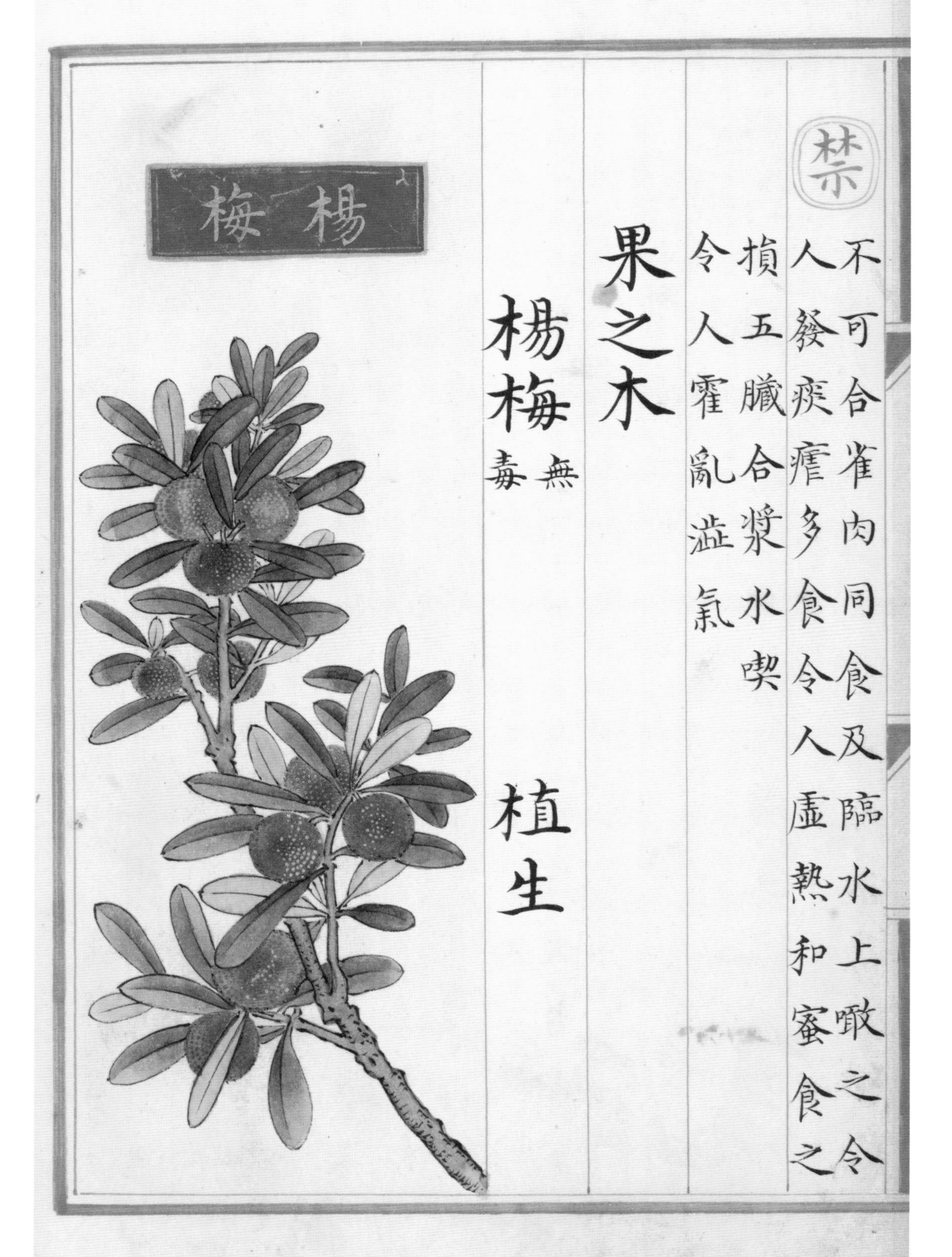

楊梅主去痰止嘔噦消食下酒乾作屑臨飲酒時服方寸匕止吐酒名醫所錄

名 聖僧梅　白蔕梅

苗 圖經曰樹若荔枝樹葉細陰青形似水楊其實生青熟紅紫肉在核上而無皮殼南人以蜜漬或淹藏可以寄遠誠果品中之珍味也今醫方鮮用

地 圖經曰生江南及嶺南山谷皆有之

時 生四月生 採五月六月取實

用 實

色 生青熟紫

味 酸甘

性 温緩

氣 氣厚味薄陽中之陰

臭 香

主 止渴消痰

治 療日華子云止嘔逆吐酒○皮根煎湯洗惡瘡疥癬孟詵云和五臟滌腸胃除煩憒惡氣燒灰服亦能止痢陳藏器云止渴別錄云去痰實

合治 合鹽核杵之如泥成挺子以竹筒中收之治一切傷損不可者瘡止血生肌無瘢痕絶妙遇破處用少許填之此藥之功神驗

禁 多食令人發熱甚能損齒及筋

忌 生葱

果之木

胡桃 無毒

植生

胡桃

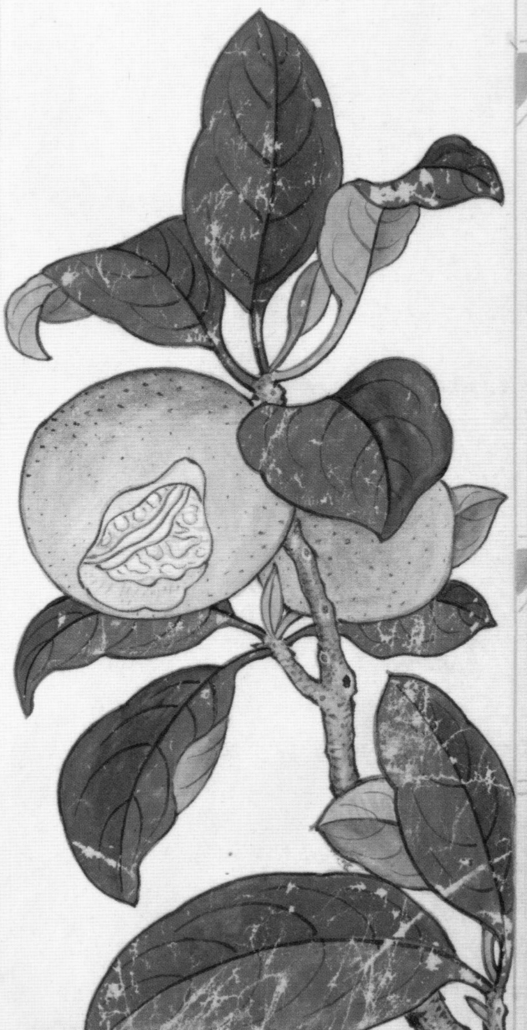

胡桃食之令人肥健潤肌黑髮取瓤燒令黑末斷煙和松脂研傅瘰癧瘡又和胡粉為泥拔白鬚髮以內孔中其毛皆黑多食利小便能脫人眉動風故也去五痔外青

皮染髭及帛皆黑◯樹皮止水痢可染褐仙方取青皮壓油和詹糖香塗毛髮色如漆其木春斫皮中出水承取沐頭至黑名醫所錄

苗

圖經曰大株厚葉多陰實亦有房秋冬乃熟外有青皮包之胡桃乃核也核中穰為胡桃肉此果本出羌胡漢張騫使西域還始得其種植之秦中後漸生東土故曰陳倉胡桃薄皮多肌陰平胡桃大而皮脆擊之易碎江表亦嘗有之梁沈約集有謝賜樂遊園胡桃啓乃其事也今京東亦有其

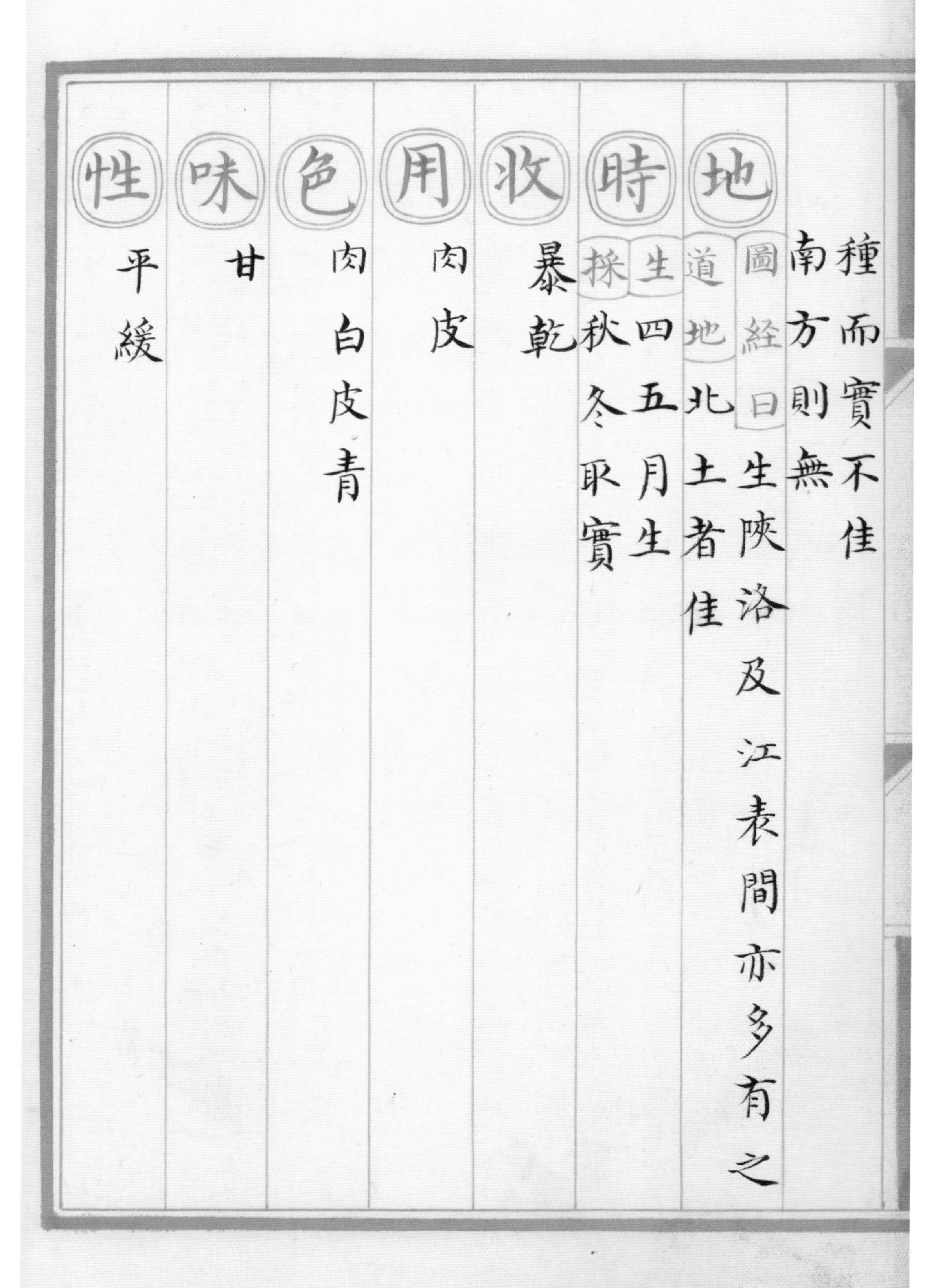

種而實不佳

南方則無

【地】【圖經】曰生陜洛及江表間亦多有之【道地】北土者佳

【時】【生】四五月生【採】秋冬取實

【收】暴乾

【用】肉皮

【色】肉白皮青

【味】甘

【性】平緩

氣　氣之薄者陽中之陰

臭　微香

主　潤肌黑髮

製　凡使去殼湯浸剥去肉上薄苦皮用

治　療　日華子云潤肌肉益髮　孟詵云除風冷令人能食不得併漸漸食之通經脉潤血脉黑鬢髮又服法初一日一顆五日加一顆至二十顆止之常服骨肉細膩光潤能療一切瘡　別錄云　瘰燒令黑杵如脂傅火燒瘡

合治 肉合破故紙搗篩蜜丸如梧桐子大朝服三十丸補下元○肉搗和酒温頓服療壓撲損傷○肉和細米各等分煮粥頓服療石淋便中有石子○肉一箇合炒橘核為末一錢匕温酒調服以知為度療患酒齄風鼻上赤

禁 多食動痰飲及發風過夏至則不堪食

解 食酸齒齼初舉切細嚼此解之

果之走

獼猴桃 無毒 蔓生

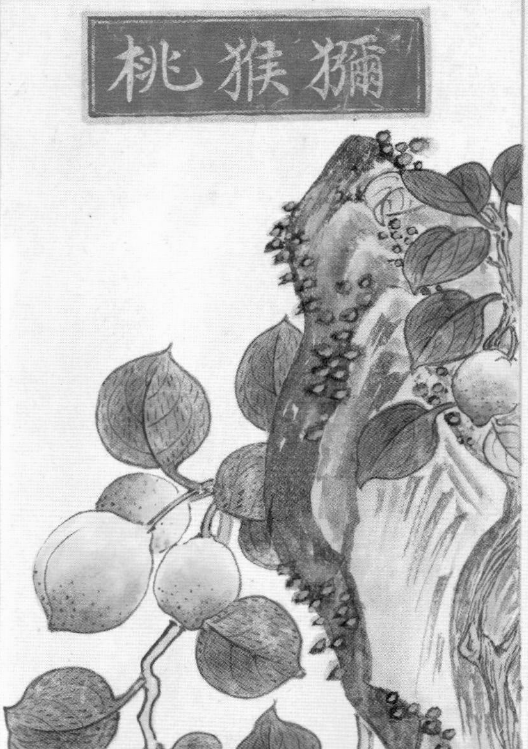

獼猴桃

獼猴桃止暴渴解煩熱冷脾胃動洩澼壓丹石下石淋熱壅反胃者取汁和生薑汁服之○枝葉殺蟲煮汁飼狗療瘑也名醫所錄

名

藤梨　木子　獼猴梨

苗 圖經曰藤生著樹葉圓有毛實似雞卵大皮褐色經霜始甘美可食衍義曰十月爛熟色淡綠生則極酸子繁細其色如芥子枝條柔弱高二三丈多附木而生淺山傍道則有存者深山則多為猴所食皮亦堪作紙也

地 圖經曰生山谷衍義云出永興軍南山甚多

時 生春生葉 採十月取實

用 實

質 類雞卵

色 褐

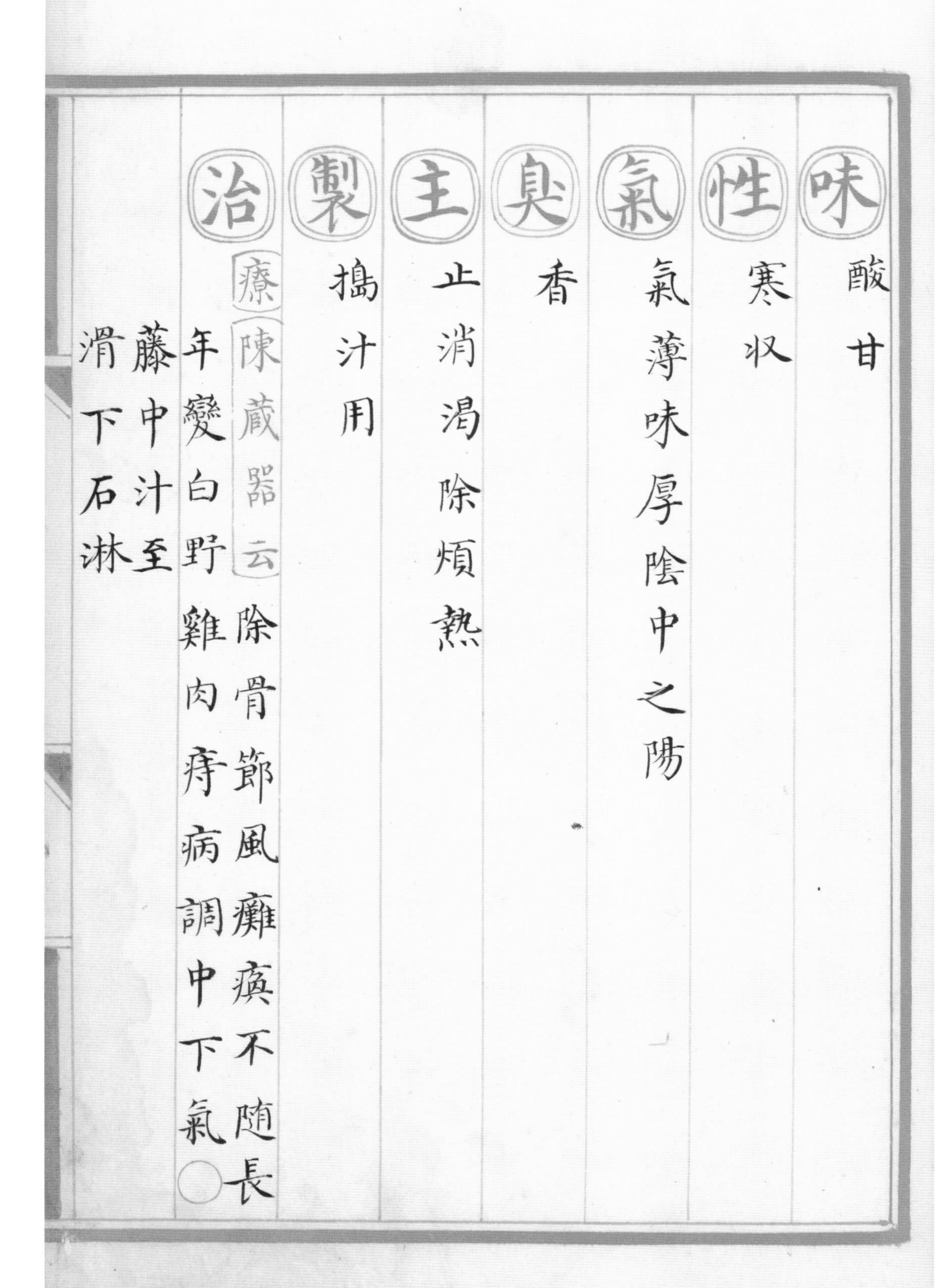

味　酸甘

性　寒收

氣　氣薄味厚陰中之陽

臭　香

主　止消渴除煩熱

製　擣汁用

治　〔療〕陳藏器云除骨節風癱瘓不隨長年變白野雞肉痔病調中下氣〇藤中汁至滑下石淋

合治

取汁合生薑汁服之主胃開○候熟收之取穰和蜜作煎去煩熱亦能止消渴

禁

多食令人臟寒洩

果之木

海松子無毒

植生

海松子

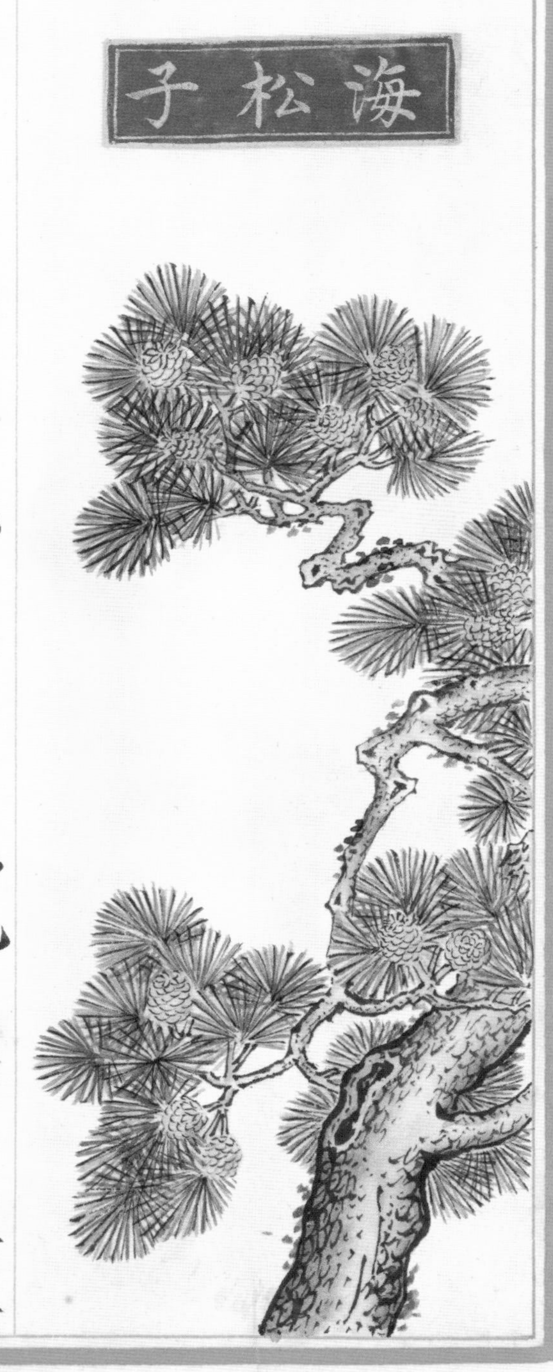

海松子主骨節風頭眩去死肌變白散水氣潤五臟不饑名醫所録

苗 圖經曰如小栗三角其中仁香美東夷食之當果與中土松子不同 海藥云食之甚甘美味與卑占國偏桃仁相似與雲南松子不同雲南松子似

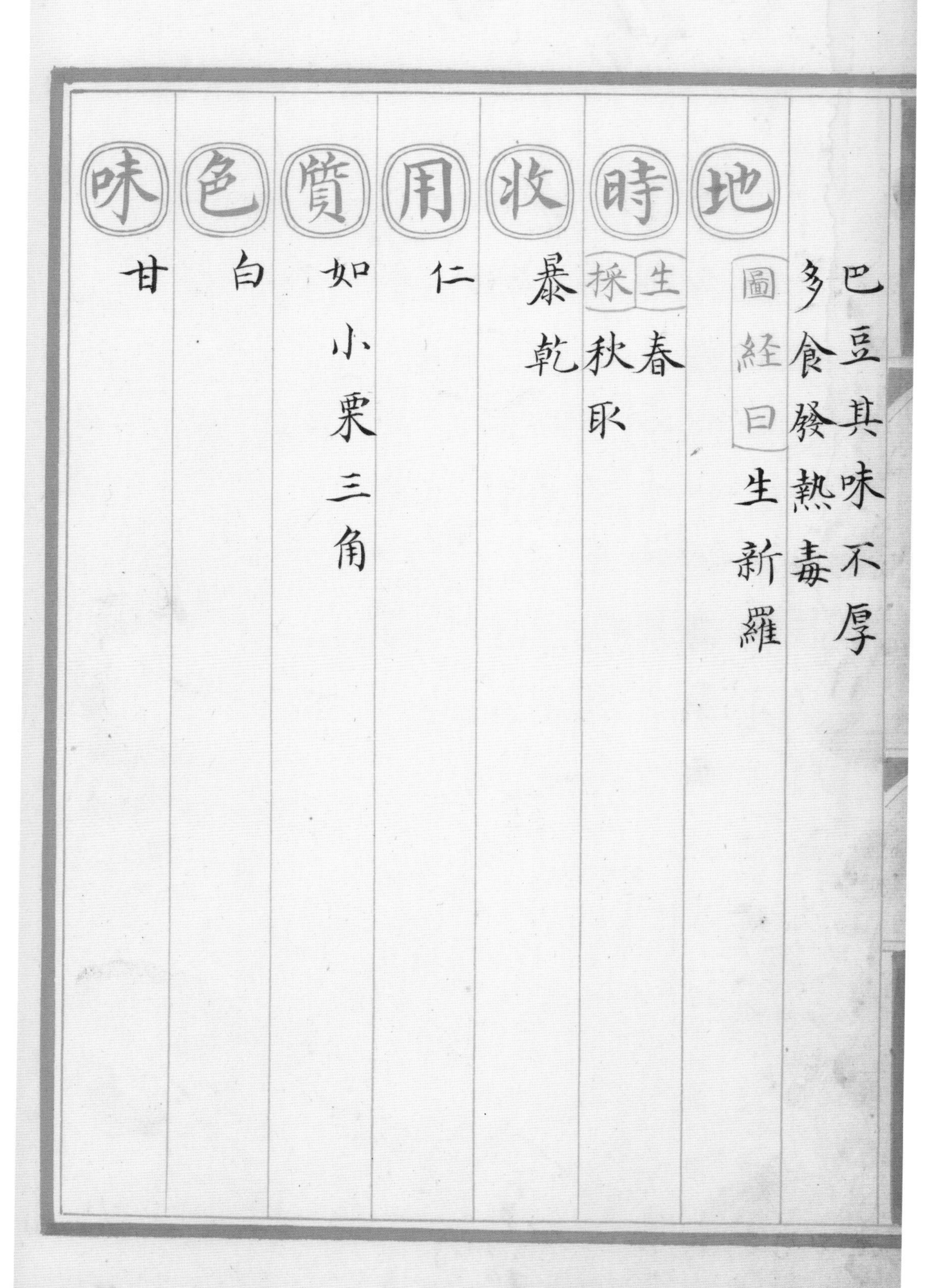

巴豆其味不厚
多食發熱毒

【地】圖經曰 生新羅

【時】生春 採秋取

【收】暴乾

【用】仁

【質】如小栗三角

【色】白

【味】甘

性 小温緩

氣 氣厚於味陽也

臭 香

主 祛諸風温腸胃

製 去皮取仁

治 療日華子云 逐風痺寒氣 補日華子云 虚羸少氣補不足潤皮膚肥五臟 海藥云 久服輕身延年不老

果之木

柰 無毒

植生

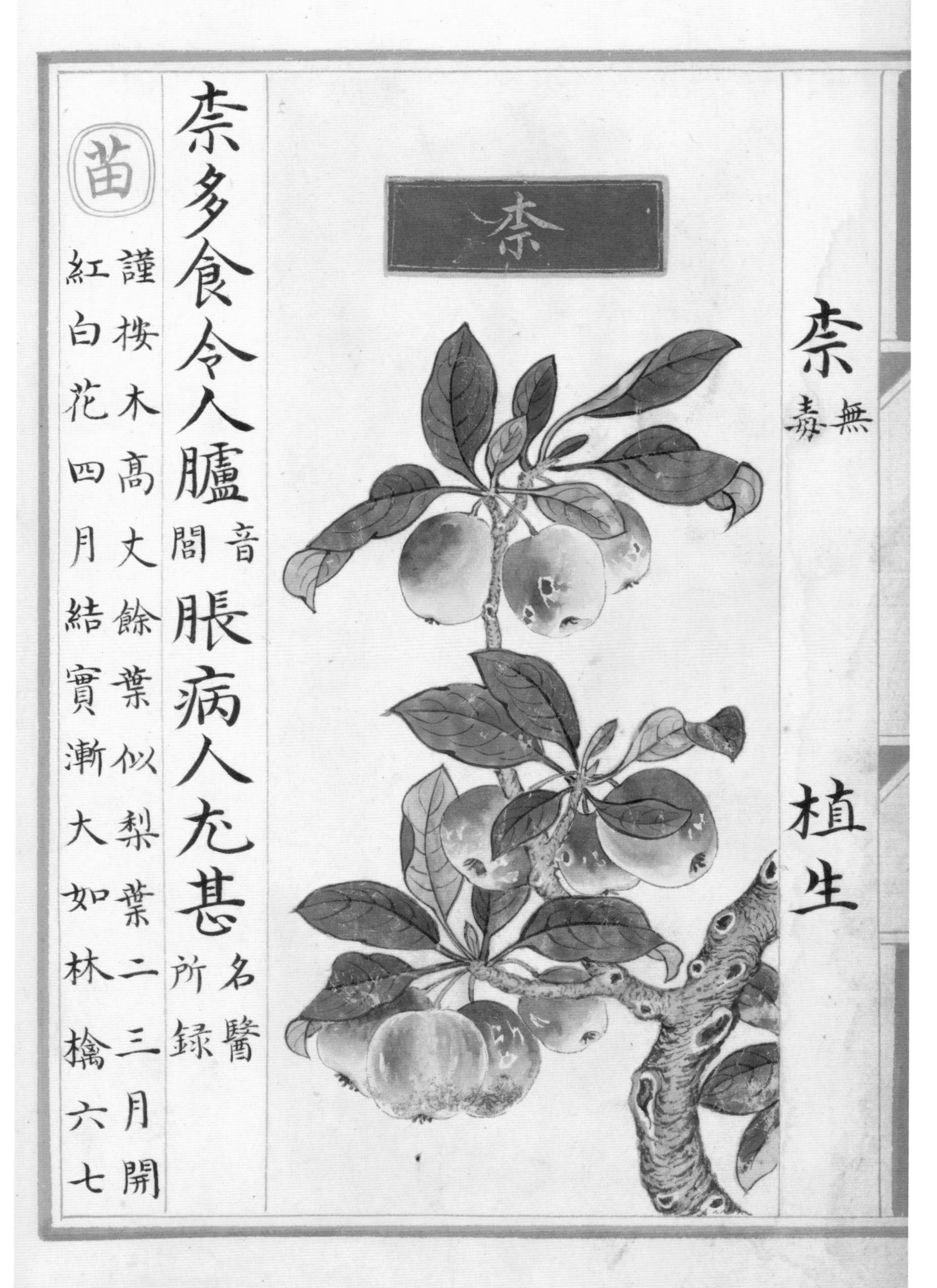

柰多食令人臚音閭脹病人尤甚名醫所録

苗 謹按木高丈餘葉似梨葉二三月開紅白花四月結實漸大如林檎六七

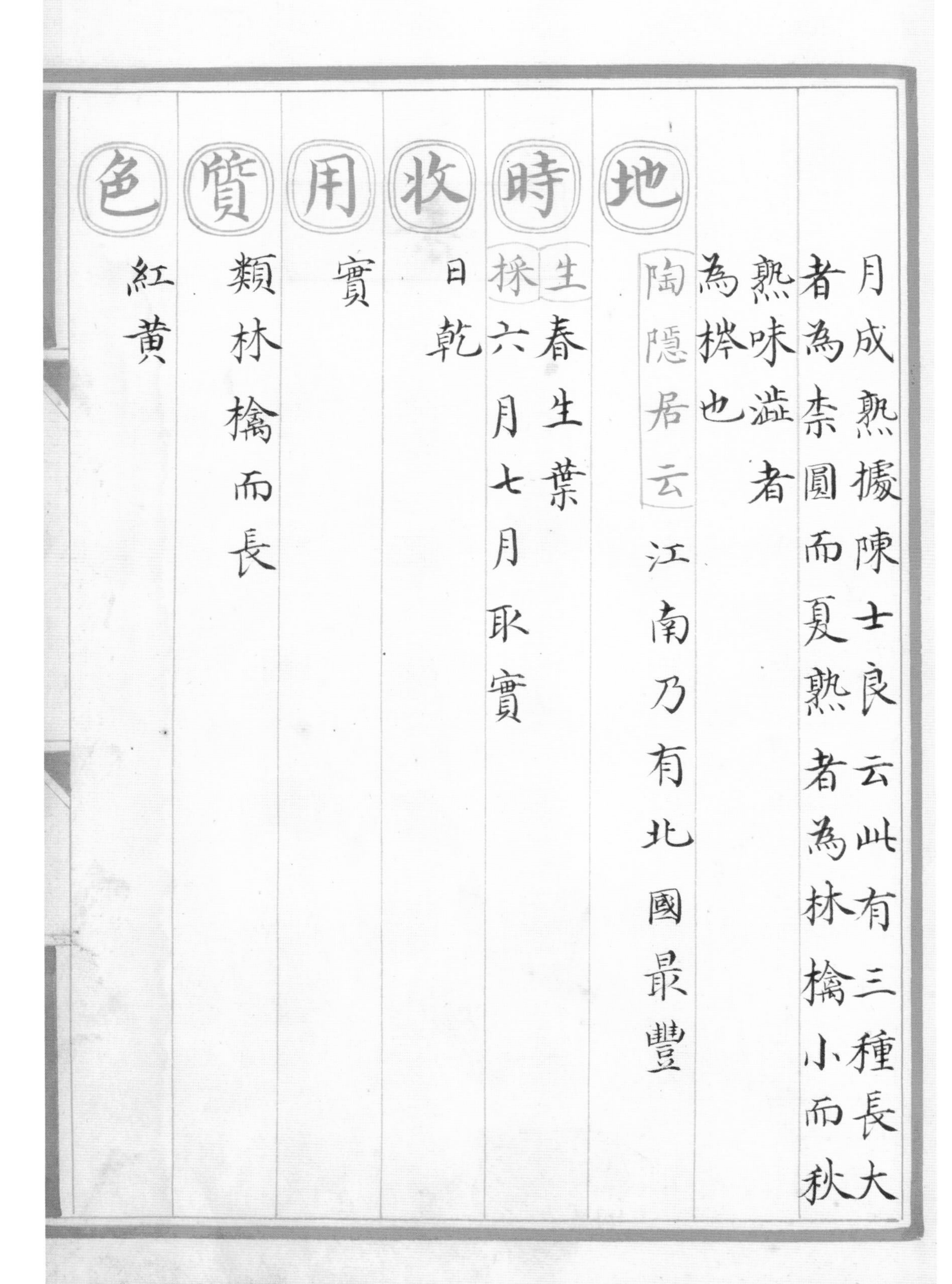

月成熟據陳士良云此有三種長大者為柰圓而夏熟者為林檎小而秋熟味澁者為梣也

陶隱居云 江南乃有北國最豐

地

時 生春生葉 採六月七月取實

收 日乾

用 實

質 類林檎而長

色 紅黄

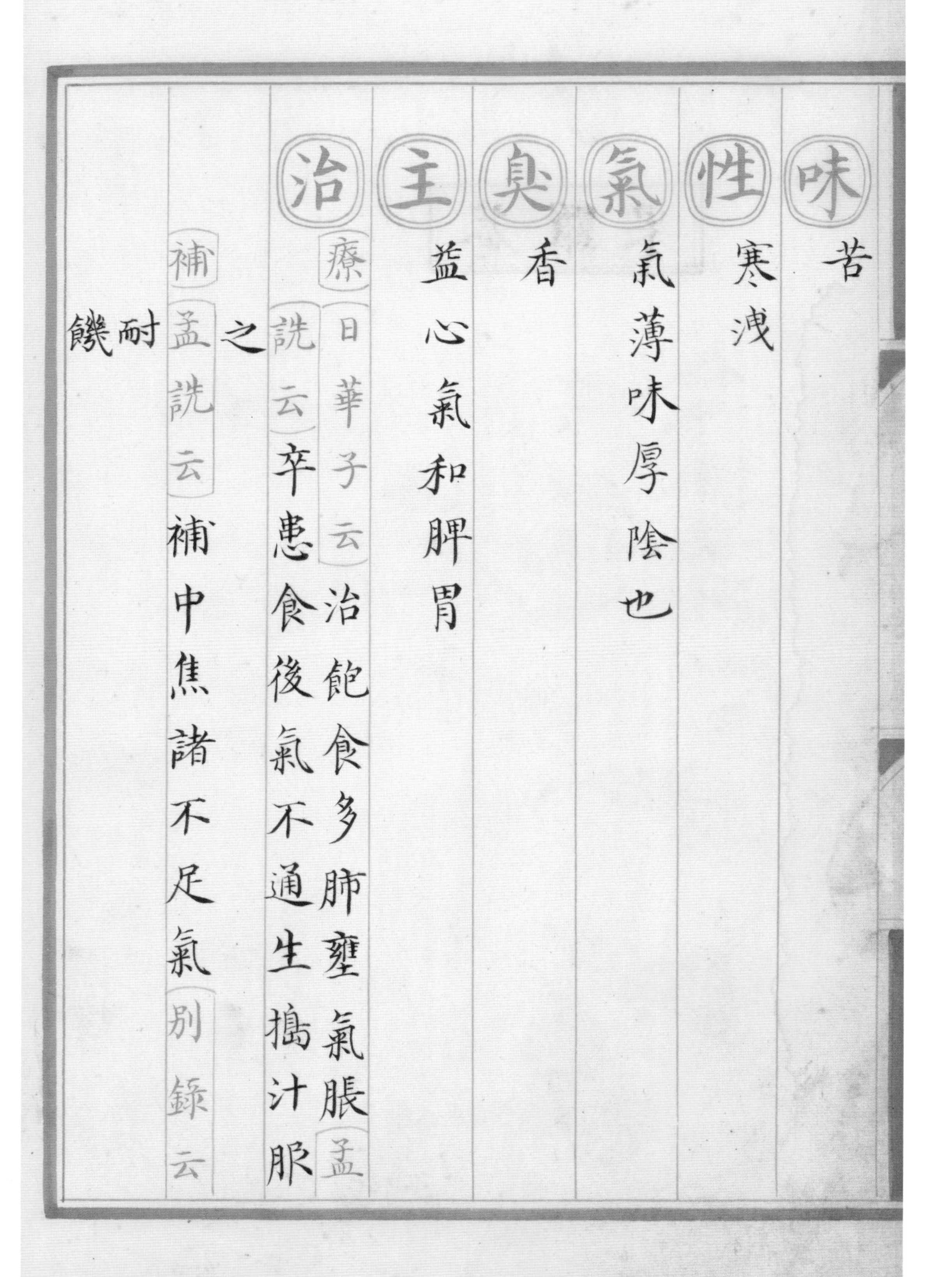

味 苦

性 寒洩

氣 氣薄味厚陰也

臭 香

主 益心氣和脾胃

治 療日華子云治飽食多肺壅氣脹孟詵云卒患食後氣不通生擣汁服之

補孟詵云補中焦諸不足氣別錄云耐饑

禁

多食令人脹

果之木

菴羅果 無毒

植生

菴羅果

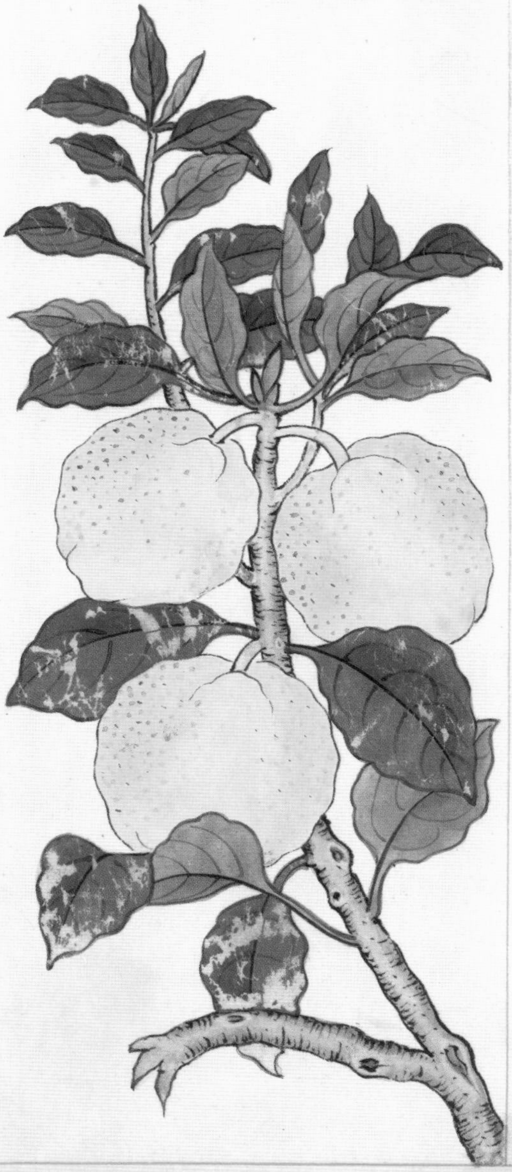

菴羅果食之止渴動風氣 名醫所錄

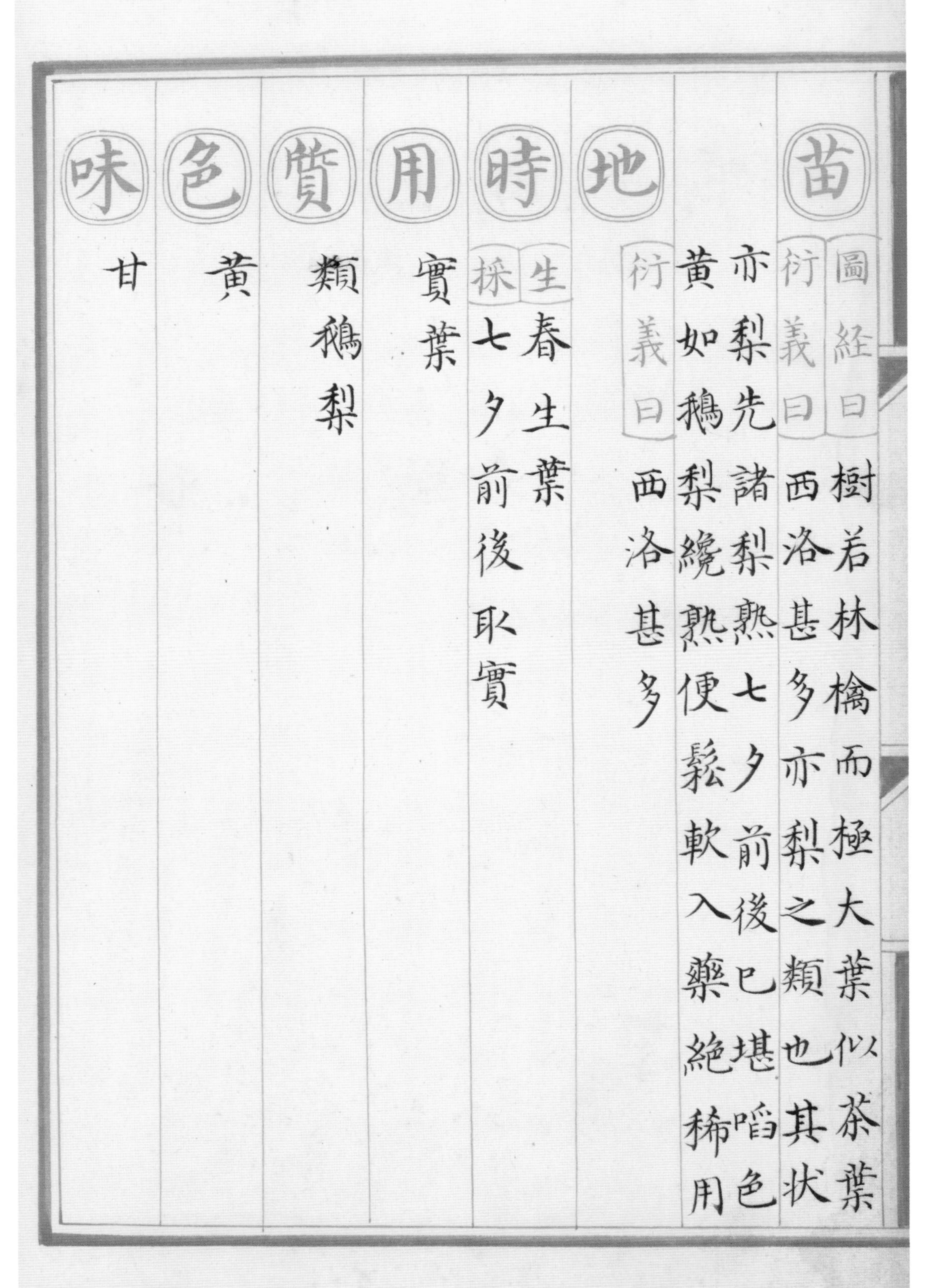
苗 圖經曰 樹若林檎而極大葉似茶葉

衍義曰 西洛甚多亦梨之類也其狀亦梨先諸梨熟七夕前後已堪啗色黃如鵝梨纔熟便鬆軟入藥絕稀用

地 衍義曰 西洛甚多

時 生 春生葉 採 七夕前後取實

用 實葉

質 類鵝梨

色 黃

味 甘

性 温緩

氣 氣之厚者陽也

臭 香

主 止渴生津

治 療別錄云調婦人經脉不通丈夫營衛中血脉不行○葉可作湯飲療渴疾

禁 補別錄云久服令人不饑天行病後及飽食後俱不可食之又不可同大蒜辛物食令人患黃病

果之木

橄欖無毒　植生

泉州橄欖

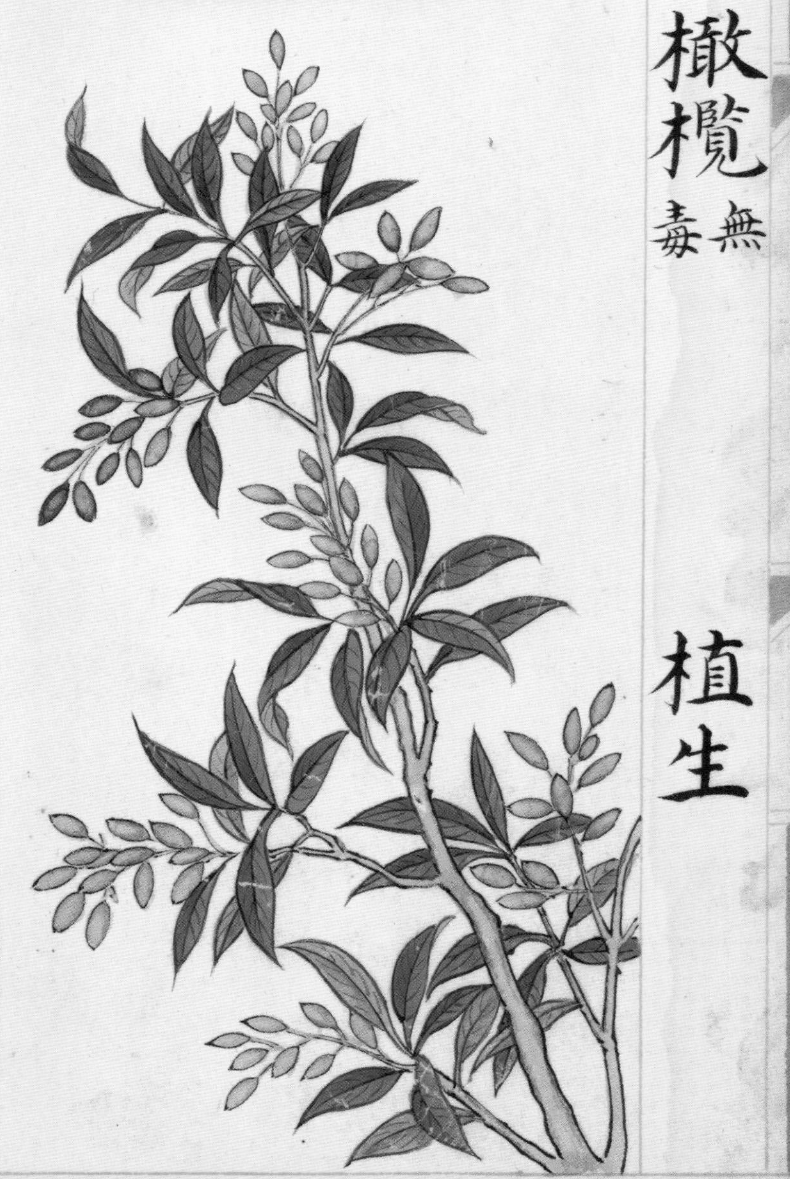

橄音敢欖音覽主消酒療鯸音侯鮐音怡毒人悞食此魚肝迷悶者可煑汁服之必解其木作

楫撥著魚皆浮出故知物有相畏如此也

○

苗

核中仁研傳唇吻燥痛 名醫所録

圖經曰其樹似木槵子樹而高且端直可愛春敷葉二月開花秋晚結實其實長寸許形似生訶子無稜辦南人尤重之咀嚼則滿口香久不歇山野中生者子繁而木峻不可梯緣但刻其木下方寸許内鹽於中一夕子皆落木亦無損蘇東坡詩云紛紛青子落紅鹽是也其枝節間有脂膏如桃膠南人採得并其皮葉煎之如黑餳謂之欖糖用膠船著水益乾牢於膠漆邕州又有一種波斯橄欖色類相似但其核作三辦可以蜜漬食之

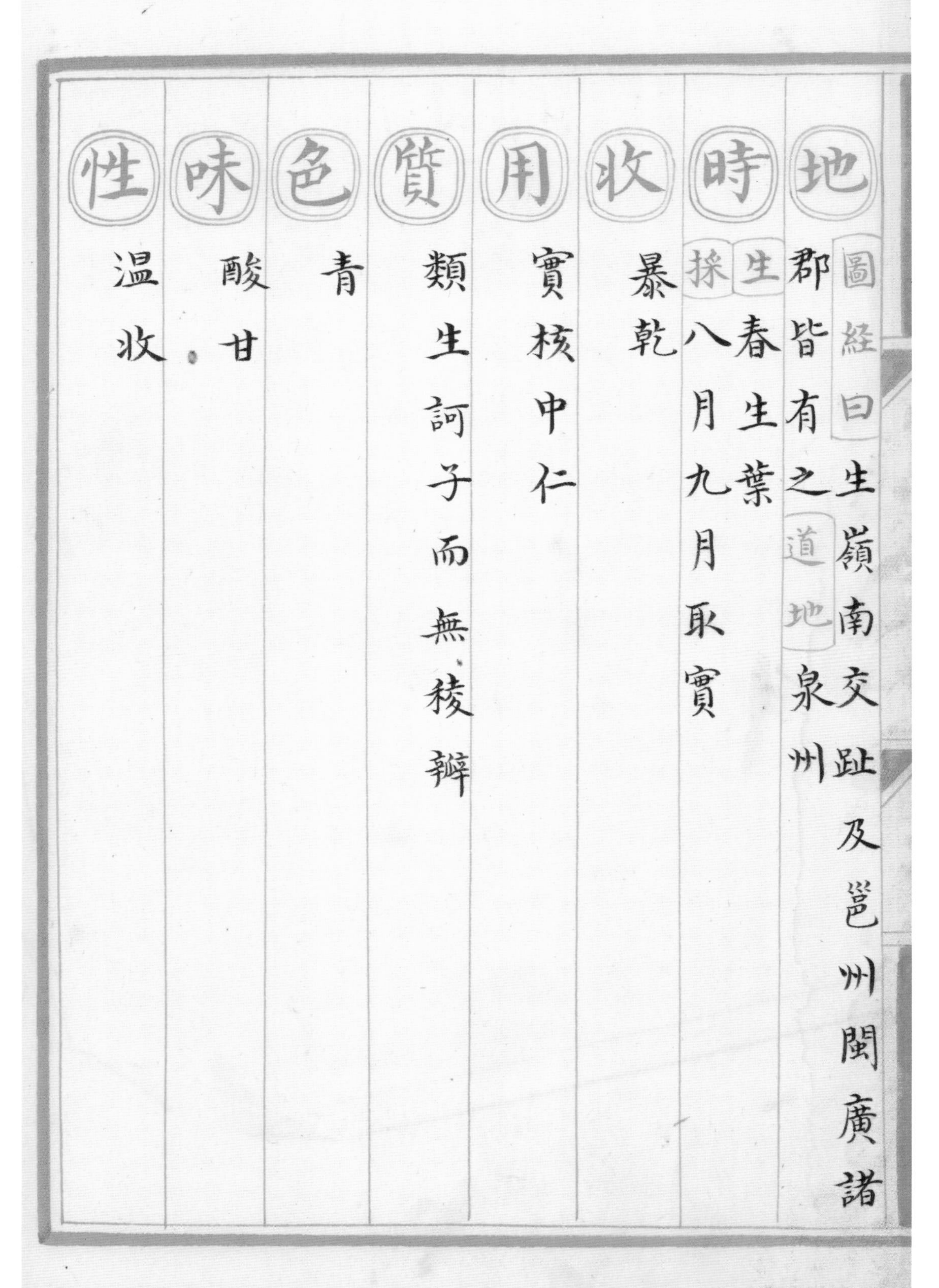

地 【圖經曰】生嶺南交趾及邕州閩廣諸郡皆有之【道地】泉州

時 【生】春生葉【採】八月九月取實

收 暴乾

用 實核中仁

質 類生訶子而無稜瓣

色 青

味 酸甘

性 温收

氣 氣厚味薄陽中之陰

臭 香

主 止渴消酒

製 去核用

治 療 日華子云開胃下氣止瀉 衍義曰嚼汁嚥治魚鯁

解 諸毒及主鯢魚毒以汁服之此魚肝子毒人立死惟此木能解及誤食鯸鮐肝至迷悶者飲其汁立瘥

果之木

榲桲 無毒

植生

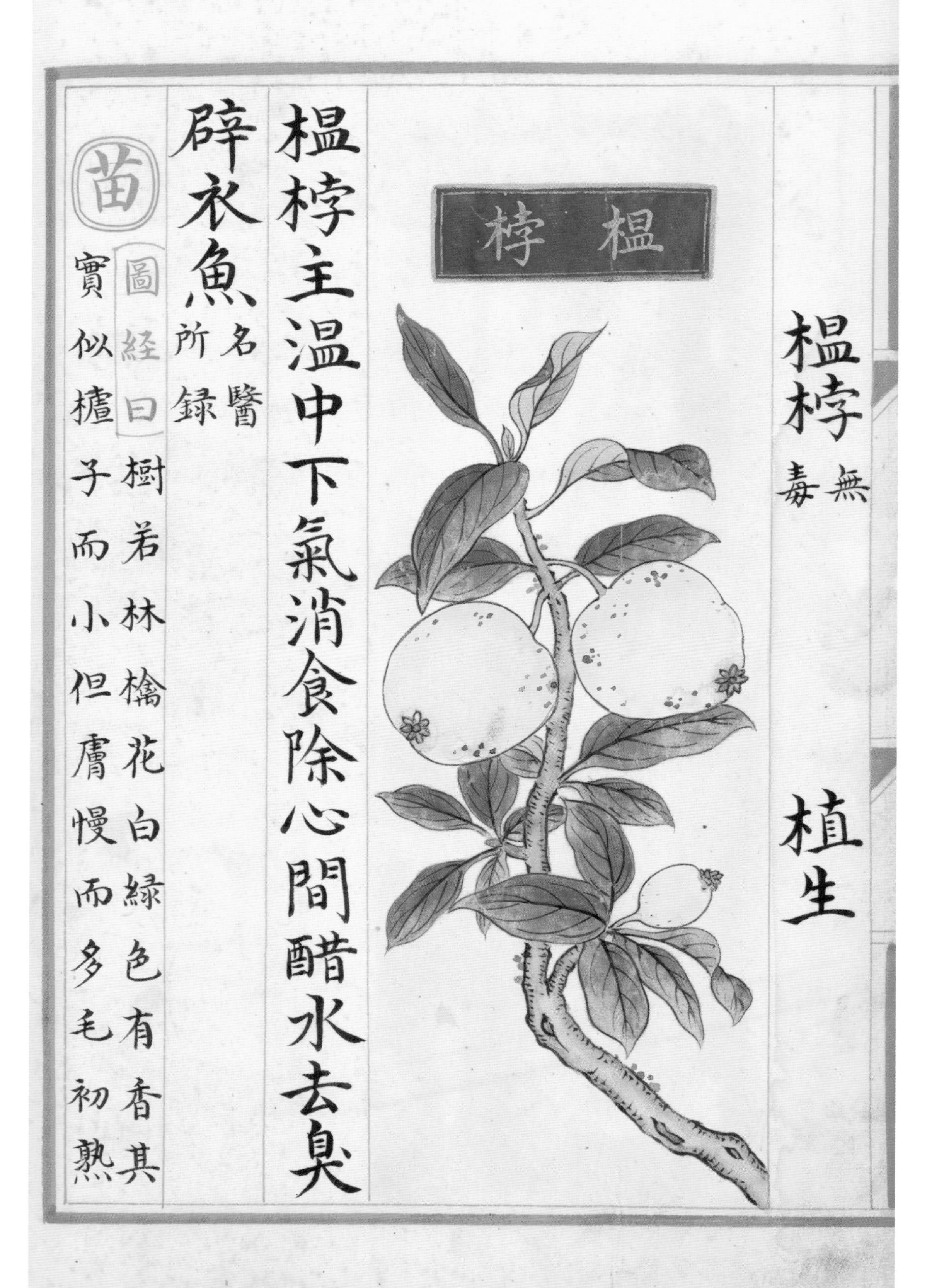

榲桲主温中下氣消食除心間醋水去臭

辟衣魚名醫所録

苗 圖經曰樹若林檎花白緑色有香其實似樝子而小但膚慢而多毛初熟

時其氣氛馥人將致衣笥中亦香諸果中惟此多生蟲少有不蚛者

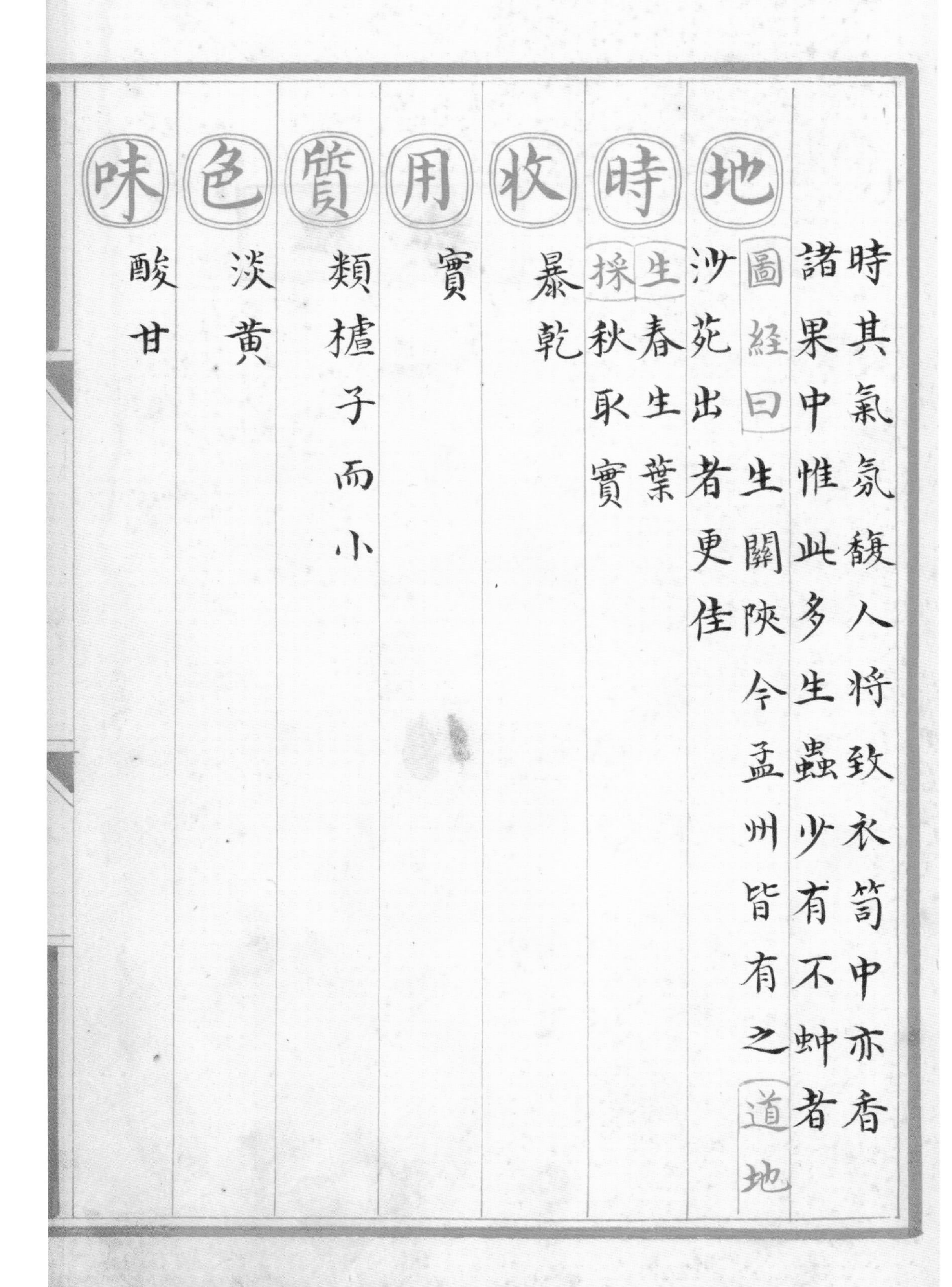

【地】圖經曰生關陝今孟州皆有之【道地】沙苑出者更佳

【時】【生】春生葉【採】秋取實

【收】暴乾

【用】實

【質】類樝子而小

【色】淡黄

【味】酸甘

性 微温緩

氣 氣厚味薄陽中之陰

臭 香

主 下氣消食

製 拭去上浮毛用

治 療 圖經曰消胸膈中積食去醋水下氣止渴及主霍亂轉筋並煑汁飲之常食亦能去心間醋痰○皮擣末傳瘡上黄水 日華子云除煩渴治氣

禁

食之不去毛損人肺多食澁血脉

果之木

榛子 無毒

叢生

榛子

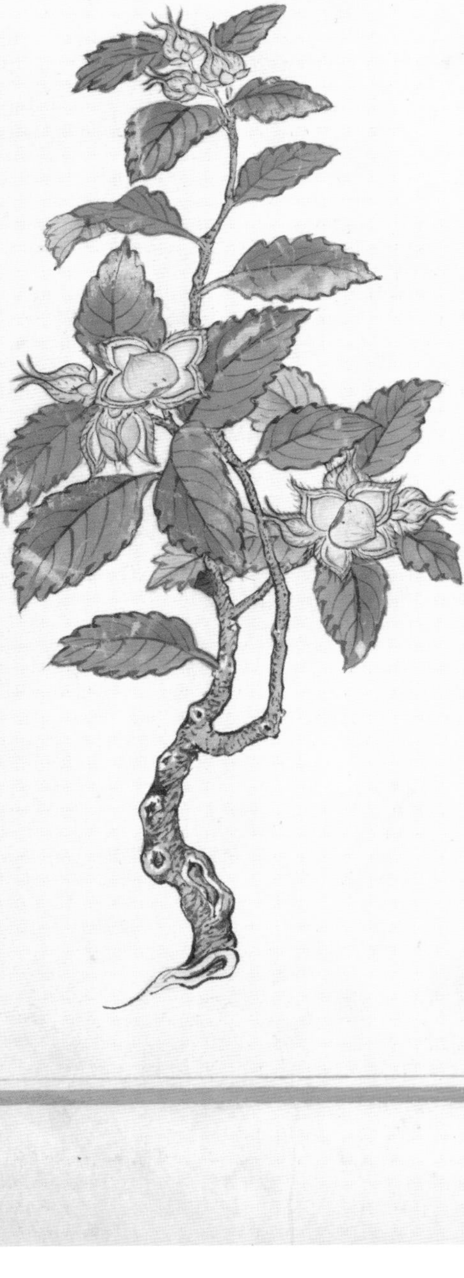

榛子主益氣力寬腸胃令人不饑健行 名醫

所録

苗　圖經曰樹高丈許子如小栗軍行食之當粮中土亦有鄭注禮云榛似栗而小關中鄜坊甚多桂陽一種䔄音榛叢生實大如杏子中仁皮子形色與栗無異也但差小耳

地　圖經曰生遼東山谷及桂陽新羅關中鄜坊皆有之

時　生春　採秋取實

收　暴乾

用　仁

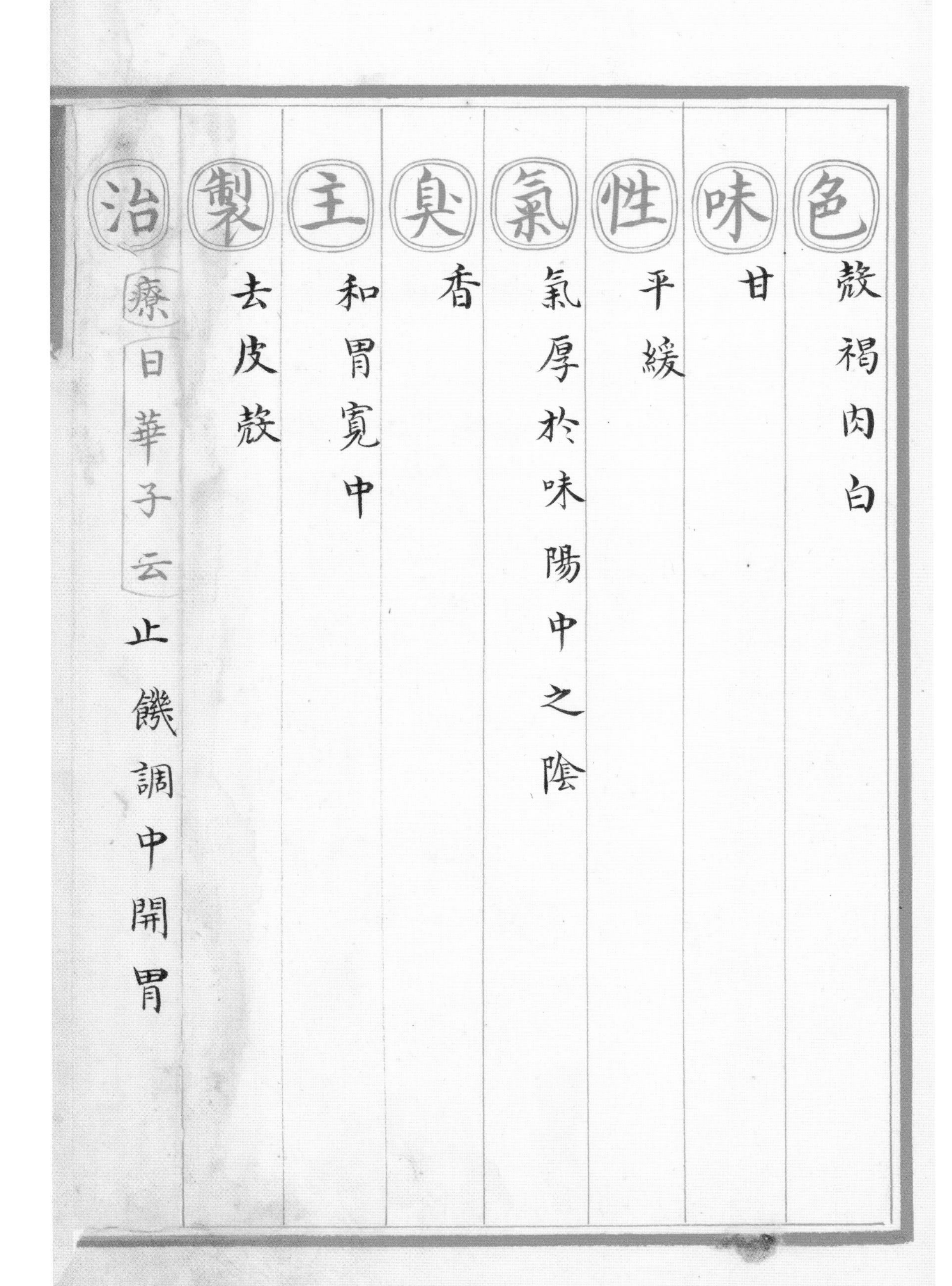

色 殼褐肉白

味 甘

性 平緩

氣 氣厚於味陽中之陰

臭 香

主 和胃寬中

製 去皮殼

治 療 日華子云 止饑調中開胃

果之木

龍眼無毒 植生

龍眼

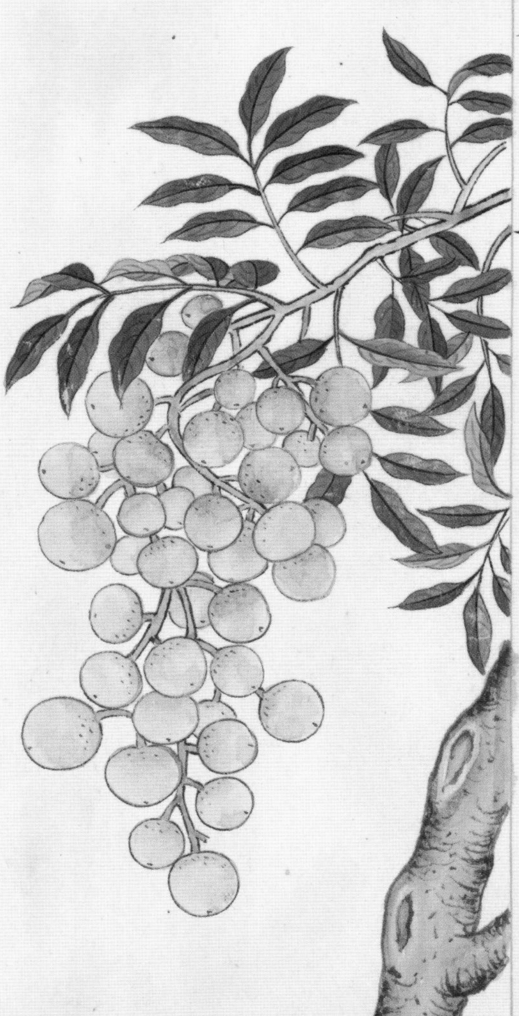

龍眼出神農本經 主五臟邪氣安志厭食久服強魂聰明輕身不老通神明以上白字神農本經 除

蟲去毒 以上黑字名醫所錄

名 益智

苗 圖經曰木高二丈許似荔枝而葉微小凌冬不凋春末夏初生細白花七月而實成殼青黄色形圓如彈丸核若無患子而不堅肉白有漿甚甘美其實極繁每枝常二三十枚荔枝纔過龍眼即熟故南人目為荔枝奴一名益智以其味甘歸脾而能益智耳草部自有益智子非此物也

地 圖經曰生南海山谷今閩廣蜀道皆有之

時 生 春末夏初開花 採 八月取實

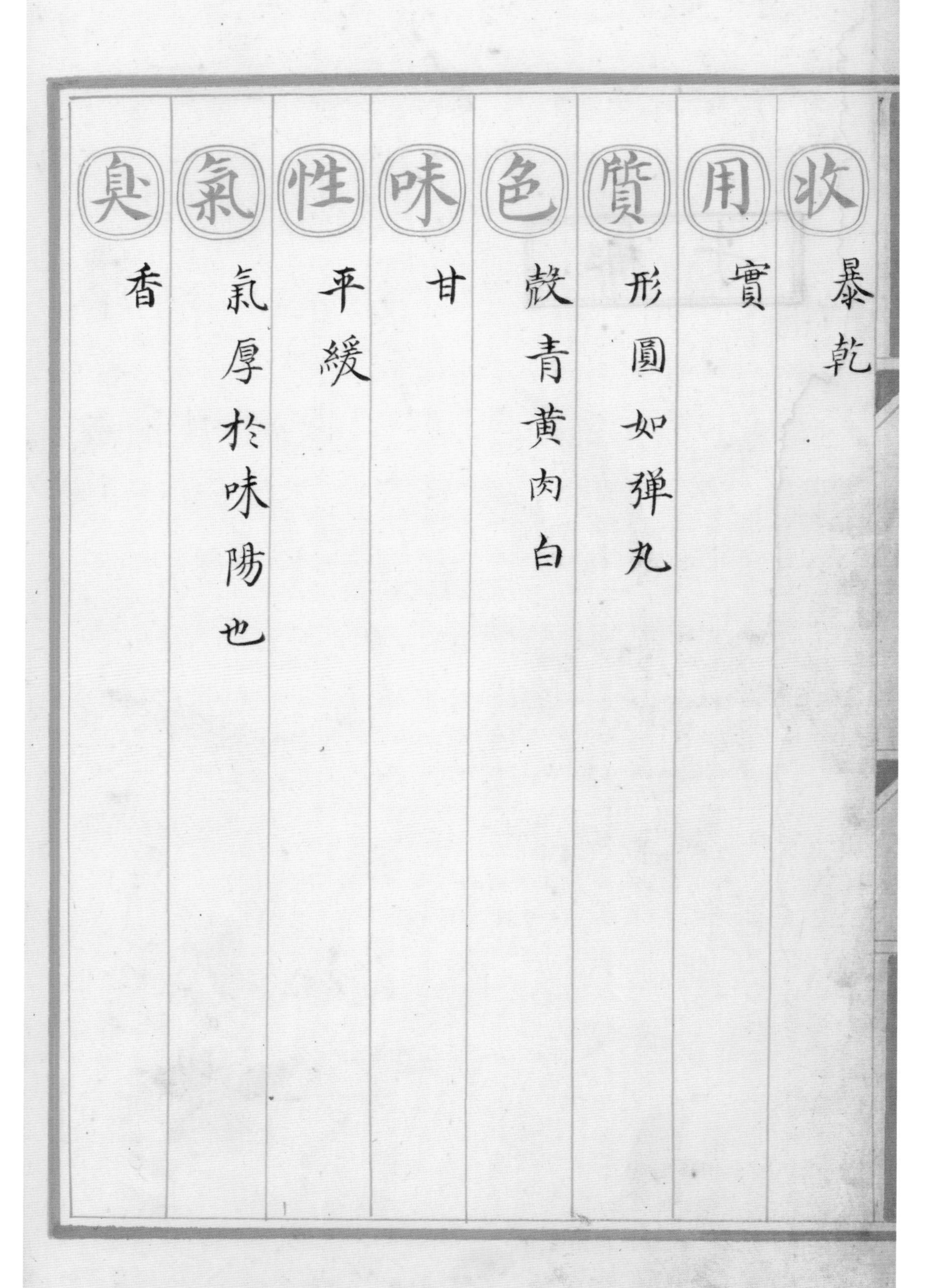

收 暴乾

用 實

質 形圓如彈丸

色 殼青黄肉白

味 甘

性 平緩

氣 氣厚於味陽也

臭 香

主治 益脾安志

〔療蜀本云〕除蠱毒去三蟲

果之木

椰子皮 無毒

植生

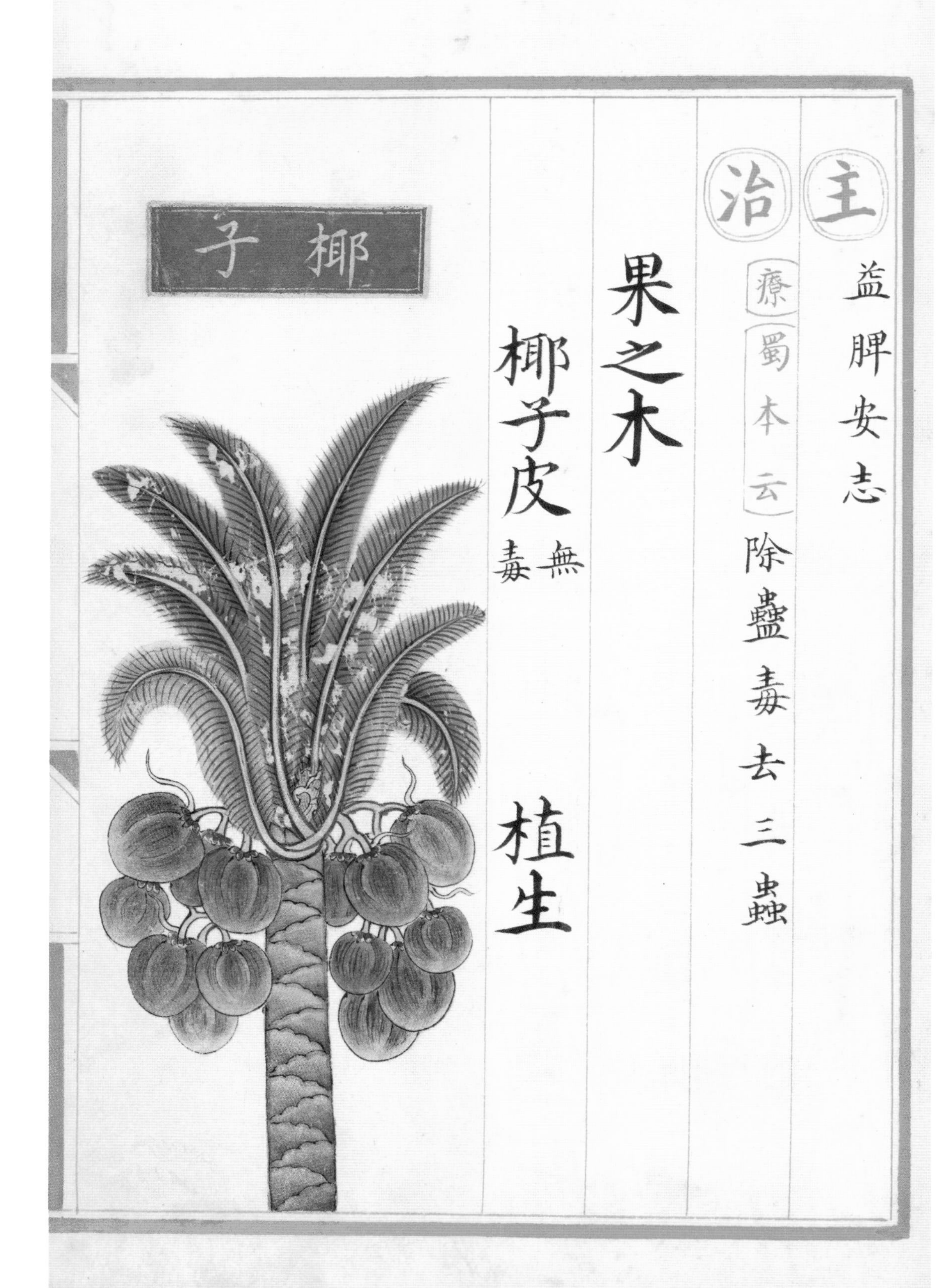

椰子皮

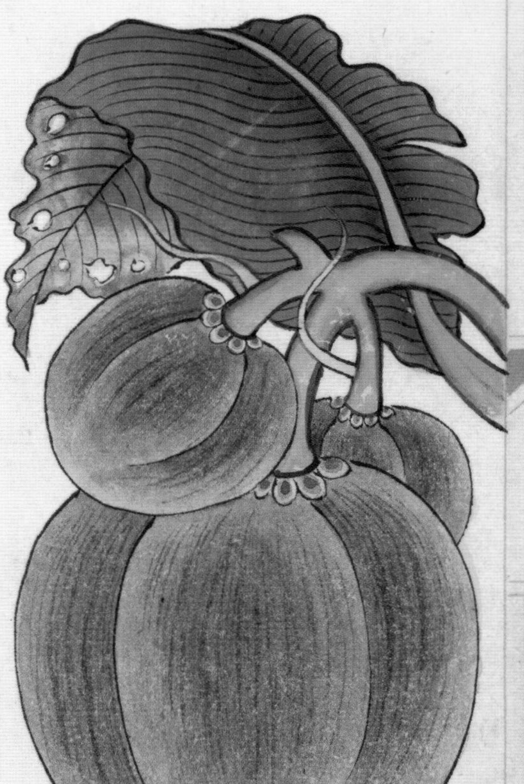

椰子皮止血療鼻衄吐逆霍亂煑汁服之○殼中肉益氣去風○漿主消渴塗頭益髮令黑飲之得醉名醫所錄

苗

圖經曰木如椶櫚亦似桄榔無枝條高數丈葉在木末如束蒲實大如瓠

垂於枝間如掛物實外有麤皮如椶包次有殼圓而且堅裏有膚至白如猪肪厚半寸許味似胡桃膚裏有漿四五合如乳飲之冷而氣醺人多取殼為器南人取肉糖蜜漬之作果寄遠甚佳

衍義曰 椰子開之有汁如乳極甘香別是一種氣味中又有一塊瓤形如瓜蔞上有細壠起亦白色但微虛紋若婦人裙褶其味亦如汁又着殼一重白肉削取之皆可與瓤糖煎為果汁色如白酒其味如瓤然謂之酒者好事者當日強名之取其殼為酒器如酒中有毒則酒沸起今人皆漆其裏則全失用椰子之意也

地

圖經曰 生安南今嶺南州郡亦有之

海藥云 南海雲南

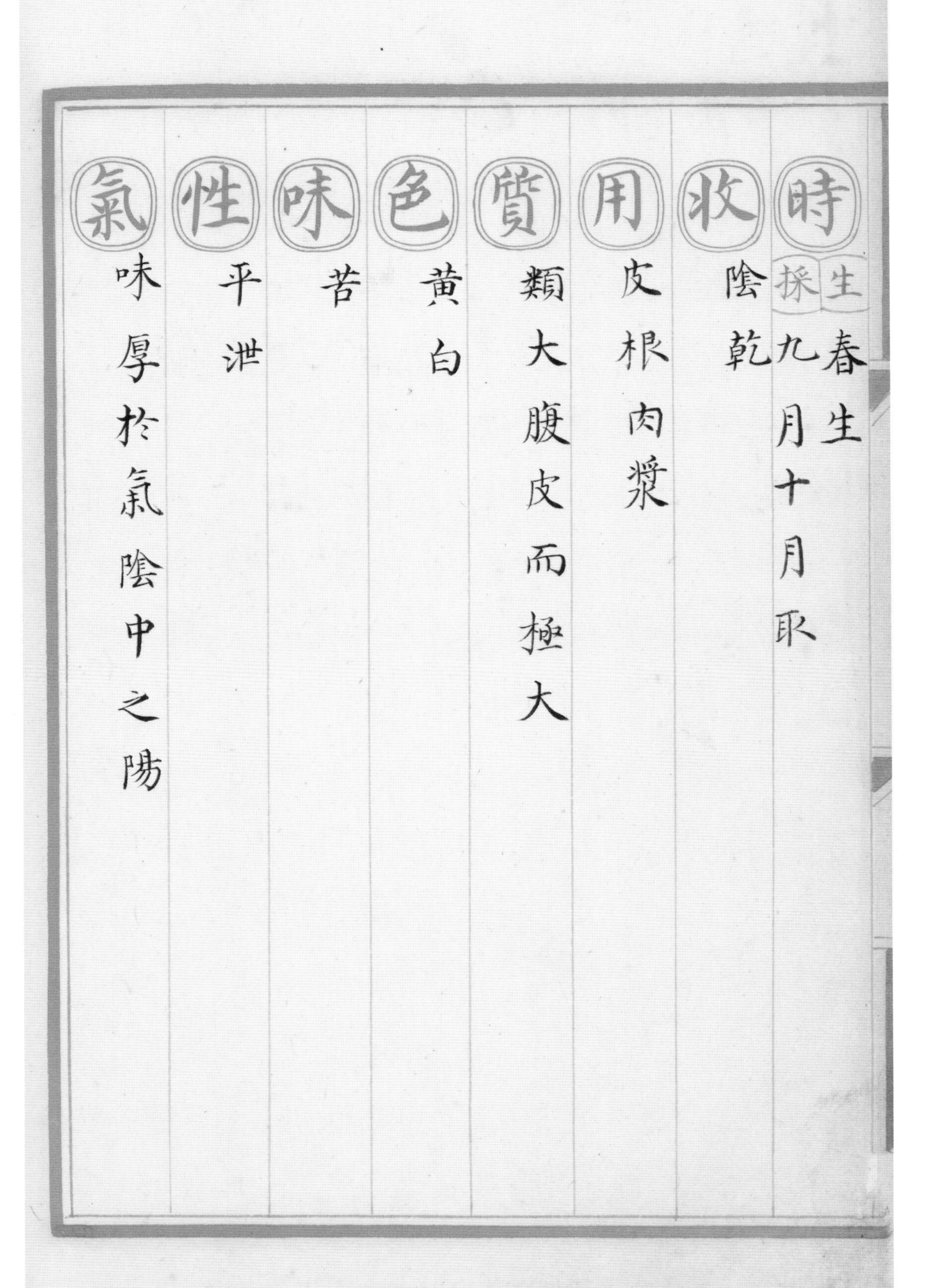

時：生 春生；採 九月十月取

收：陰乾

用：皮根肉漿

質：類大腹皮而極大

色：黃白

味：苦

性：平泄

氣：味厚於氣陰中之陽

臭 朽

主 止血吐逆

製 日華子云 炙剉碎用

治 療海藥云 椰子漿止消渴吐血消水腫去風

禁 汁多食動氣

果之木

榧實 無毒

植生

榧實

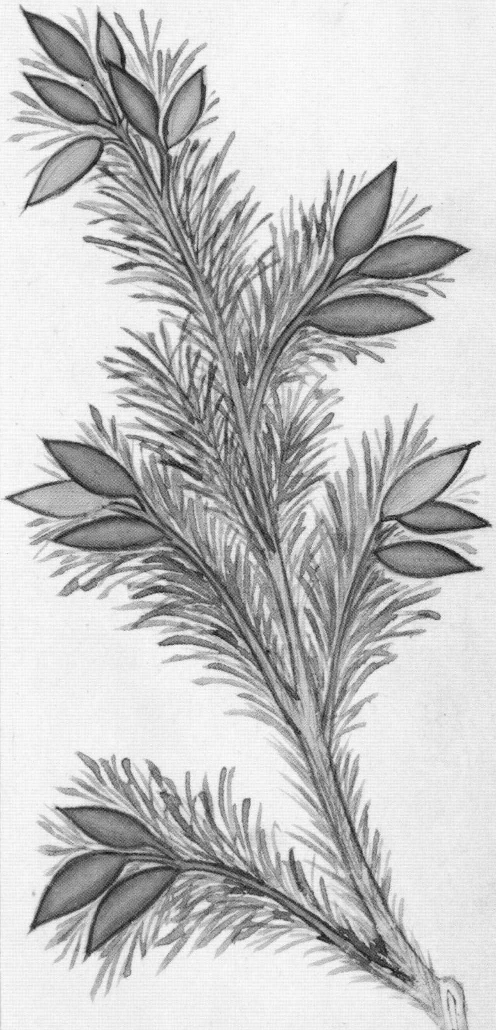

榧（音匪）實主五痔，去三蟲蠱毒鬼疰（名醫所錄）

苗

（唐本注云）其樹大連抱，高數仞，葉似杉，其木如柏，作松理，肌細軟，堪為器用，即爾雅所謂柀杉也。（衍義曰）榧實大如橄欖，殼色紫褐而脆，其中子有一重麤黑衣，其仁黄白色，嚼久味漸甘美也。

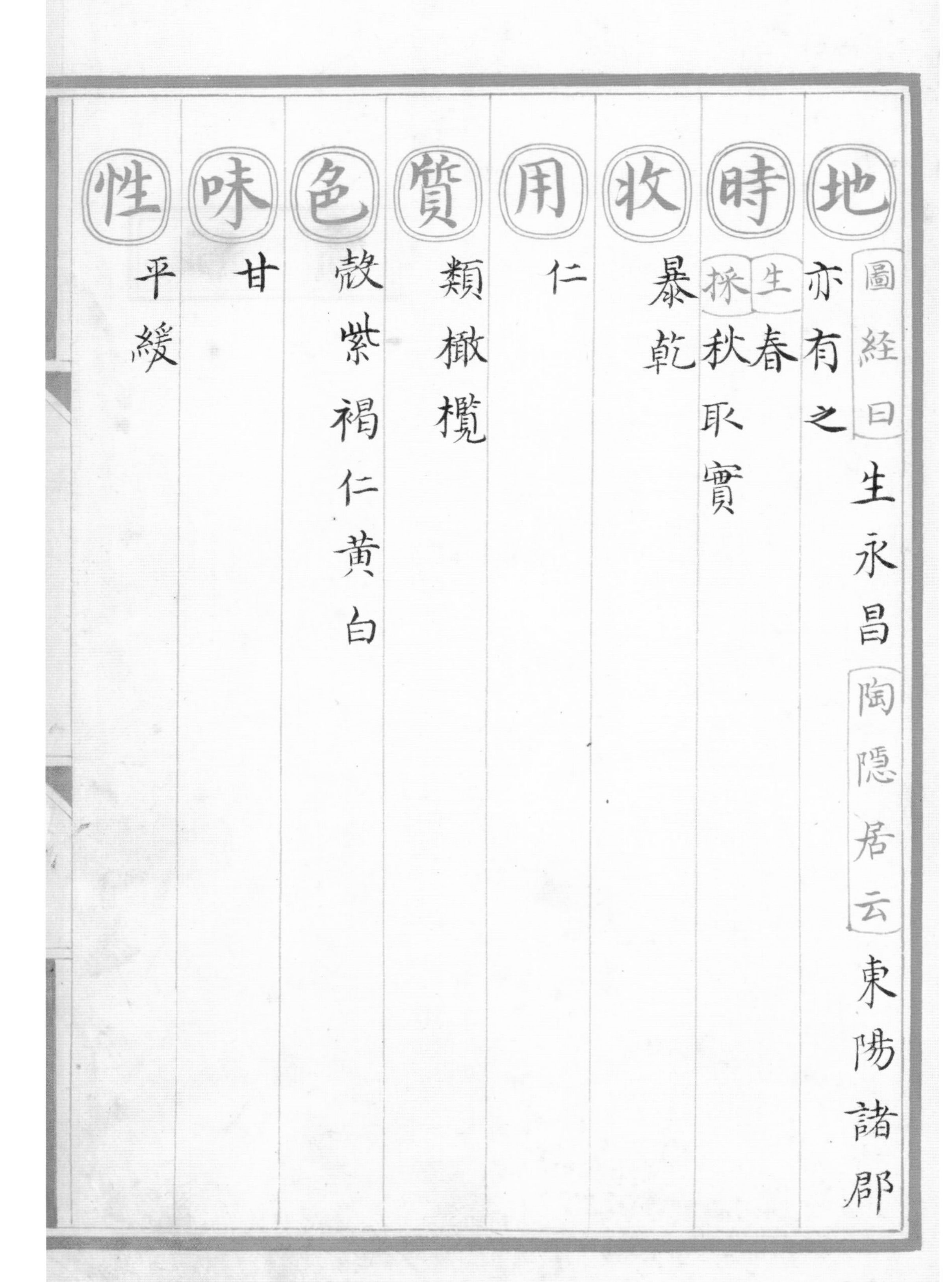

地　圖經曰生永昌陶隱居云東陽諸郡亦有之

時　生春　採秋取實

收　暴乾

用　仁

質　類橄欖

色　殼紫褐仁黃白

味　甘

性　平緩

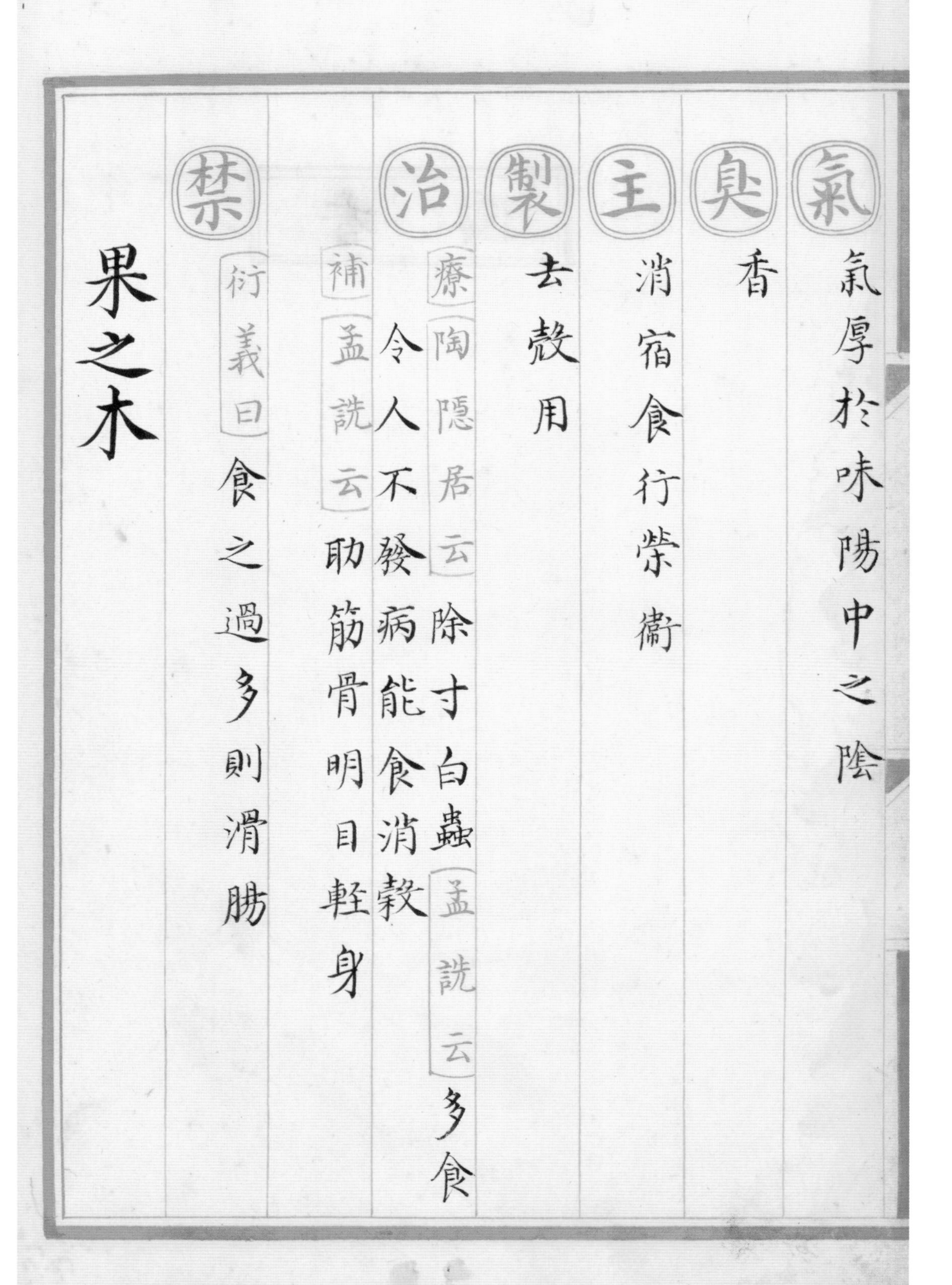

氣　氣厚於味陽中之陰

臭　香

主　消宿食行榮衛

製　去殼用

治　療陶隱居云除寸白蟲孟詵云多食令人不發病能食消穀補孟詵云助筋骨明目輕身

禁　衍義曰食之過多則滑腸

果之木

香圓

香圓 無毒

植生

香圓主下氣開胸膈〇皮去氣除心頭痰

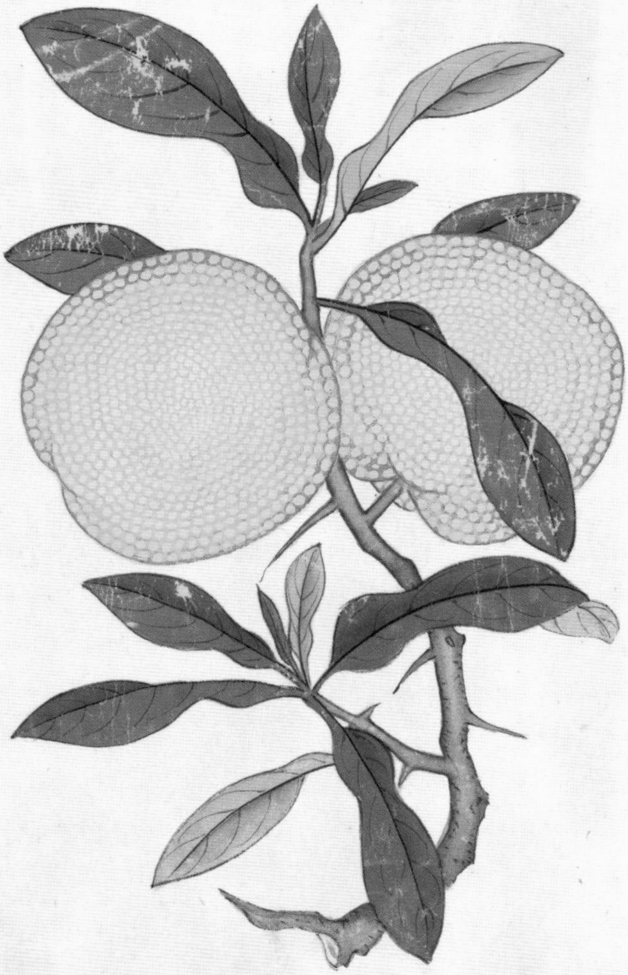

水

名醫所録

名 枸櫞　香櫞子

苗 圖經曰樹似橘而葉大其實狀如小瓜皮若橙而光澤可愛肉甚厚味雖短而香氣大勝於柑橘之類置衣笥中則數日香不歇今南方有之謂之香櫞子或將至都下人亦貴之

地 圖經曰生閩廣江西今南方多有之

時 生四月開花 採九月十月取實

收 陰乾

用 實

色 皮黄肉白

味 辛酸

性 温

氣 氣厚味薄陽中之陰

臭 香

果之木

馬檳榔 無毒

植生

馬檳榔

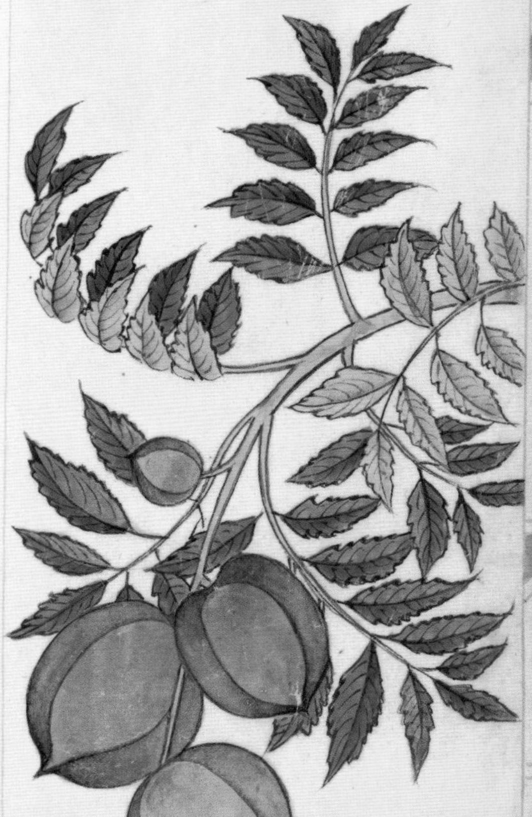

馬檳榔主催生若難産臨死者用仁細嚼井花水送下須臾立出或産母兩手各握二枚而惡水自下名醫所録

苗

樹高一二丈葉似楝葉兩兩相對三月藥生枝端開淡紅白花五出隨結

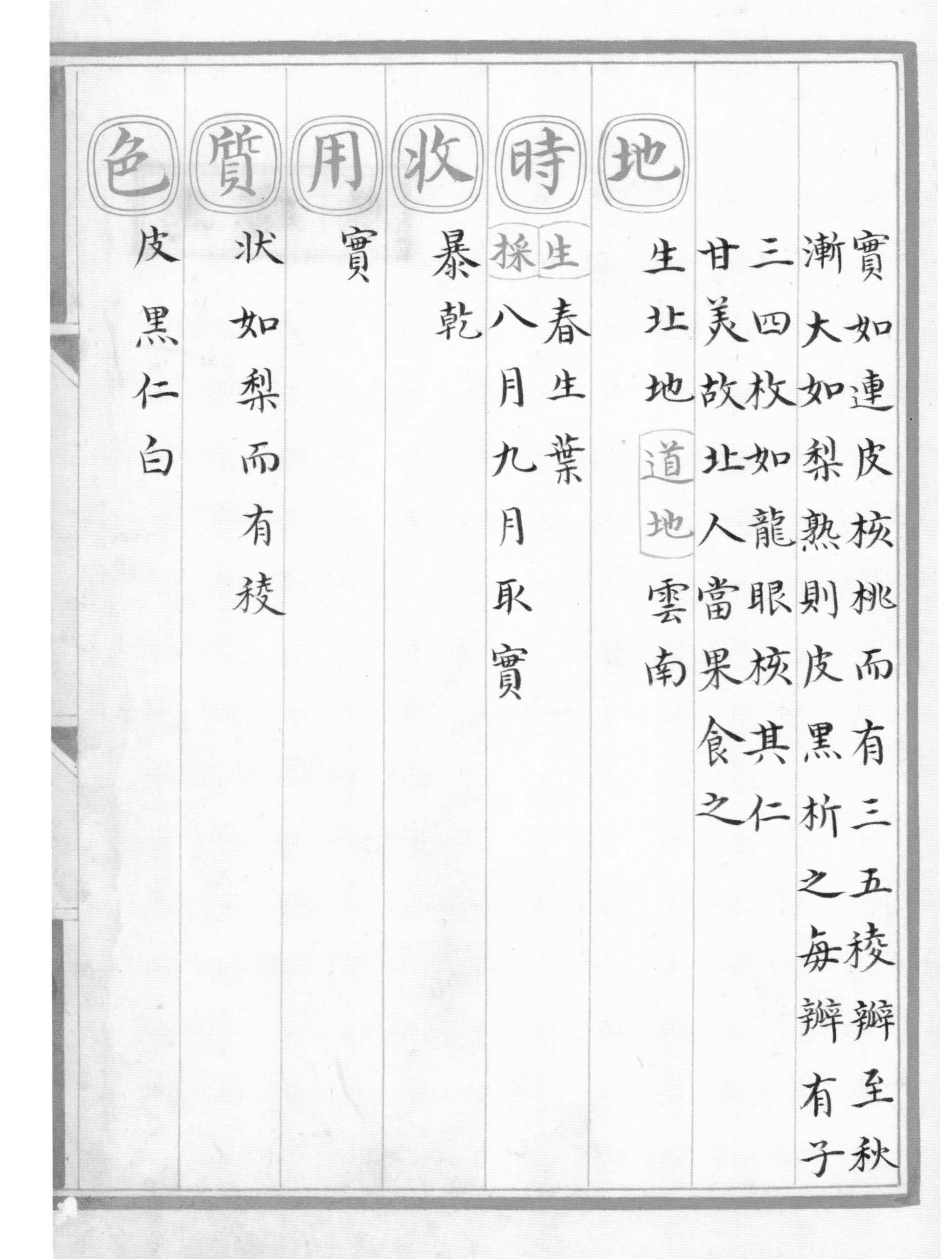

實如連皮核桃而有三五稜瓣至秋漸大如梨熟則皮黑析之每瓣有子三四枚如龍眼核其仁甘美故北人當果食之

地 生北地道地雲南

時 生春生葉 採八月九月取實

收 暴乾

用 實

質 狀如梨而有稜

色 皮黑仁白

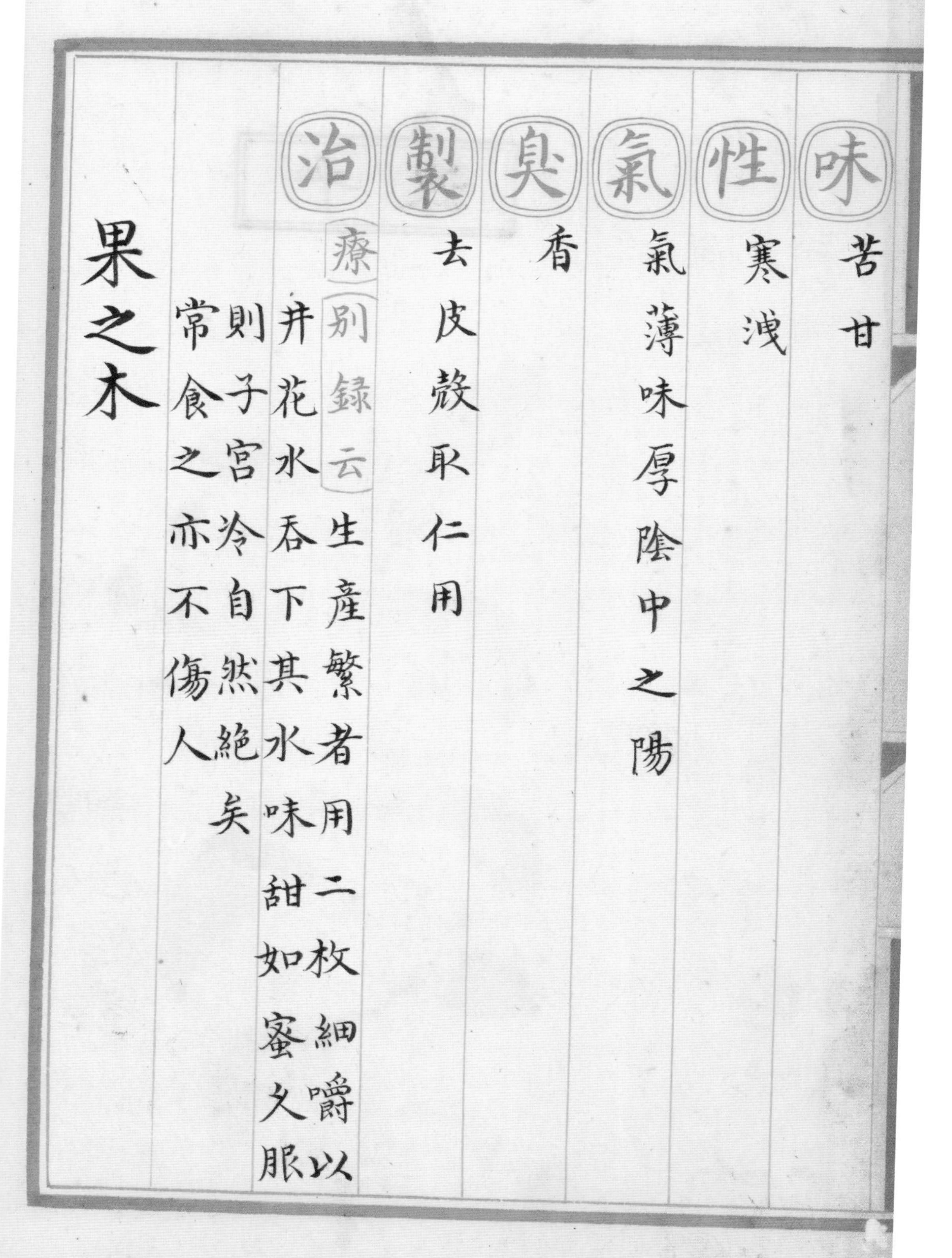

【味】苦甘

【性】寒洩

【氣】氣薄味厚陰中之陽

【臭】香

【製】去皮殼取仁用

【治】【療】【別録】云生産繁者用二枚細嚼以井花水吞下其水味甜如蜜久服則子宮冷自然絶矣常食之亦不傷人

果之木

平波 無毒

植生

平波

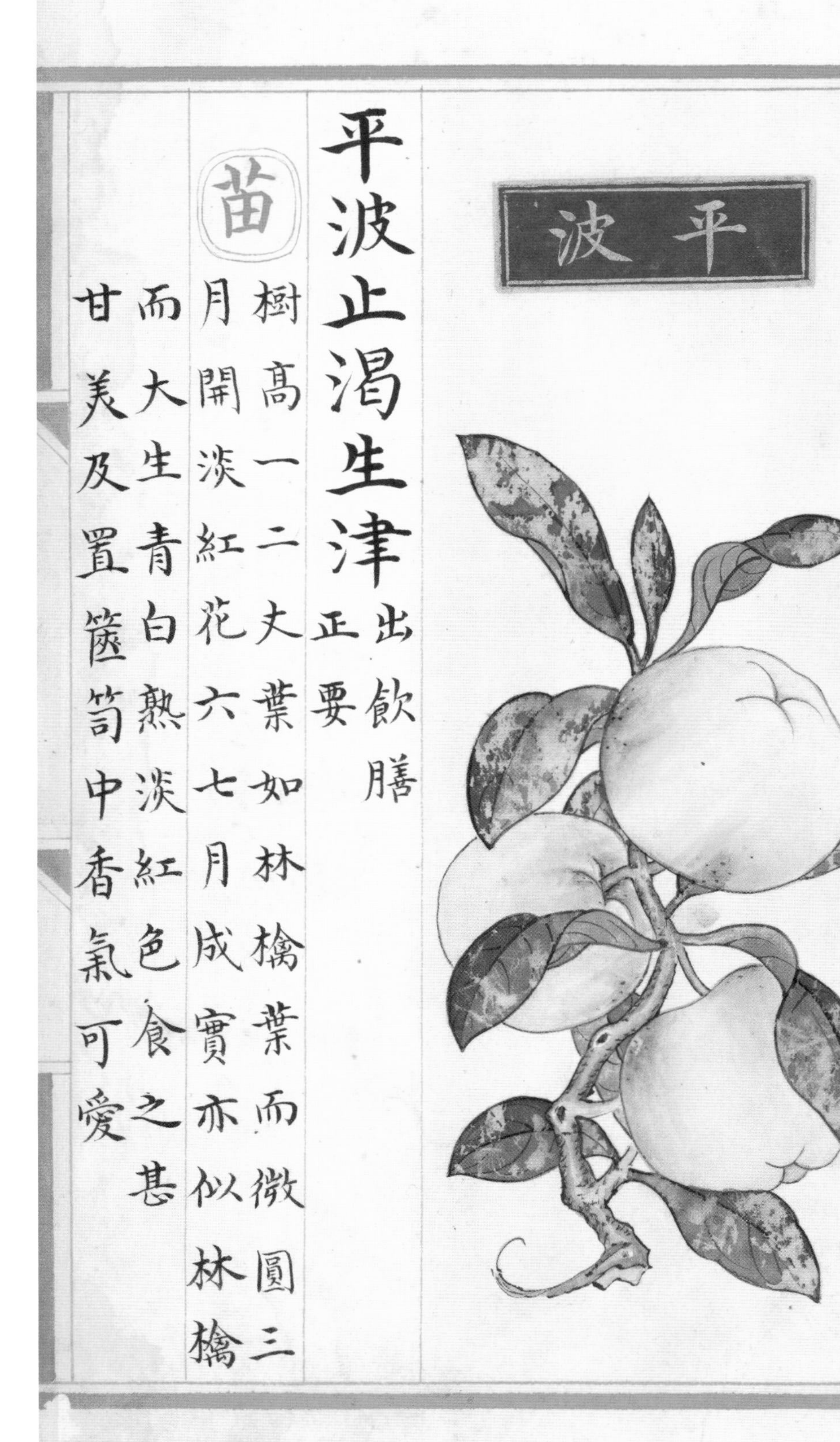

平波止渴生津 出飲膳正要

苗 樹高一二丈葉如林檎葉而微圓三月開淡紅花六七月成實亦似林檎而大生青白熟淡紅色食之甚甘美及置篋笥中香氣可愛

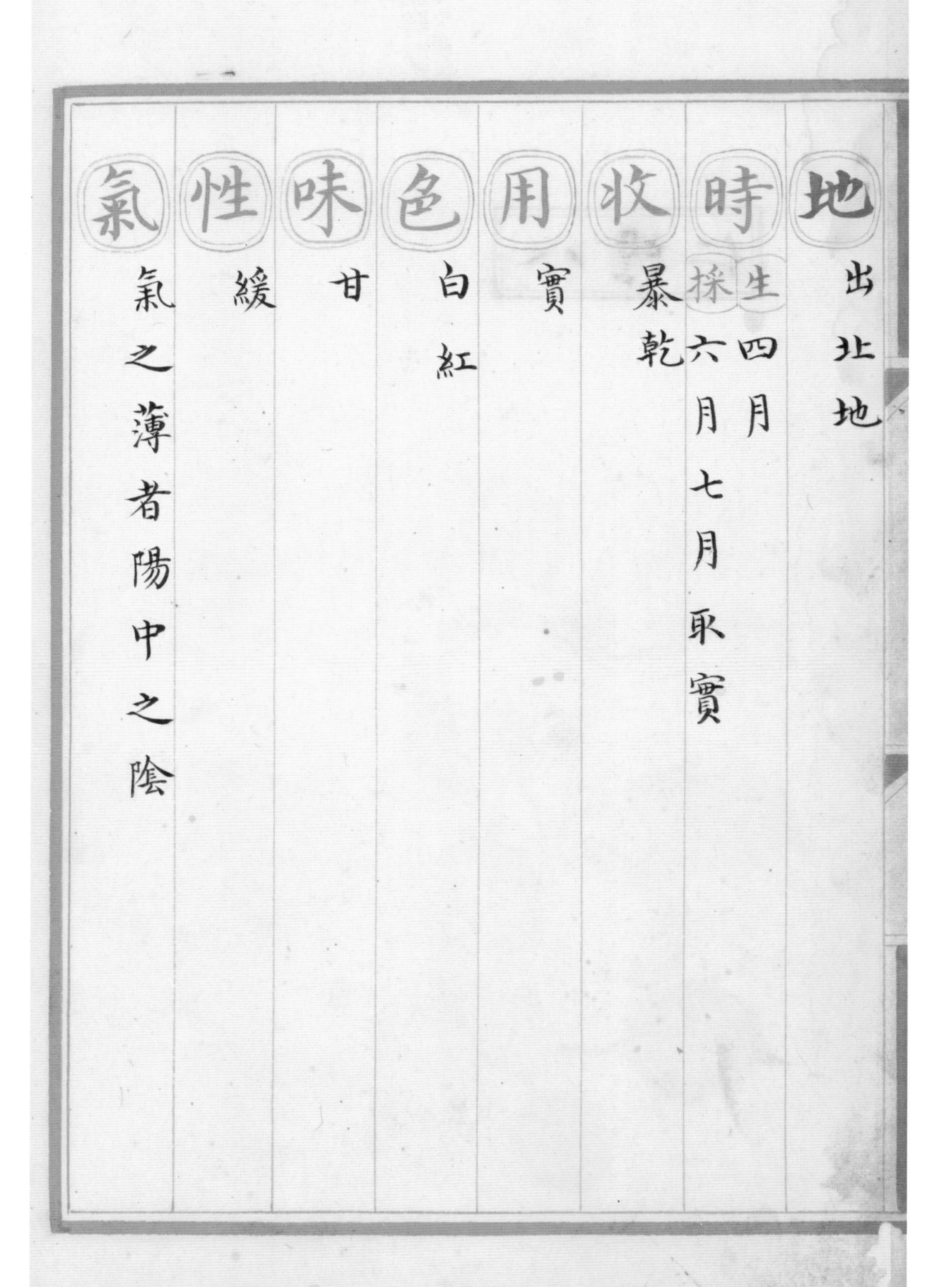

地　出北地

時　生四月　採六月七月取實

收　暴乾

用　實

色　白紅

味　甘

性　緩

氣　氣之薄者陽中之陰

臭香

果之木

八檐仁 無毒

植生

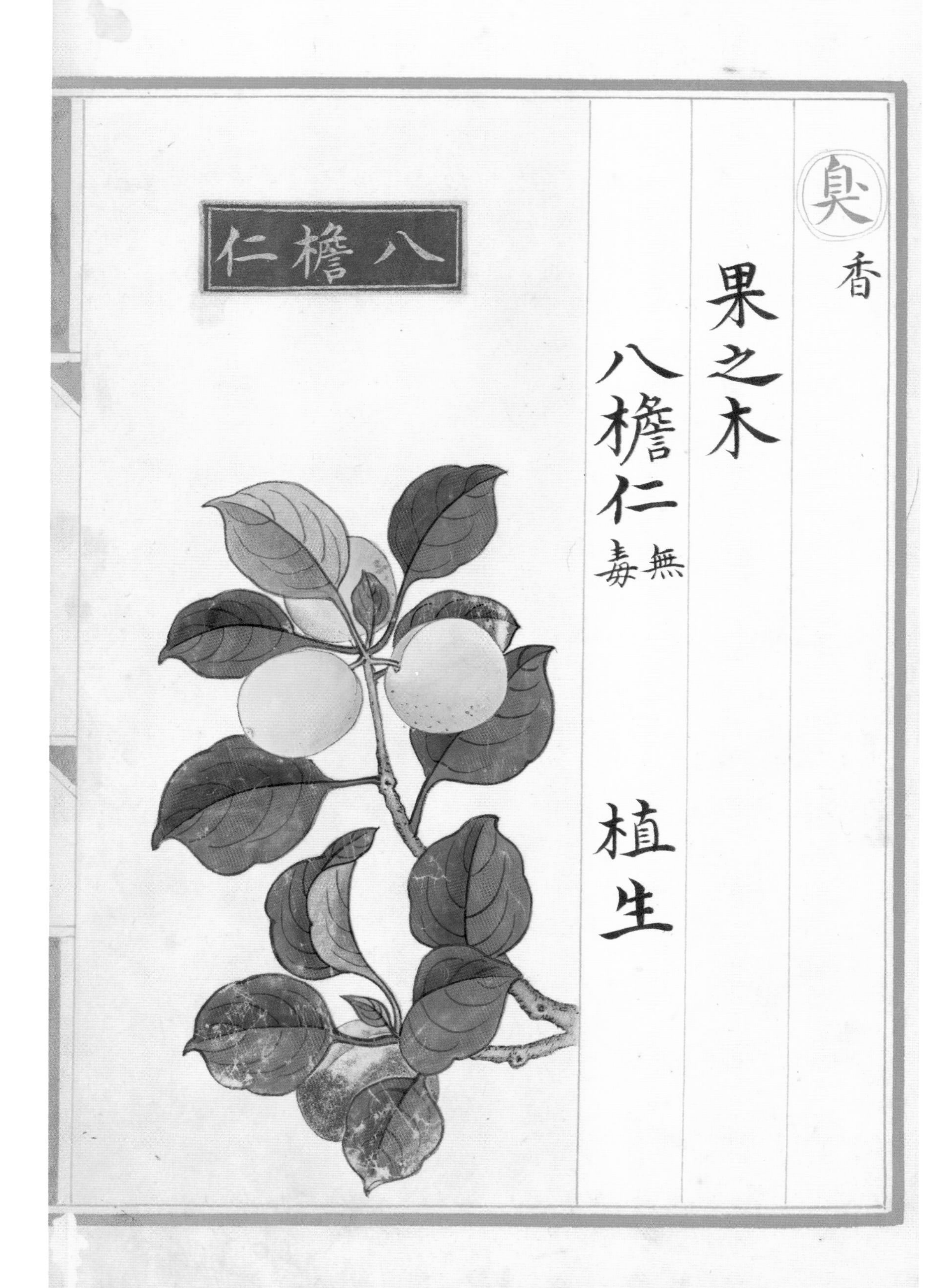

八檐仁止欬下氣消心腹逆悶

出飲膳正要

苗 樹高丈許枝葉花實與杏無異但實差小亦可噉之核中仁食之味甘美與榛子仁相似非若杏仁苦而有毒也

地 出回回田地今北地亦有之

時 生 四月生
採 五月六月取實

收 暴乾

用 仁

質 類杏仁而圓小

色 皮褐仁白

味 甘

性 緩

氣 氣之薄者陽中之陰

臭 香

製 敲去殼湯泡去皮用

果之木

銀杏 無毒

植生

銀杏

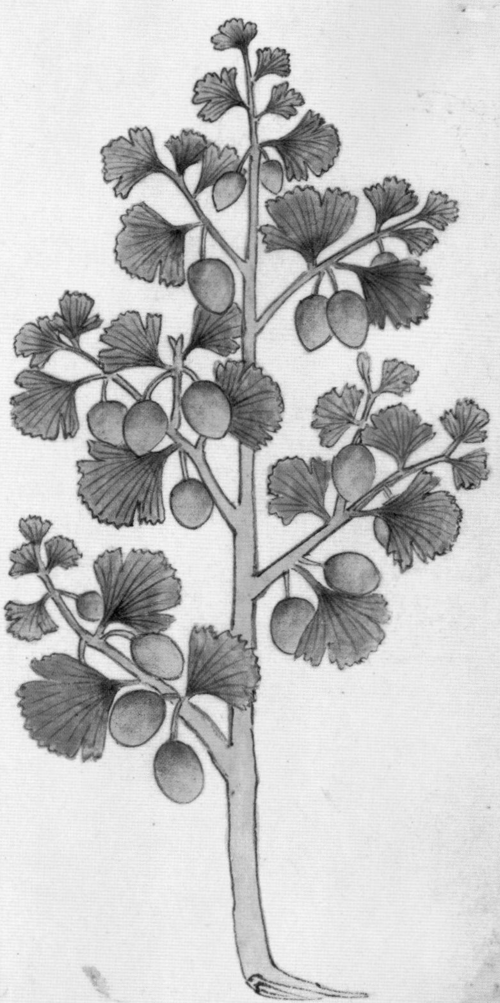

銀杏炒食煮食皆可生食發病出飲膳正要

名 鴨脚 白果

苗 謹按樹高五六丈徑三四尺葉似鴨脚五六月結實如李八九月熟則青黄色採之浸爛去皮取核為果亦名鴨脚梅聖俞詩云鴨脚類緑李其名

因葉高是也

地 出宣城郡及江南皆有之

時 生五六月生
採八月九月取實

收 暴乾

用 核中肉

色 殼白肉青黄

味 甘苦

性 緩洩

氣 味厚於氣陰中之陽

臭 腥

製 火煨去殻用

治 療 煨熟食之止小便頻數

葉為末和麵作餅煨熟食之止瀉痢

禁 生食有小毒發病

果之木

株子 無毒

植生

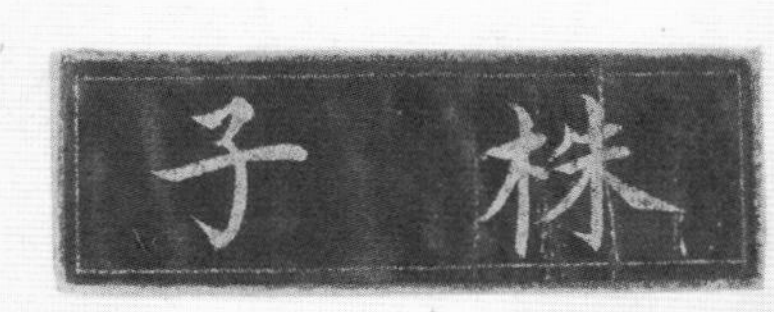

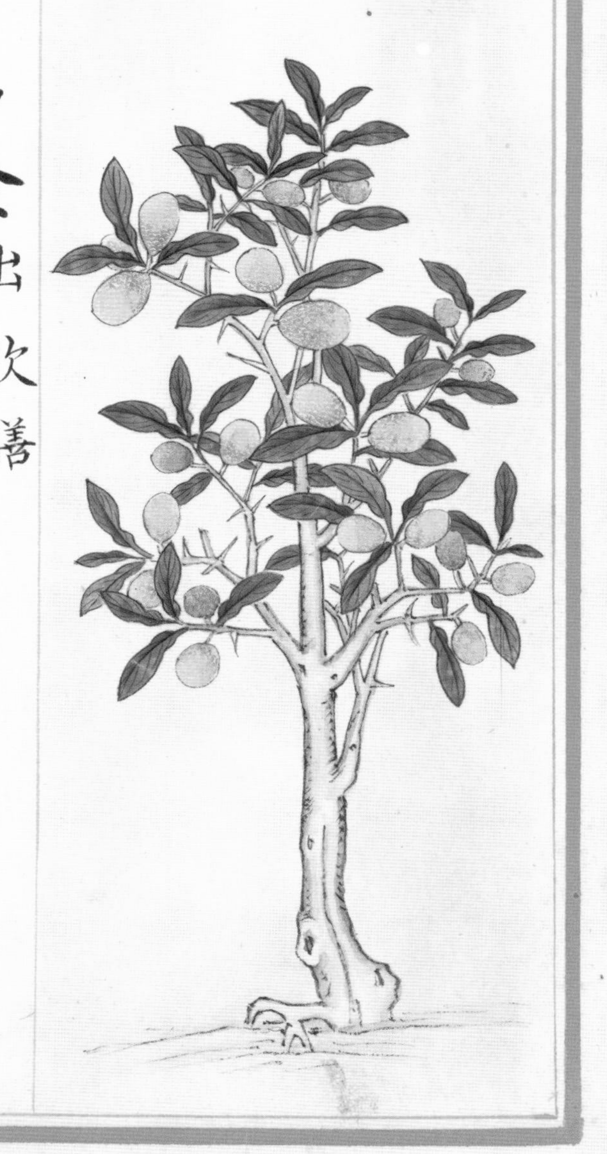

株子不可多食 出飲膳正要

苗

謹按株子樹高三五尺枝葉類橘而小冬月不凋春復繁茂四月開小白花其實有三種小而圓者謂之金豆大如彈丸者謂之金橘銳而長者謂之牛妳金柑即株子也生青熟黄人家庭院多植而翫之九月採食其清

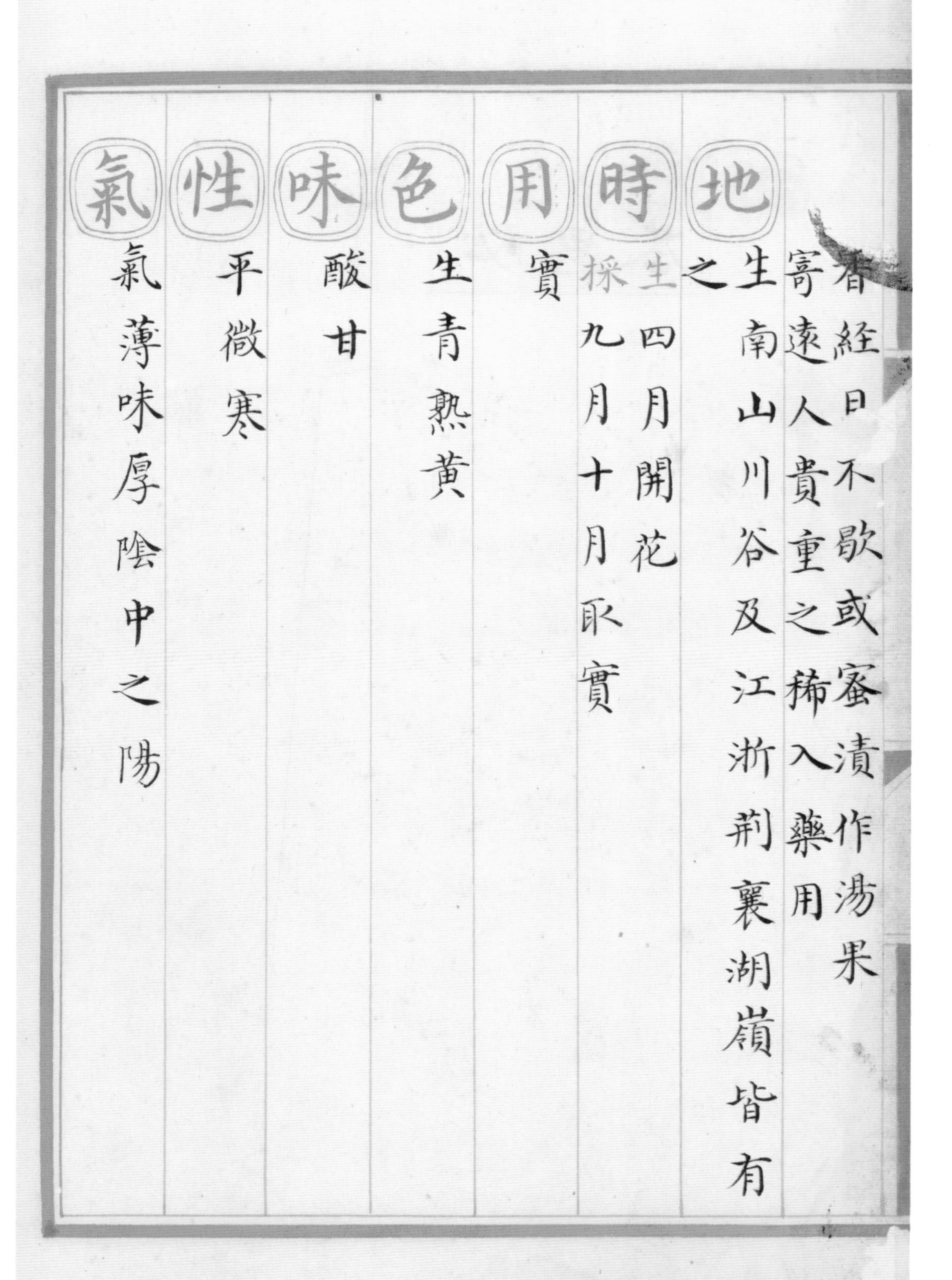

者經日不歇或蜜漬作湯果

寄遠人貴重之稀入藥用

地

生南山川谷及江浙荊襄湖嶺皆有之

時

生四月開花

採九月十月取實

用

實

色

生青熟黃

味

酸甘

性

平微寒

氣

氣薄味厚陰中之陽

臭 香

果之木

必思荅 無毒

植生

必思荅

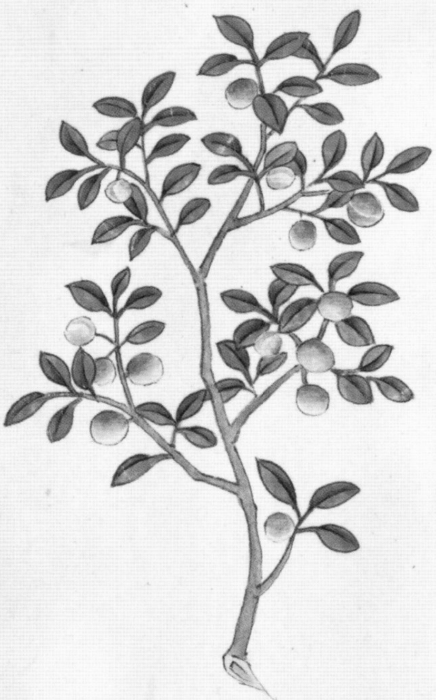

必思荅主調中順氣 出飲膳正要

苗

謹按史忠荅即必思感也出囘囘田中樹高一二丈葉如杏其實如桃李去肉取核仁作果食之今亦入貢焉

收

日乾

味

甘

性

緩

氣

氣之薄者陽中之陰

臭

香

名

山查子　海紅　山裏果

苗

圖經曰樹高三五尺葉似杏葉而長三月開白花隨便結實如酸棗而差匾至八九月色赤山人採之以當果食今藥中多用之以其能消食而健脾也

地

圖經曰生滁州今處處有之

時

生春生
採八九月取

收

日乾

用

實

果之木

棠毬子 無毒

植生

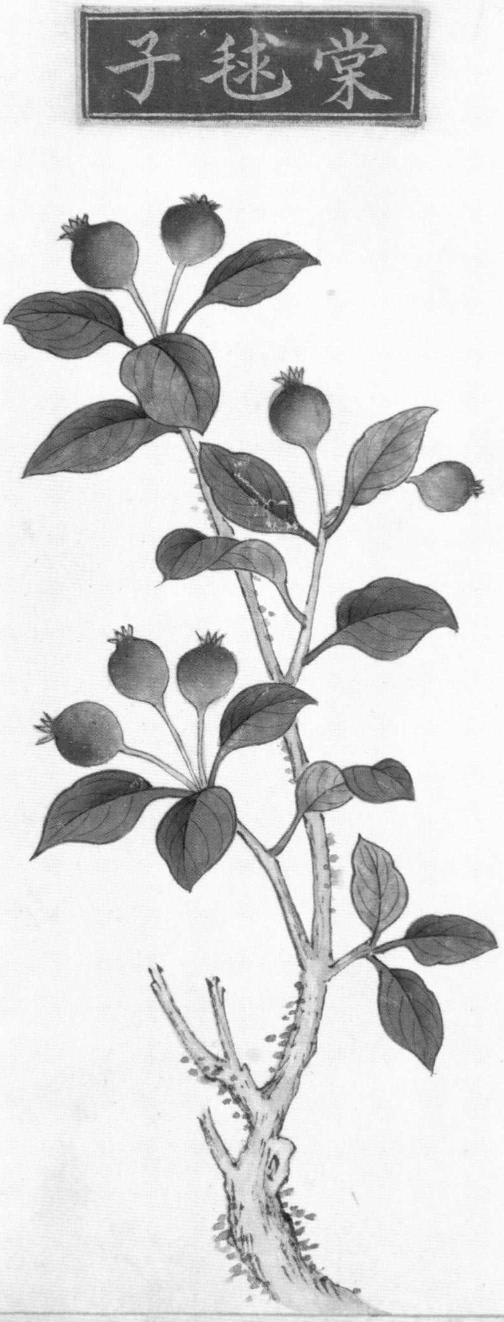

棠毬子

棠毬子治痢疾及腰疼皆效又能消食行結氣健胃催瘡痛 名醫所録

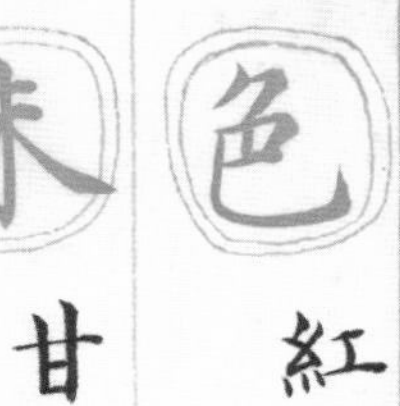

色 紅

味 甘

主 消食健胃

四種陳藏器餘

君遷子味甘平無毒主止渴去煩熱令人潤澤生海南樹高丈餘子中有汁如乳汁吳都賦云平仲君遷

海藥云謹按劉斯交州記云其實中有乳汁甜美香好微寒無毒主消

渴煩熱鎮心久服耐老輕身亦得悦人顔色也

韶子味甘温無毒主暴痢心腹冷生嶺南子如栗皮肉核如荔枝廣志云韶葉似栗有刺斫皮内白脂如豬味甘酸亦云核如荔枝也

探子味甘澁平無毒生食主水痢熟者和蜜食之去嗽子似梨生江南吳都賦云探榴禦霜是也

諸果有毒桃杏仁雙有毒五月食未成核
果令人發癰節及寒熱又秋夏果落地為
惡蟲緣食之令人患九漏桃花食之令人
患淋李仁不可和雞子食之患内結不消

本草品彙精要卷之九

本草品彙精要卷之十

米穀部上品

三種神農本經朱字

二種名醫別錄黑字

二種宋本先附注云宋附

一種今分條

三種陳藏器餘

已上總一十一種

內四種今增圖

胡麻附葉 巨勝子油葉附原附胡麻下今分條并增圖

胡麻油宋附今增圖 青蘘音葙今增圖 麻蕡音墳子附

白油麻宋附 飴糖今增圖 灰藋今增圖

四種陳藏器餘

師草實 寒食飰 蔄米

狼尾草

本草品彙精要卷之十

米穀部上品

穀之木

胡麻 無毒

植生

晉州胡麻

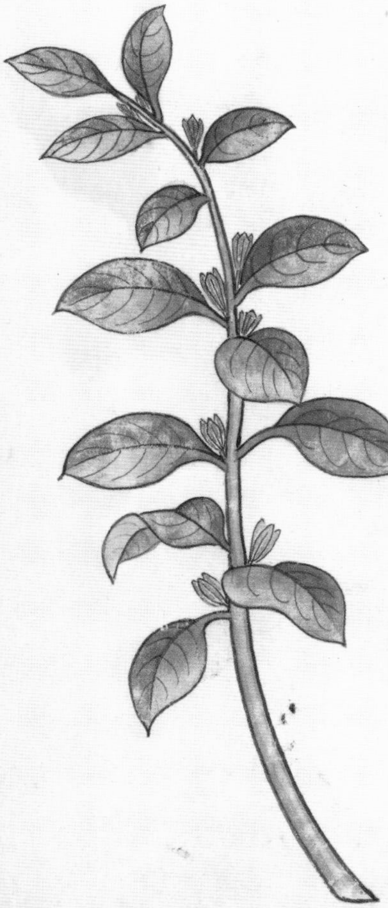

胡麻 出神農本經 主傷中虛羸補五內益氣力長肌肉填髓腦久服輕身不老 以上白字神農本經

堅筋骨療金瘡止痛及傷寒溫瘧大吐後虛熱羸困明耳目耐饑渴延年 以上黑字名醫所錄

名 藤弦 鴻藏 方金

苗 圖經曰 苗梗如麻而葉圓銳光澤嫩時可作蔬道家多食之按廣雅云藤弦胡麻也陶隱居云其莖方者名巨勝圓者名胡麻蘇恭云其實作角八稜者名巨勝六稜四稜者為胡麻如此巨勝胡麻為二物矣或云本生胡

中形體類麻故名胡麻也然仙方中乃有服食胡麻巨勝二法功用小别亦如天雄附子有分二物之義今按時用内實扁小而三稜者為胡麻四稜差大而方者為巨勝今服食家最為要藥又一種形類大麻葉如荏而狹尖莖方高四五尺開黄花結子成房如胡麻角而小其色黄俗謂之黄麻其實黑色如韭子而粒細味苦如膽略無膏油乃是今之油麻非此胡麻也

衍義曰

胡麻諸家之説參差不一止是今脂麻更無他義蓋其種出於大宛故言胡麻今胡地所出者皆肥大其紋鵲其色紫黑有如此區别取油亦多故詩云松下飯胡麻此乃是所食之穀無疑與白麻油為一等

如川大黄川當歸川升麻上黨人參齊州半夏之類不可與他土者更為二物盖特以其地之所宜立名也是知胡麻與白油麻為一物嘗官於順安軍雄霸州之間備見之又二條皆言無毒治療大同今之用白油麻世不可一日闕也然亦不至於大寒宜詳審之

地 圖經曰生上黨川澤今處處有皆園圃所種稀復野生 道地 出胡地者佳

時 生 春生苗 採 八月九月取子

收 日乾

用 子三稜者佳

色 紫黑

味 甘

性 平

氣 氣厚於味陽也

臭 香

主 養五臟堅筋骨

製 雷公云若脩事一斤先以水淘浮者去之沉者漉出令乾以酒拌蒸從巳至亥出攤曬乾於臼中舂令簾皮一重盡拌小豆相對同炒小豆熟即出

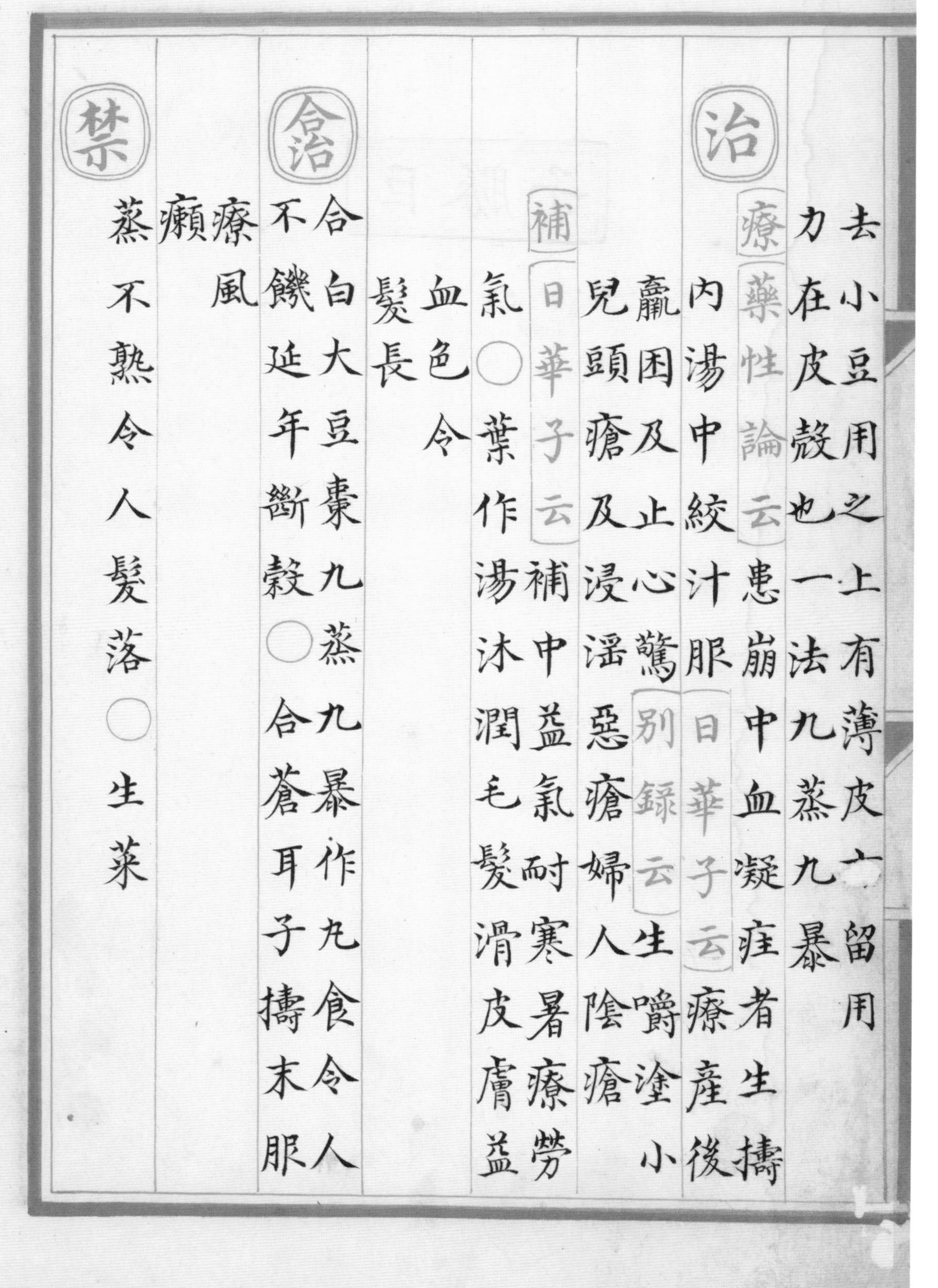

去小豆用之上有薄皮亦留用力在皮殼也一法九蒸九暴

治 療藥性論云患崩中血凝疰者生擣內湯中絞汁服日華子云療產後羸困及止心驚別錄云生嚼塗小兒頭瘡及浸淫惡瘡婦人陰瘡

補 日華子云補中益氣耐寒暑療勞氣○葉作湯沐潤毛髮滑皮膚益血色令髮長

合治 合白大豆棗九蒸九暴作丸食令人不饑延年斷穀○合蒼耳子擣末服療風癩

禁 蒸不熟令人髮落○生菜

穀之木

巨勝子 無毒　植生

巨勝子

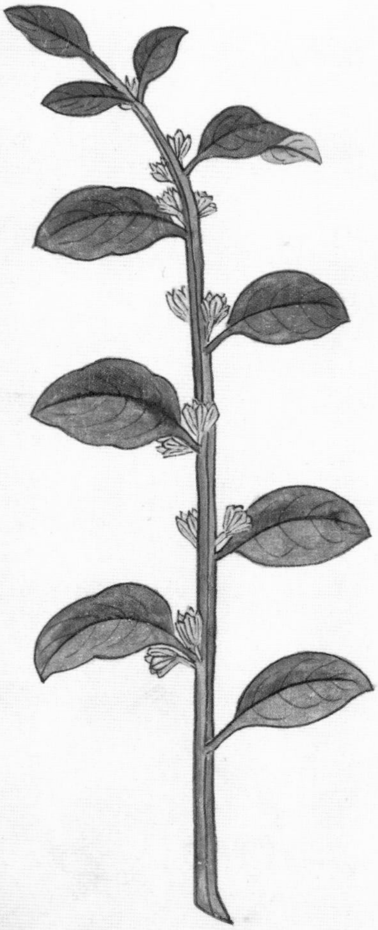

巨勝子主五臟虛損羸瘦益氣力堅筋骨

○油主天行熱閉腸結○葉可沐頭令髮

長潤澤 名醫所錄

狗蝨　方莖

【名】

【苗】〔圖經曰〕巨勝與胡麻形體相類陶隱居云莖圓者為胡麻莖方者為巨勝蘇恭云其實作角八稜者名巨勝六稜四稜者名胡麻如此胡麻巨勝為二物矣然八稜之中最為大勝故名巨勝也廣雅云狗蝨巨勝也葛稚川亦云胡麻中有一葉兩筴者為巨勝今按時用其角內實扁小而三稜者為胡麻差大四稜而方者為巨勝也

【地】〔圖經曰〕生上黨川澤今處處有之皆園圃所種稀復野生〔道地〕生胡地者

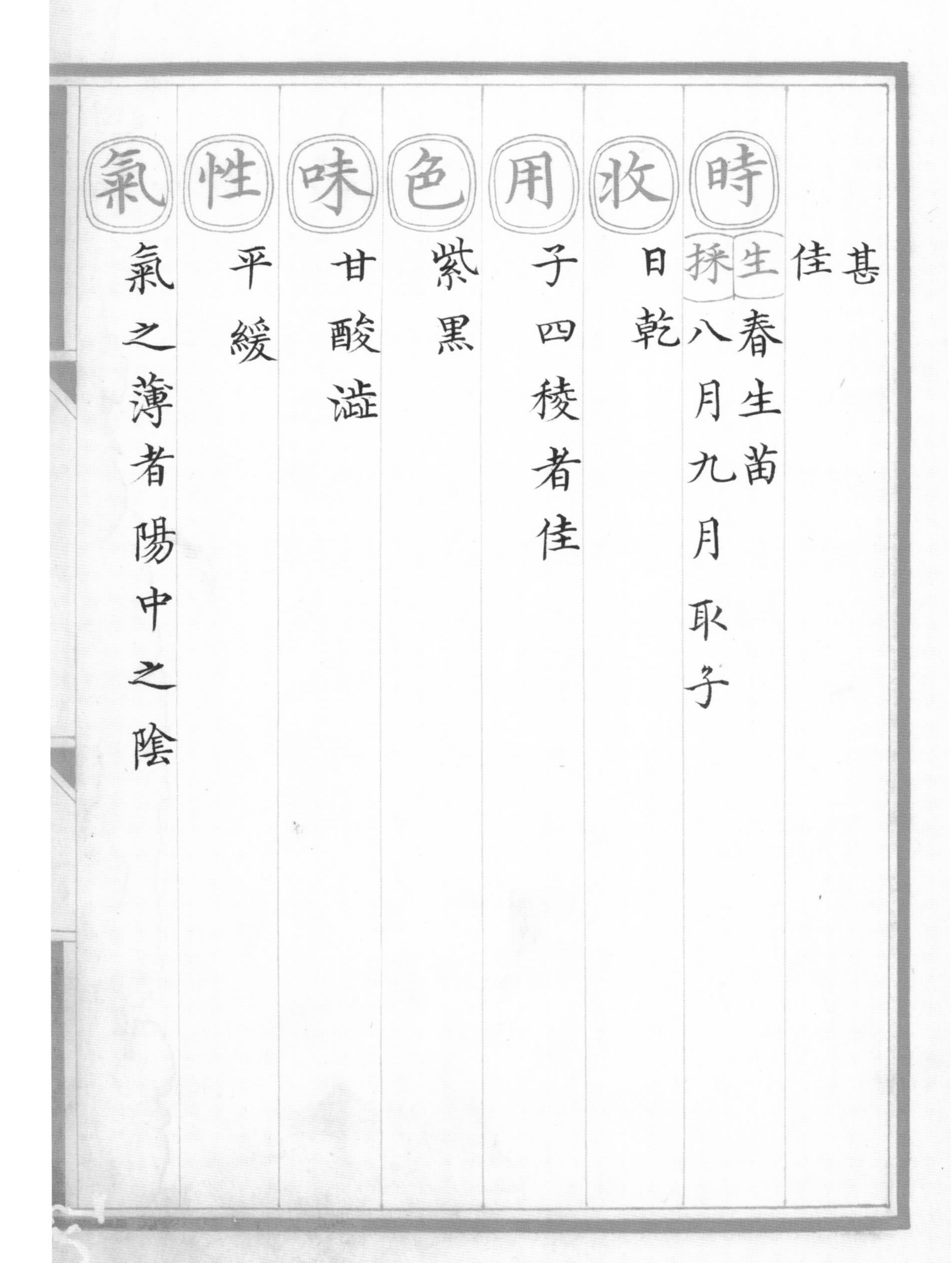

甚佳

【時】【生】春生苗【採】八月九月取子

【收】日乾

【用】子四稜者佳

【色】紫黑

【味】甘酸澁

【性】平緩

【氣】氣之薄者陽中之陰

【臭】香

【主】益五臟填骨髓

【製】九蒸九暴擣之

【治】【療】日華子云利大小腸催生落胞逐風溫氣遊風頭風塗頭長髮

【補】日華子云益肺氣潤五臟填精髓 別錄云餌之令人不老耐風濕

【合】合白蜜等分為丸名靜神丸益肺氣潤五臟休粮填骨髓

【禁】蒸不熟令人髮落

胡麻油 無毒

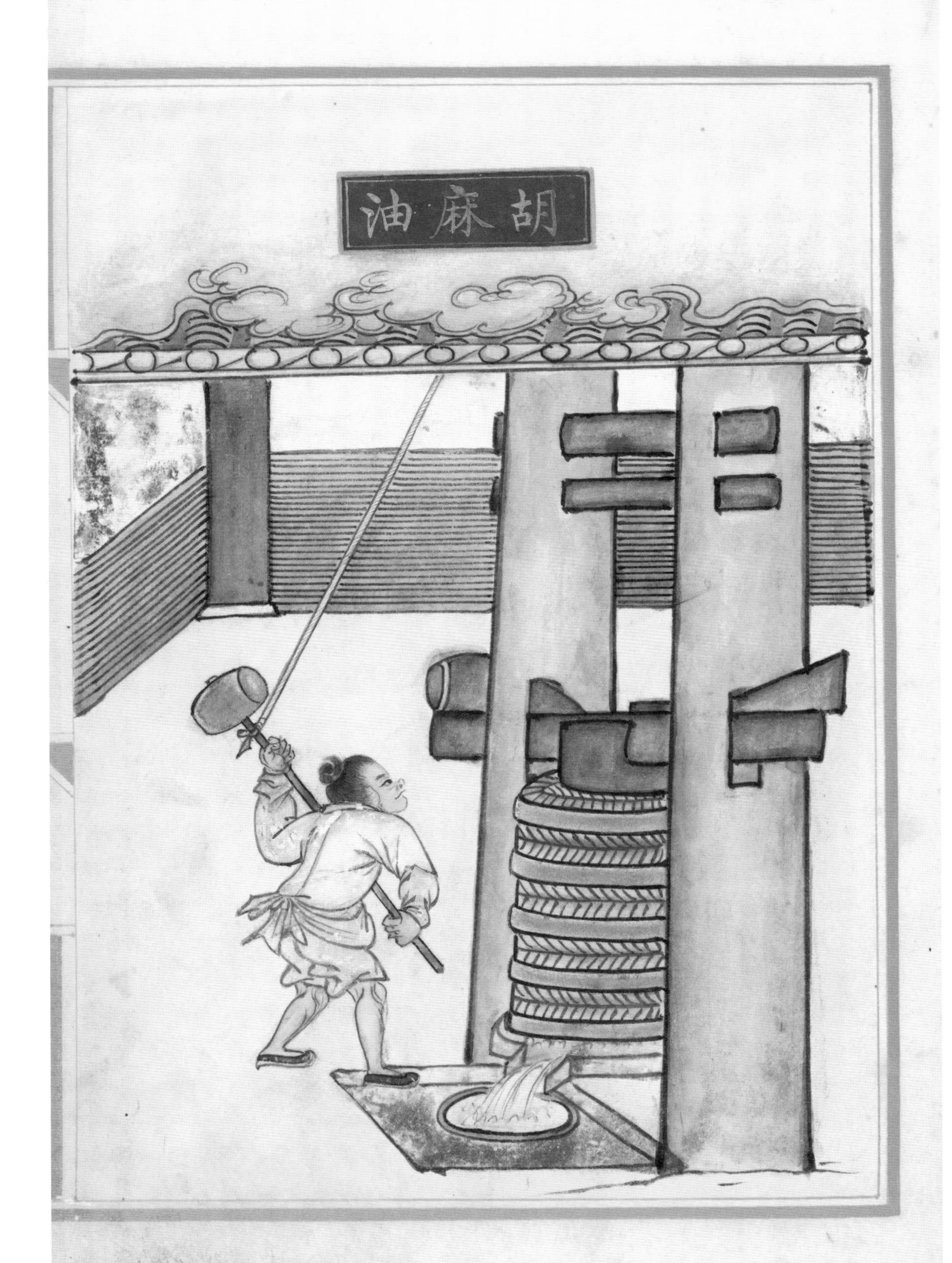
胡麻油

胡麻油主利大腸胞衣不落生者摩瘡腫生秃髮名醫所錄

苗 謹按胡麻春生苗梗如麻其梗圓高三四尺而葉圓銳光澤至秋結實其實作角四稜六稜者是人採其實去殼用仁榨取其油外潤毛髮内滋臟腑蓋潤利之功多也

地 圖經曰生上黨川澤今處處有之皆園圃所種稀復野生道地生胡地者甚佳

時 生無時 採無時

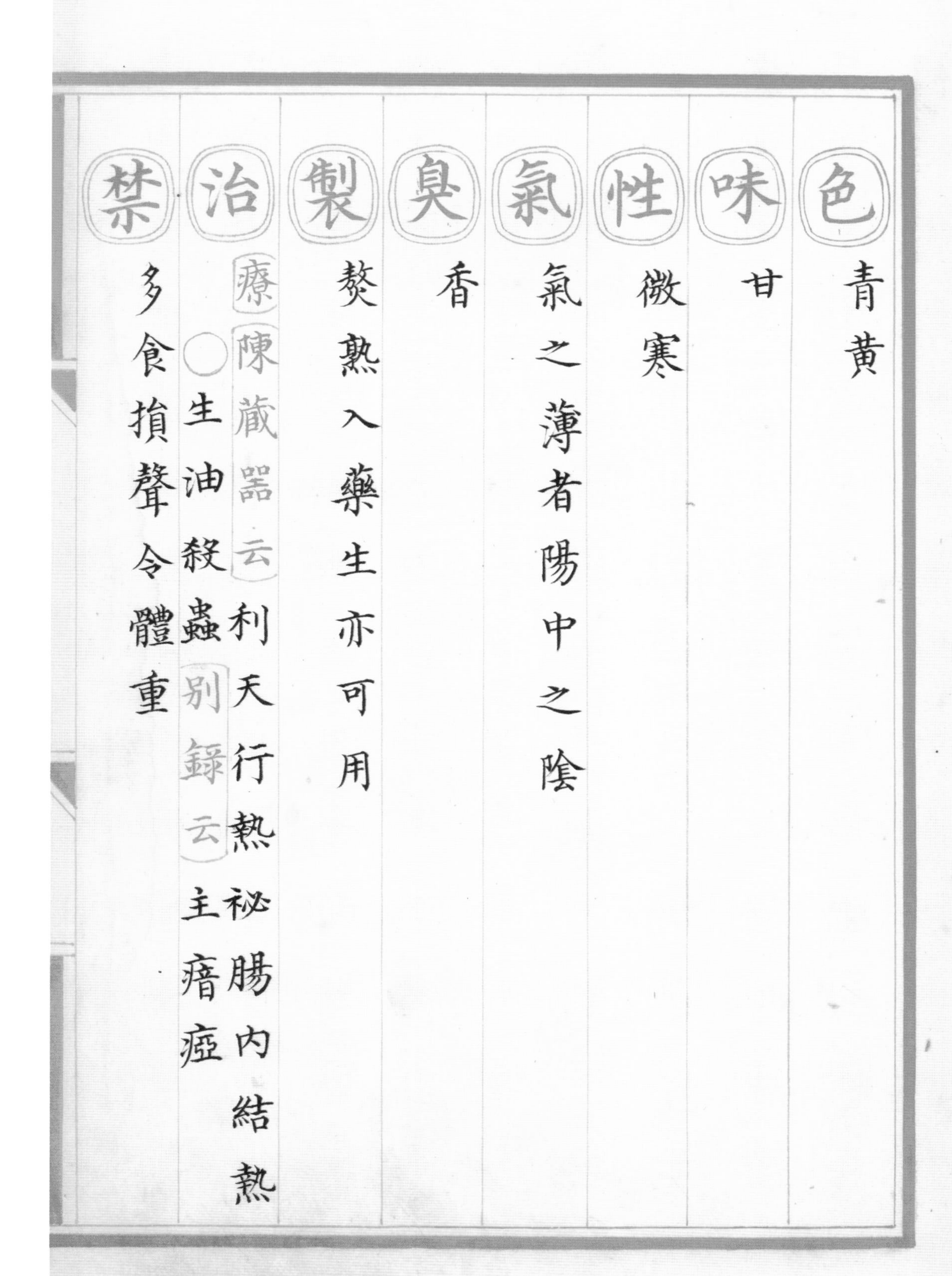

色 青黄

味 甘

性 微寒

氣 氣之薄者陽中之陰

臭 香

製 熬熟入藥生亦可用

治 療陳藏器云利天行熱祕腸内結熱 ○生油殺蟲別錄云主瘖瘂

禁 多食損聲令體重

穀之木

青蘘無毒　植生

青蘘

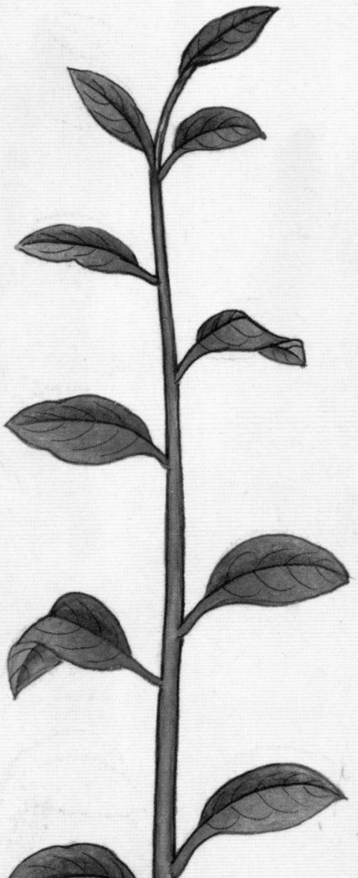

青蘘音箱　主五臟邪氣風寒濕痺益氣補腦髓堅筋骨久服耳目聰明不饑不老增壽

名 蕶神

苗 衍義曰青蘘即油麻葉也陶隱居注亦曰胡麻葉也胡地脂麻鶻色子頗大日華子云葉作湯沐潤毛髮乃是今人所取胡麻葉以湯浸之良久涎出湯遂稠黃色婦人用之梳髮由是言之胡麻與白油麻今之所謂脂麻者是矣青蘘即其葉無疑

地 圖經曰生上黨川澤今處處有之皆園圃所種稀復野生道地出胡地大宛者甚佳

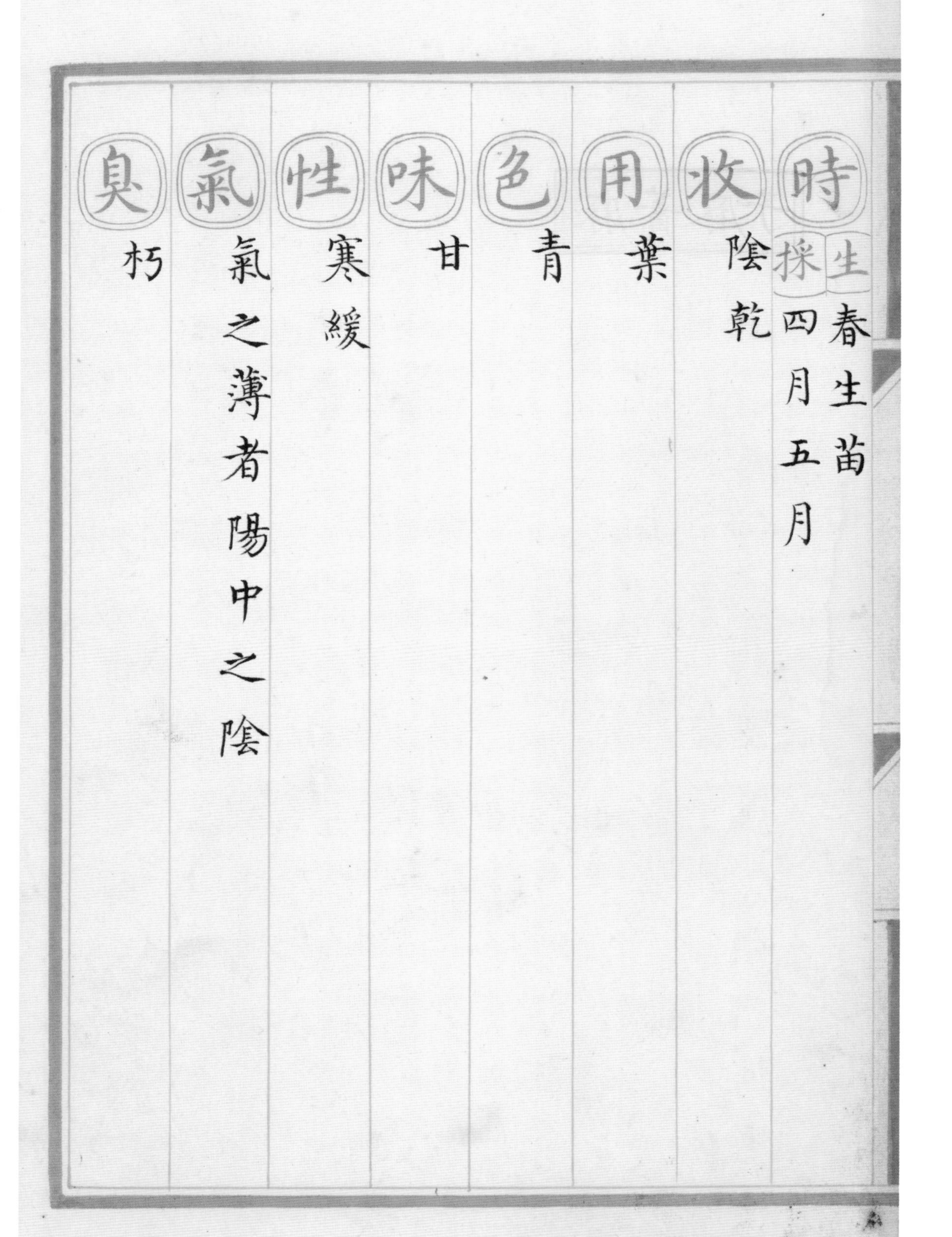

時 生春生苗 採四月五月
收 陰乾
用 葉
色 青
味 甘
性 寒緩
氣 氣之薄者陽中之陰
臭 朽

主
潤毛髮益血氣

治療
圖經曰利大腸作湯沐頭令髮長
日華子云作湯沐滑皮膚

穀之木

麻蕡
有毒麻子附

植生

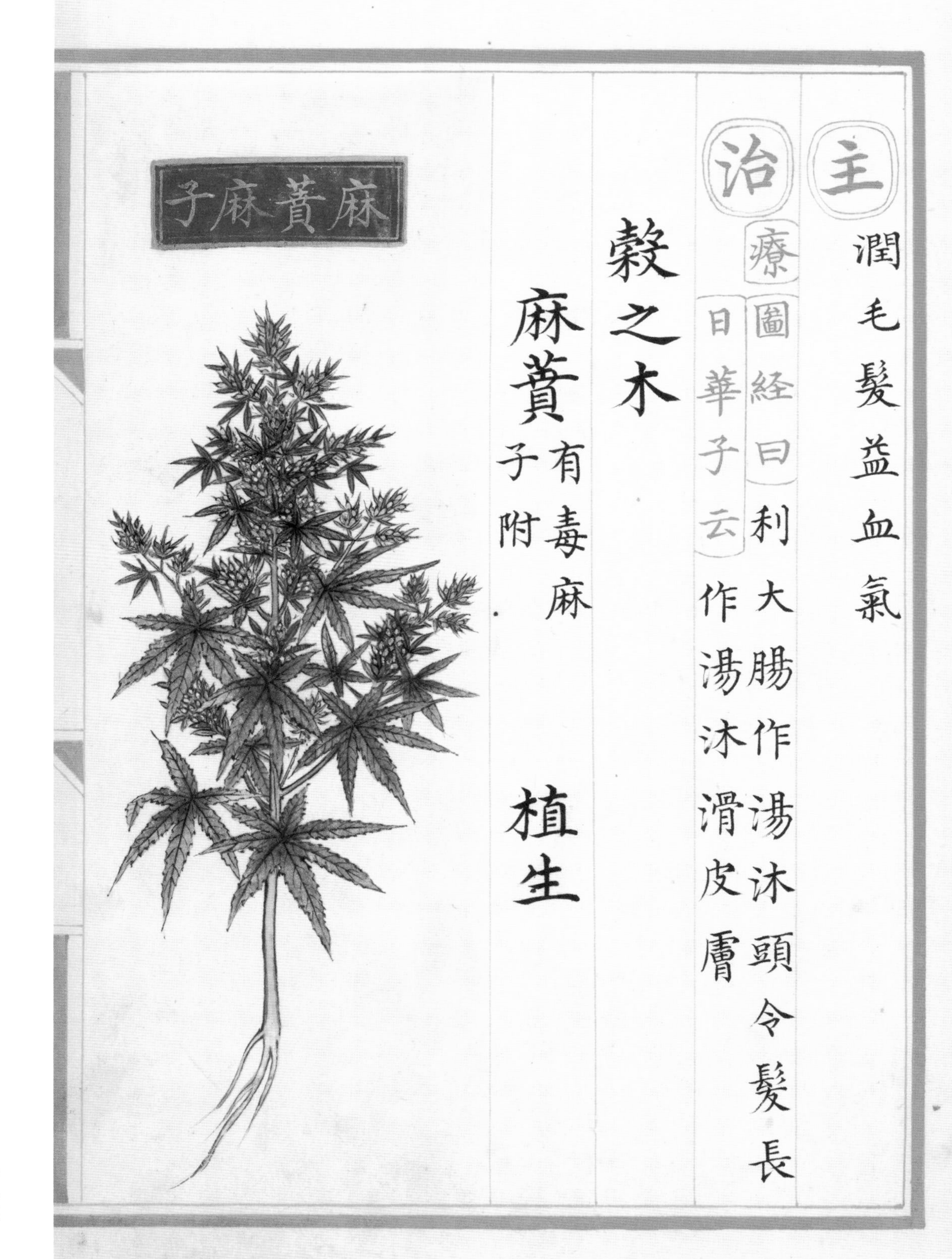

麻蕡音墳出神農本経　主五勞七傷利五臟下血寒氣多食令見鬼狂走久服通神明輕身

○麻子味甘平主補中益氣肥健不老以上白字神農本経

麻蕡破積止痺散膿○麻子無毒主中風汗出逐水利小便破積血復血脉乳婦產後餘疾長髮可為沐藥久服神仙以上黑字名醫所録

名　麻勃　莩　麻母

苗

圖経曰 苗高丈許葉似黄蜀葵而小有鋸齒七月開花子如苘實即大麻子也其皮漚之可績為布麻蕡又謂麻勃乃麻上花勃勃者七月七日採麻子九月採入土者不用陶隱居以麻蕡為牡麻牡麻則無花蘇恭以為蕡即實非花也又引爾雅蕡枲實及禮云苴麻之有蕡者皆謂蕡為子也謂其子條重出為誤按本經麻蕡主七傷利五臟多食令人狂走觀古今方書用麻子所治亦爾又麻花非所食之物如蘇之論似當矣然朱字云麻蕡味辛麻子味甘此又似二物疑本草與爾雅禮記有稱謂不同者耳又古方亦有用麻花者云味苦微熱無毒主諸風及女経不利以䗪蟲為

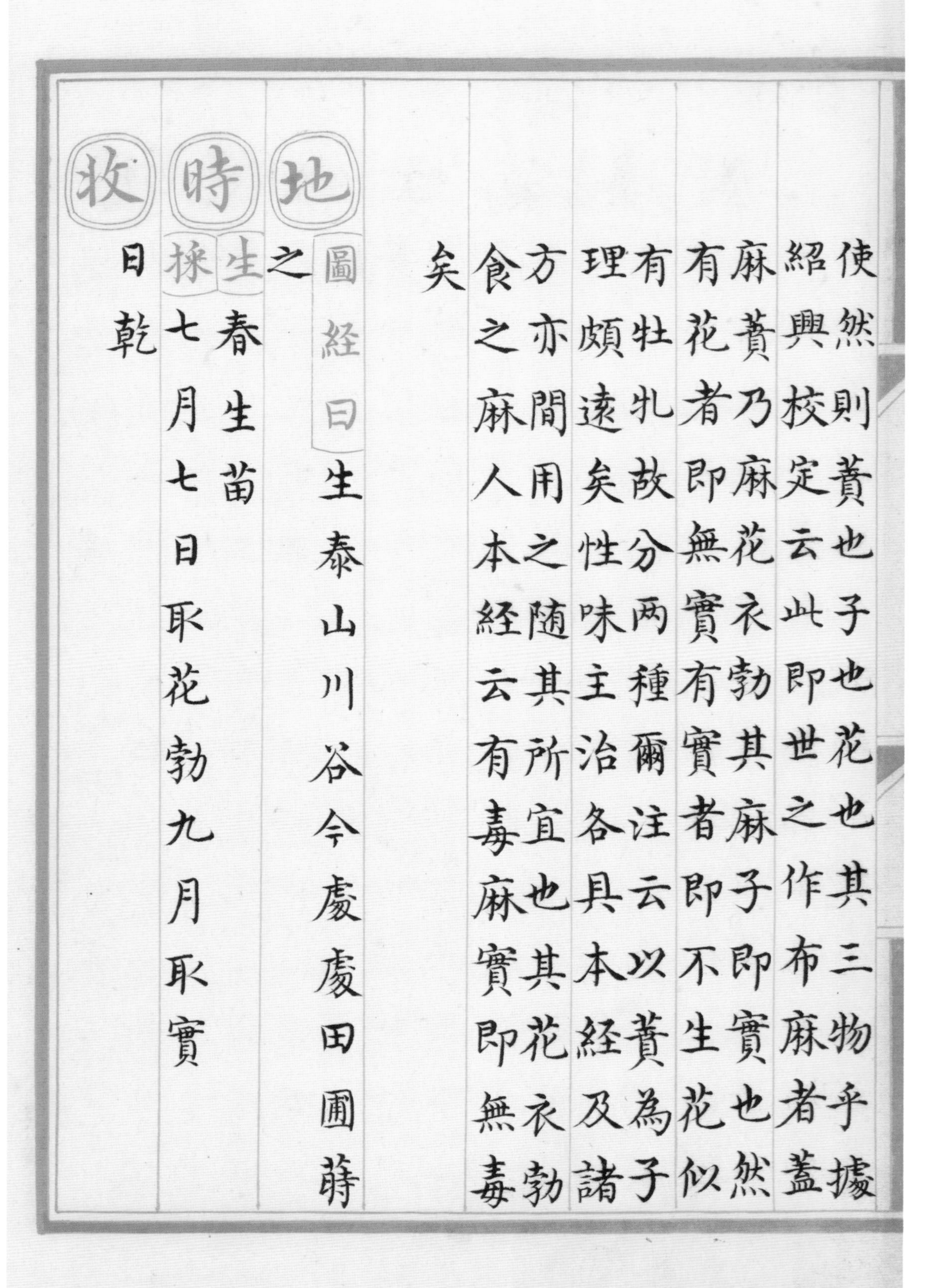

使然則蕡也子也花也其三物乎據紹興校定云此即世之作布麻者蓋麻蕡乃麻花衣勃其麻子即實也然有花者即無實有實者即不生花似有牡牝故分两種爾注云以蕡為子理頗遠矣性味主治各具本經及諸方亦間用之隨其所宜也其花衣勃食之麻人本經云有毒麻實即無毒矣

地 圖經曰生泰山川谷今處處田圃蒔之

時 生春生苗 採七月七日取花勃九月取實

收 日乾

用 花上葧及實

色 青緑

味 辛

性 平

氣 氣之薄者陽中之陰

臭 朽

製 衍義曰凡用麻子以帛包之沸湯中浸湯冷出之垂井中一夜勿令着水次日日中暴乾就新瓦上挼去殼簸揚取仁粒粒皆完也

治

皮青淋湯濯瘀血○根煑汁冷服主下血不止○根及葉療踠折骨痛不可忍并搗打瘀血心腹滿氣短擣汁服如無煑乾麻亦同

療

圖經曰

唐本注云根產難衣不出破血壅脹帶下崩中不止○漚麻汁止消渴○葉汁殺蚘蟲并傅蠍毒

藥性論云花治一百二十種惡風黑色遍身苦痒逐諸風惡血○葉沐髮長潤○麻仁除大腸風熱結澁及熱淋

日華子云大麻補虛勞逐一切風氣長肌肉益毛髮去皮膚頑痺下水氣及下乳止消渴催生横逆產

合治

合大豆麩香擣末蜜丸服令不饑耐老益氣

禁

不入湯服

草之草

藿香 無毒

叢生

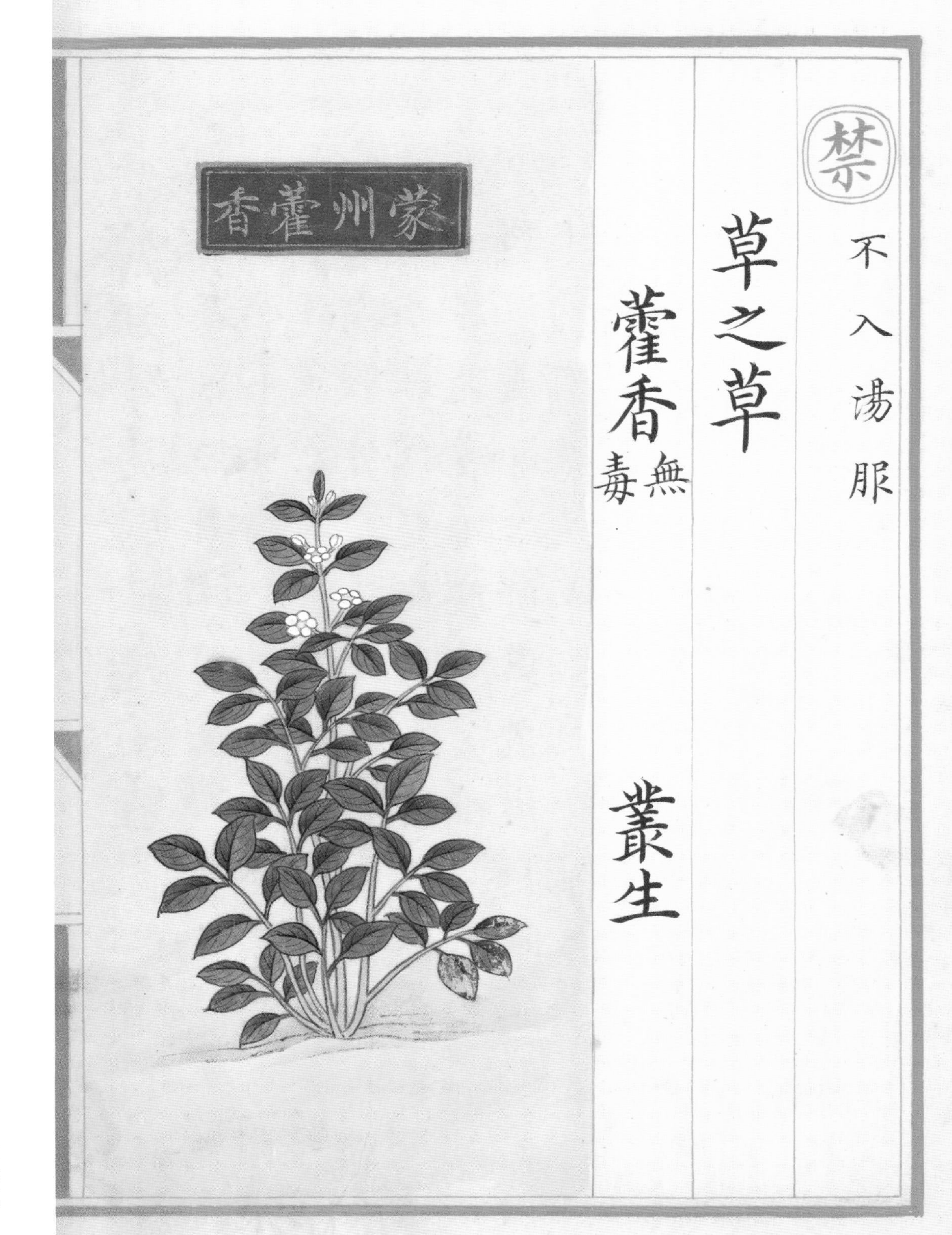

藿香療風水毒腫去惡氣霍亂心痛

名醫所錄

苗

圖經曰：二月生苗，莖梗甚密，作叢，葉似桑而小薄。六月、七月採，暴之，乃芬香，須黄色，然後可收。又金樓子及俞益期牋皆云：扶南國人言：衆香共是一木，根便是栴檀，節是沉水，花是雞舌，葉是藿香，膠是薰陸。詳本經所以與沉香等共條，蓋義出於此。然今南中所有，乃是草類，南方草木狀云：藿香榛生，吏民自種之，正相符合也。一云：形如都梁，可著衣服中，蓋取其芬香爾。

地

圖經曰：舊不著所出州土，今嶺南郡多有之，人家亦多種植。別錄云：出交

阯九真諸國
蒙州廣東諸州

時
生 二月生苗
採 七月八月取

收
暴乾

用
葉

質
類桑葉而小薄

色
青黄

味
甘辛

性
微温散

氣 氣之厚者陽也

臭 香

主 温中快氣助脾開胃

行 手足太陰經

製 去枝梗水洗去土用

治 療圖經曰治脾胃吐逆湯液本草云温中下氣止嘔及治口臭上焦壅煎湯嗽口

補湯液本草云補衛氣益胃進食

合治 合烏藥順氣補肺○合黄蓍參术補脾

贋 綿花葉為偽

草之走

何首烏 無毒

蔓生

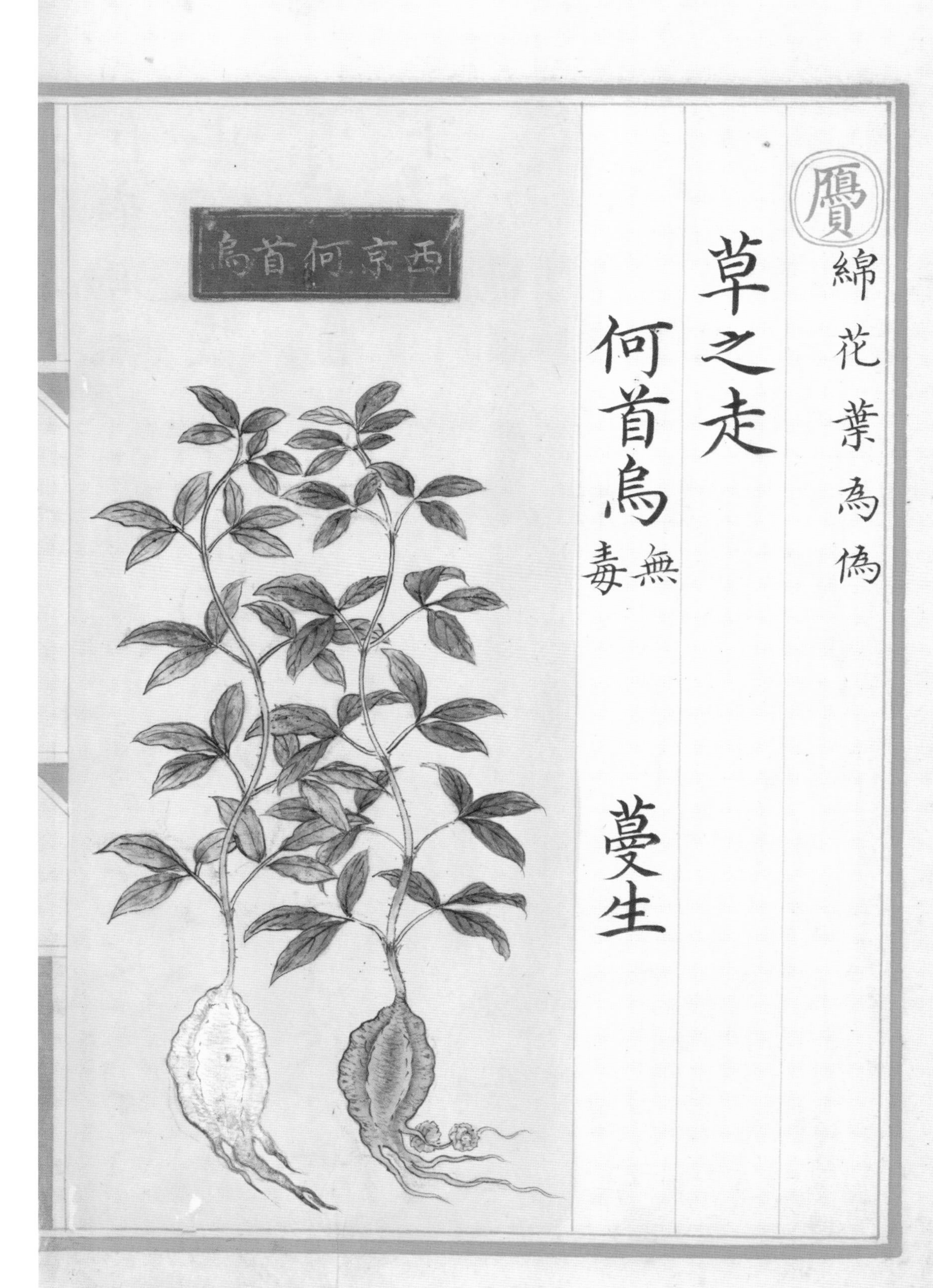

何首烏主瘰癧消癰腫療頭面風瘡五痔止心痛益血氣黑髭鬢悅顏色久服長筋骨益精髓延年不老亦治婦人產後及帶下諸疾名醫所錄

名 野苗 交藤 夜合 地精 陳知白 桃柳藤 赤葛

苗 圖經曰春生苗葉葉相對如山芋而不光澤其莖紫色蔓延於竹木墻壁間生雖相遠夜則蔓交或隱化不見夏秋開黃白花似葛勒花結子有稜似蕎麥而細小纔如粟大秋冬取根大者如拳各有五稜瓣似小甜瓜此

有二種赤者為雄白者為雌日華子云此藥有雌雄雄者苗葉黃白雌者苗葉黃赤其藥本草原名交藤因何首烏見藤夜交即採食之有功因以採人為名耳

地

圖經曰出順州河南西洛嵩山今嶺外江南諸州皆有之道地懷慶府柘城縣

時

生春生苗

採春末夏中秋初候晴明日取根

收

日乾

用

根雌雄相兼

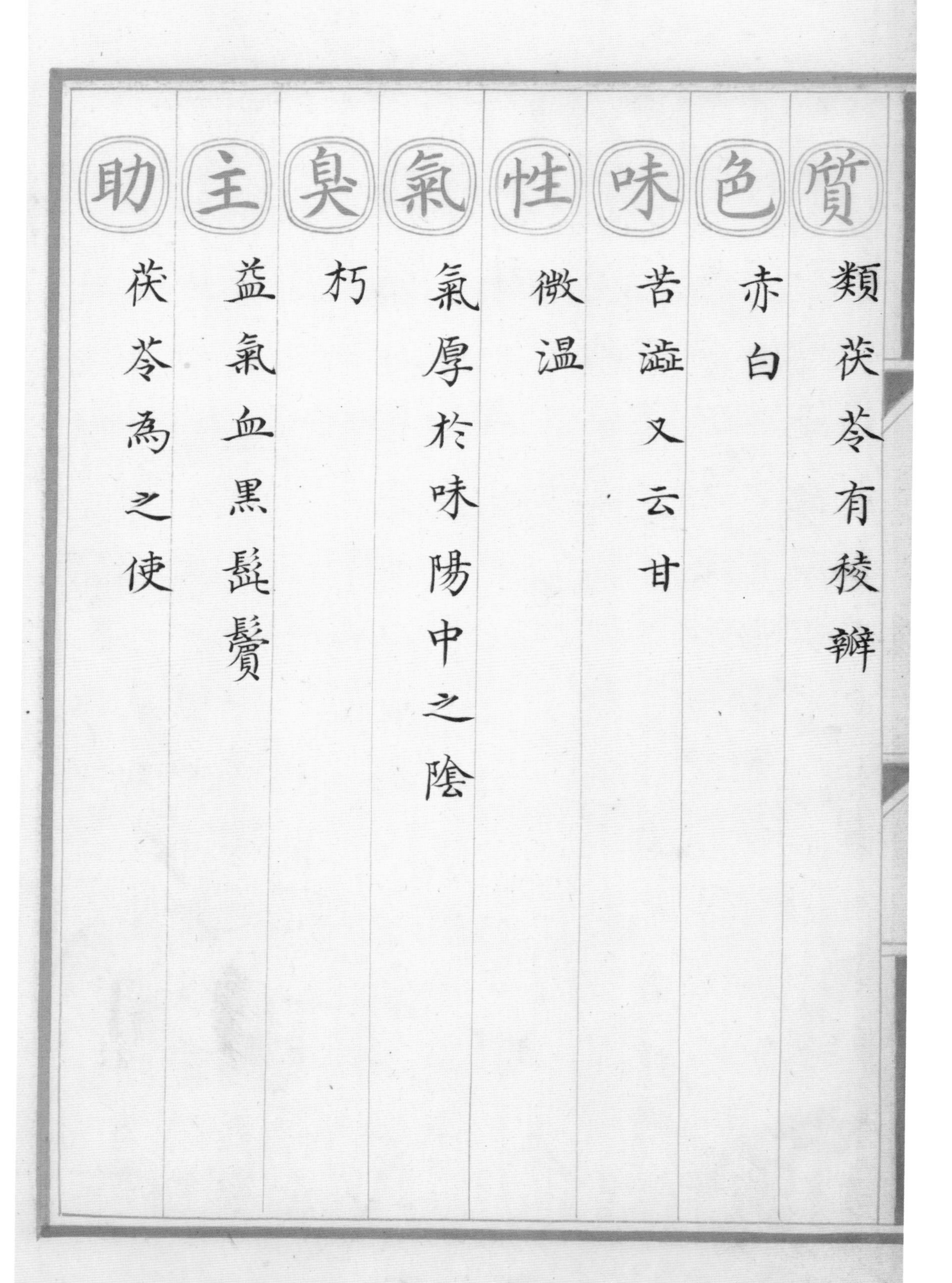

質	類茯苓有稜瓣
色	赤白
味	苦澁又云甘
性	微温
氣	氣厚於味陽中之陰
臭	朽
主	益氣血黑髭鬢
助	茯苓為之使

惡蘿蔔

反

製

圖經曰 採得以苦竹刀切之米泔浸經宿暴乾木杵臼擣用之一用大棗拌蒸一用黑豆拌蒸俱以棗豆熟為度又法九蒸九暴並勿犯鐵器

治

療日華子云 治腹臟宿疾一切冷氣及腸風

補日華子云 久服令人有子

合治

以大有花紋者合牛膝各一斤同剉以好酒一升浸七日暴乾木臼內擣為末煉蜜丸如梧子大每日空心酒下三五十丸治骨軟風腰膝疼行履不得遍身瘙痒者○末合生薑汁調成膏傅遍身皮裏面痛以帛裹之用

火炙鞋底熱熨之即差○合艾各四两用水煎令濃於盆内洗疥癬满身作瘡不可治者浴之甚能解痛生肌肉

禁忌

與蘿蔔同食令人髭鬢早白

鐵器豬羊血無鱗魚

何首烏傳

昔何首烏者順州南河縣人祖名能嗣父名延秀能嗣常慕道術隨師在山因醉夜卧山野忽見有藤二株相去三尺餘苗蔓相交久而方解解了又交驚訝其異至旦遂掘其根歸問諸人無識者後有山老忽來示之荅曰子既無嗣其藤乃異此恐是神仙之藥何不服之遂杵為末空心酒服一錢服數

月似強健因此常服又加二錢服之經年舊疾皆痊髮烏容少數年之内即有子名延秀秀生首烏首烏之名因此而得生數子年百餘歳髮黒有李安期者與首烏鄉里親善竊得方服其壽至長遂叙其事何首烏味甘生温無毒茯苓為使治五痔腰膝之病冷氣心痛積年勞瘦痰癖風虚敗劣長筋力益精髓壯氣駐顔黒髮延年婦人惡血痿黄産後諸疾赤白帶下毒氣入腹久痢不止其功不可具述一名野苗二名交藤三名夜合四名地精五名首烏本出虔州江南諸道皆有之苗葉有光澤又如桃李葉雄苗赤根遠不過三尺春秋可採日乾去皮為末酒下最良有疾即用茯苓湯下為使常杵末新甆器盛服之忌豬

肉血無鱗魚觸藥無力此藥形大如拳
連珠其中有作鳥獸山岳之狀珍也掘
得去皮生喫得味甘甜休粮讚曰神効
助道著在仙書雌雄相交夜合晝踈服
之去穀日居月諸返老還少變安病軀
有縁者遇傳之勿泄最爾自如明州刺
史李遠傳錄經驗何首烏所出順州南
河縣韶州潮州恩州賀州廣州四會縣
潘州已上出處為上邕州晉興縣桂州
原州春州勤州高州循州已上所出次
之其仙草五十年者如拳大號山奴服
之一年髭鬢青黑一百年者如椀大號
山哥服之一年顏色紅悅一百五十年
者如盆大號山伯服之一年齒落重生
二百年者如斗大號山翁服之一年顏
如童子行及奔馬三百年者如三斗栲

栳大號山精服之一年延齡純陽之體久服成地仙

草之草

商陸有毒　　植生

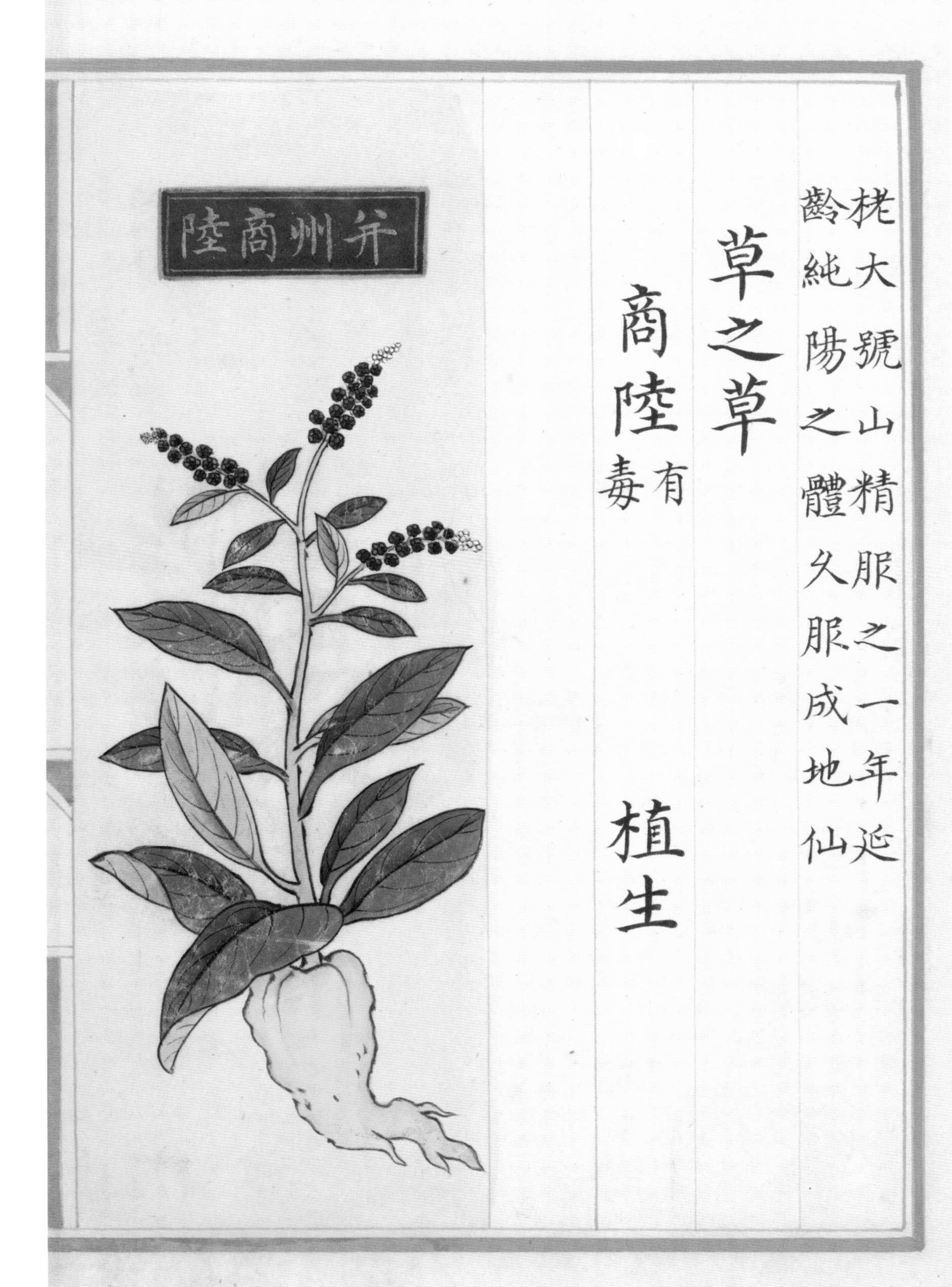

鳳翔府商陸

商陸出神農本經主水脹疝瘕痹熨除癰腫殺鬼精物以上白字神農本經療胸中邪氣水腫痿痹腹滿洪直疏五臟散水氣如人形者有神以上黑字名醫所錄

名

薚根　夜呼　白昌　當陸　薚
章陸　遂薚　馬尾　莧陸　樟柳
根

苗

圖經曰商陸即樟柳根也春生苗高三四尺葉青如牛舌而長莖青赤至柔脆夏秋開紅紫花作朶根如蘆菔而長爾雅謂之遂薚廣雅謂之馬尾易謂之莧陸皆謂此商陸也然有赤白二種花赤者根赤花白者根白白者入藥赤者見鬼神甚有毒但貼腫外用不可服也又一種名赤葛苗葉絕相類不可服服之傷筋消腎須細辨之

地

圖經曰生咸陽川谷今處處有之多生人家園圃中道地并州鳳翔府

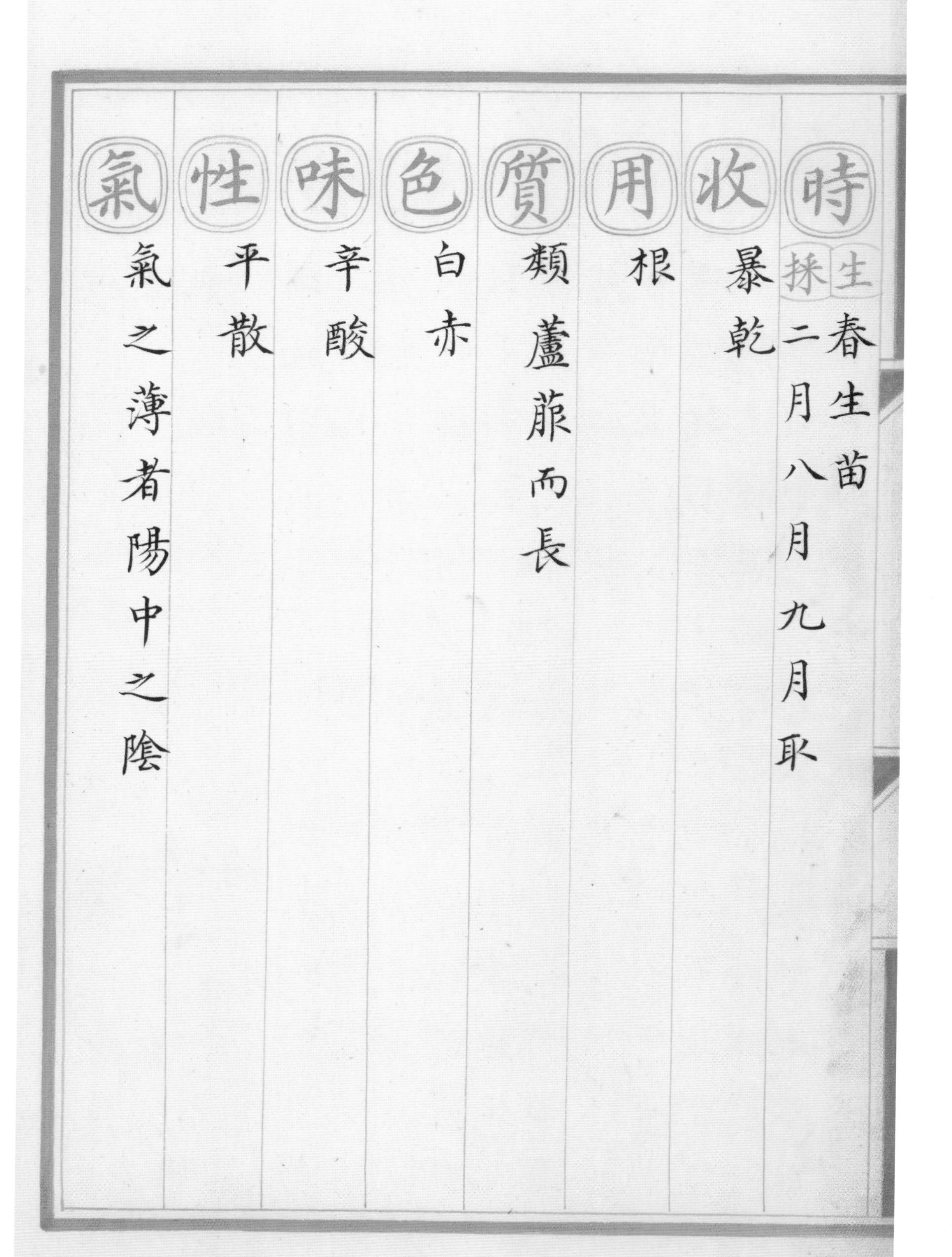

時　生春生苗　採二月八月九月取
收　暴乾
用　根
質　類蘆菔而長
色　白赤
味　辛酸
性　平散
氣　氣之薄者陽中之陰

【臭】腥

【主】水氣浮腫

【助】得大蒜良

【製】雷公云每修事先以銅刀刮去上皮薄切以東流水浸兩宿然後漉出架甑蒸以豆葉一重商陸一重如斯蒸從午至亥去豆葉暴乾細剉用若無豆葉以豆代之

【治】療圖經曰治喉中卒被毒氣攻痛及瘡中毒並切根炙令熱隔布熨之冷即易立愈藥性論云瀉十種水病日華子云通大小腸瀉蠱毒㷱

腫毒傅惡瘡別錄云治石癰堅如石不作膿者取生根擣擦之燥即易以軟為度

合治

初生根合鯉魚煑湯療水腫○以白者去皮切如小豆許一大盞用水三升煑取一升候爛合粟米一大盞煑成粥每日空心服一次治水氣微利有効不得雜食○以白者六兩取汁半合合酒半升空心服療腹大水腫當下水差小兒量與服之

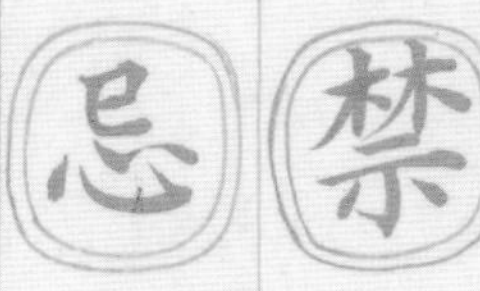
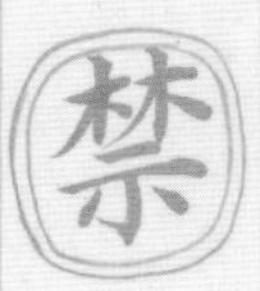

禁忌

赤者有毒服之傷人乃至利血不已妊婦亦不可服犬肉

贗

赤葛為僞

草之草

威靈仙 無毒

叢生

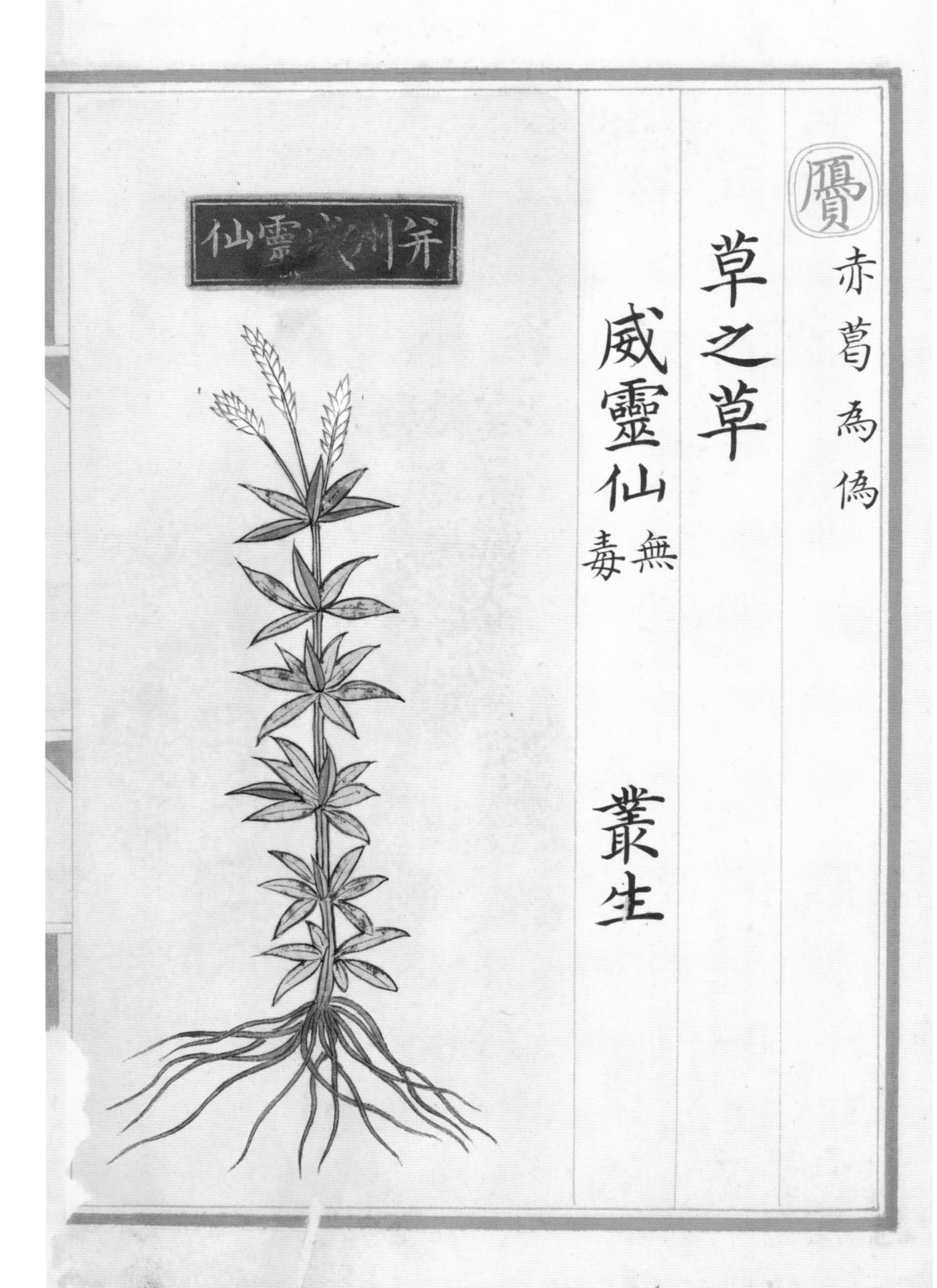

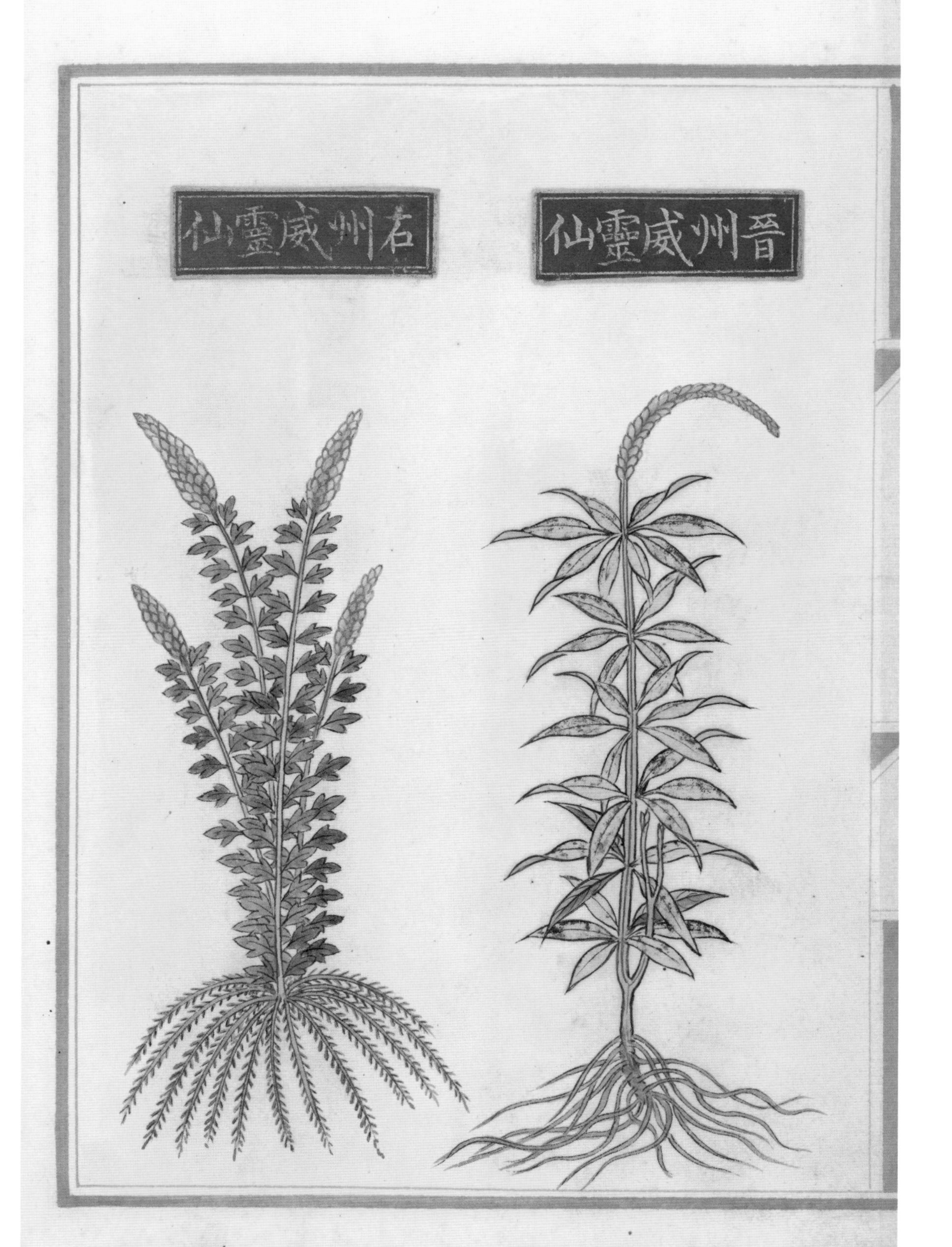
晉州威靈仙
石州威靈仙

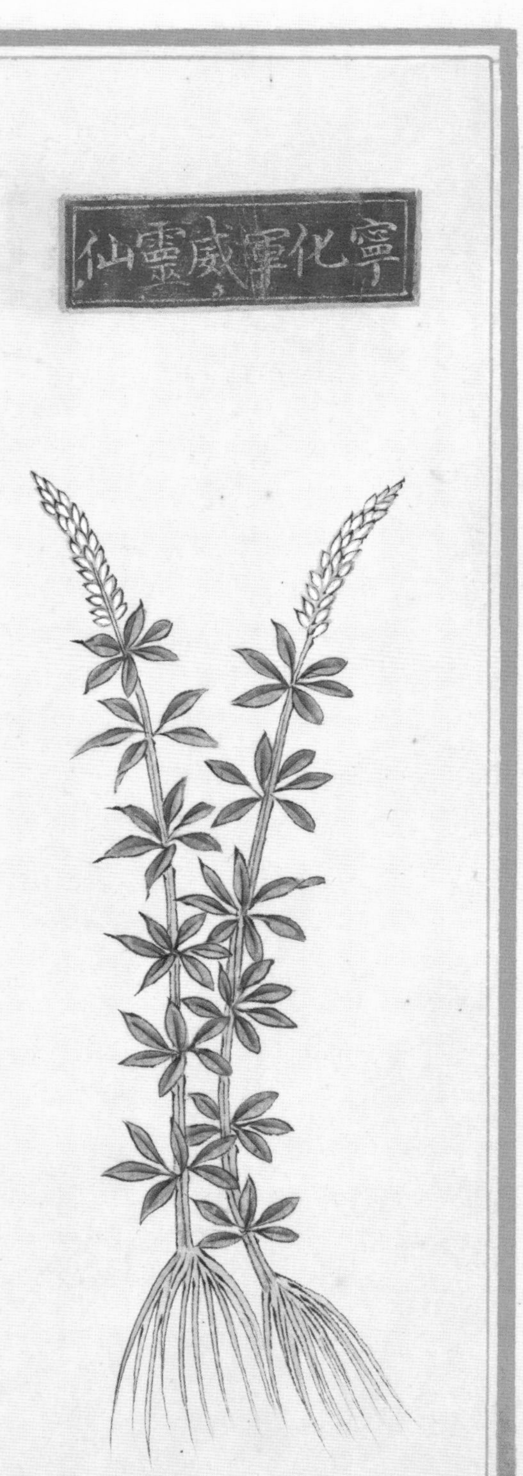

威靈仙主諸風宣通五臟去腹内冷滯心膈痰水久積癥瘕痃癖氣塊膀胱宿膿惡水腰膝冷疼及療折傷久服之無温疫瘧名醫所錄

名　能消

苗　圖經曰初生先於衆草莖方葉似柳葉作層每層六七葉如車輪有六層至七層者七月內生花淺紫或碧白色作穗以蒲臺子亦有似菊花頭者實青根生稠密多鬚似穀歲久益繁秋深朽敗尚有宿根其性甚善不觸諸藥

地　圖經曰出商州上洛山及華山并平澤今陝西州軍等及河東河北京東江湖州郡或有之　道地并州晉州石州寧化軍

時　生春初生苗　採九月至十二月於丙丁戊己日採

根以不聞水聲者佳餘月並不堪採

收 陰乾

用 根

色 紫黑

味 苦甘

性 温洩

氣 氣厚味薄陽也

臭 香

【主】風濕疼痛

【行】通十二經脉

【製】去蘆水潤細剉酒炒用

【治】【療】唐本注云治腰腎脚膝積聚腸内諸冷病積年不差者

【合】陰乾擣末合清酒調空腹服二錢匕治重病足不履地數十年者如人本性殺藥可加及六錢匕利過兩行則減之病除乃停服忌飲茶及麵湯以甘草梔子湯代飲可也○只一味洗焙為末合好酒和令微濕入竹筒内牢塞筒口九蒸九暴如乾添酒洒之煉蜜丸如桐子大每服二十丸至三

十丸空心白湯好酒任下去諸風通十二經脉蹺宣五臟冷膿宿水及重病足不履地并風狂人傷寒頭痛鼻流清涕服經二次即止及頭旋目眩白癜風極治大風皮膚風痒熱毒風瘡深治勞疾連腰骨節風遶痰積口中涎水好喫茶滓浮氣痺氣憎寒壯熱頭痛甚者攻耳成膿而聾又衝眼赤大小腸祕服此立通及黄疸黑疸面無顔色瘰癧産後祕澁膈氣冷氣攻衝腎臟風壅腹肚脹满頭面浮腫脾肺氣痰熱欬嗽氣急坐卧不安亦癬痔疾等瘡婦人月水不来動經多日血氣衝心及孩子無辜令母含藥灌兒並皆治之○末合蜜丸如梧子大於一更内生薑湯下十丸至二十

丸治大腸久冷多服踈人五臟真氣

禁忌 茶及湯

草之走

牽牛子 有毒

蔓生

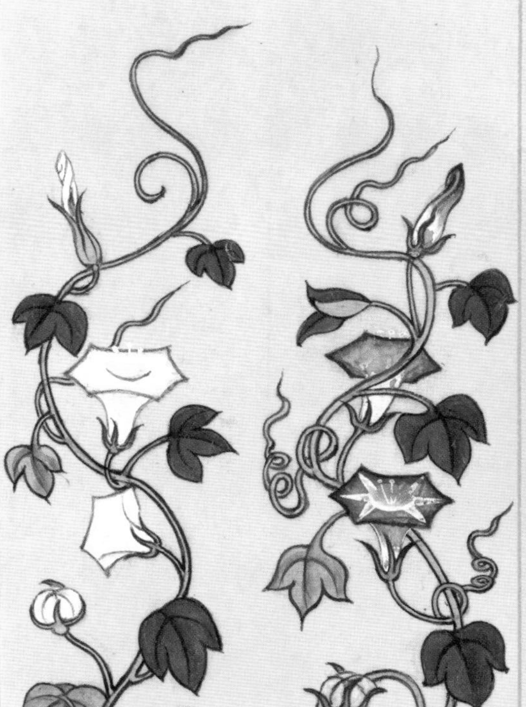

越州牽牛子

牽牛子主下氣療脚滿水腫除風毒利小便名醫所録

名 盆甑草 金鈴 草金零

苗 圖經曰二月種子三月生苗作藤蔓遶籬墻長者或二三丈其葉青色有

三尖角七月生花如鈴蒂微紅辦碧色似鼓子花而大其向陽者倍碧向陰者則淡紅日未出時則開日起即斂八月結實外有白皮裹作毬如白荳蔻狀每毬内有子四五枚如麥大有三稜然有黑白二種以氣藥引之則入氣以血藥引之則入血也羅謙甫云牽子味辛烈屬火善走瀉人元氣若病濕勝濕氣不得施化致大小便不通則宜用之然濕病之根在下焦是血分中氣病不可用辛辣氣藥瀉上焦太陰之氣也九人飲食勞倦皆血受病率以此藥瀉之是血病瀉氣使氣血俱虛也

圖經曰舊不著所出州土今處處有之

地

道地越州

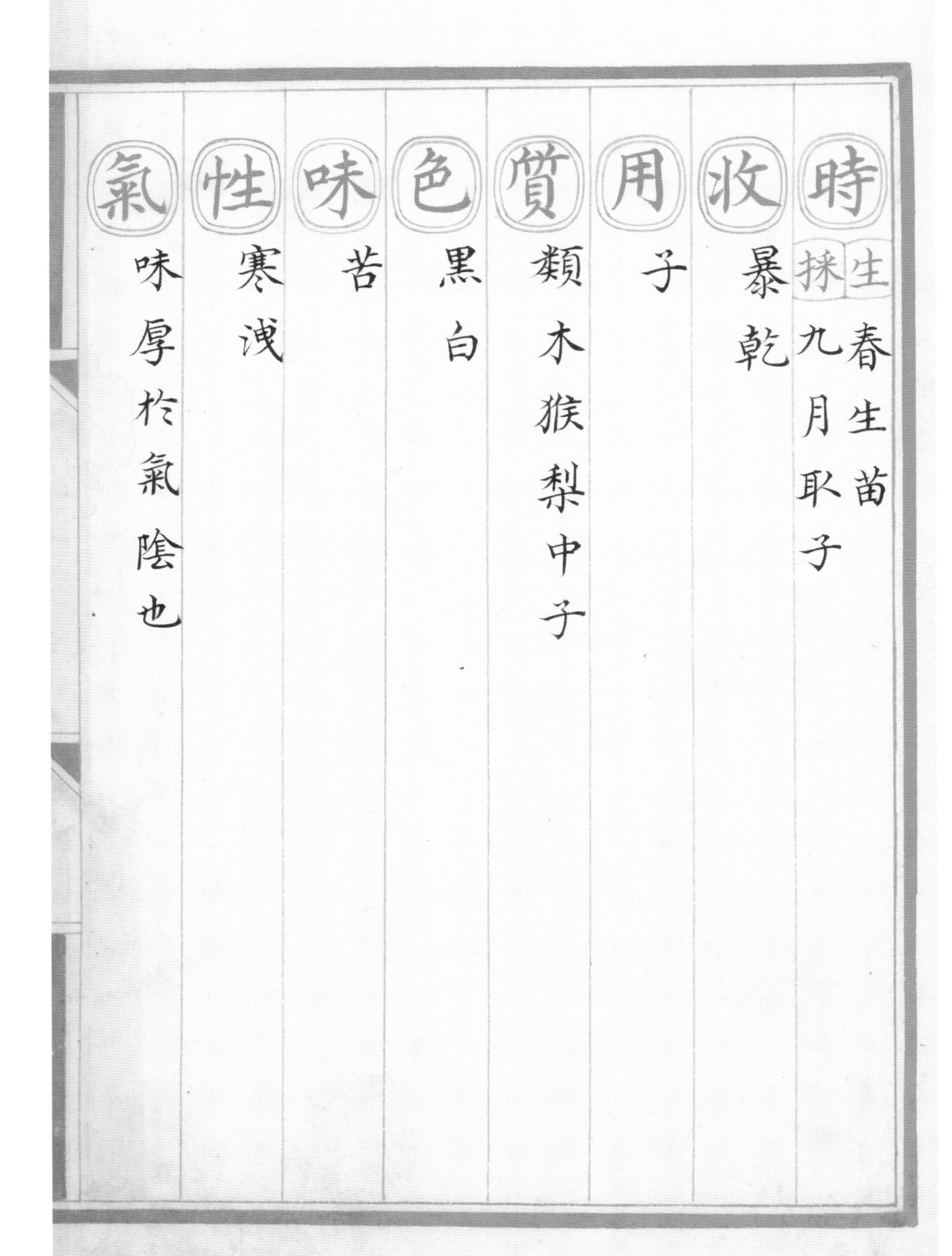

時 生春生苗 採九月取子

收 暴乾

用 子

質 類木猴梨中子

色 黑白

味 苦

性 寒洩

氣 味厚於氣陰也

【臭】焦

【主】利水腫消積滯

【助】得青木香乾薑良

【製】雷公云凡用曬乾却入水中淘浮者去之取沉者曬乾拌酒蒸從巳至未曬乾臨用舂去黑皮或炒用

【治】療藥性論云治痃癖氣塊利大小便除水氣虛腫

【合】合木香乾薑治腰痛下冷膿瀉蠱毒并一切氣壅滯○合山茱萸去冷氣○以二兩擣末合蜜丸如小豆大每服五丸生薑湯下治風毒脚氣若脛

腫滿捻之沒指者服後令小便利即愈○以數兩合童子小便浸一宿用長流水上洗半日即用生絹袋盛掛當風處令乾每日以鹽湯下三十粒治風氣所攻臟腑積滯及搜風消虛腫久服令人體清爽○以一斤生搗末八兩餘滓於新瓦上炒令香熟再搗取四兩熟末共十二兩合蜜丸如桐子大治男子婦人五般積氣成聚至重者三五十丸用陳皮生薑湯下臨卧空心服之微利爲効若未動再與三十丸轉下積聚之物小兒十五已下至七歲已上者服五丸至七丸年老人不宜服○以二兩微炒搗取其中粉一兩合麩炒去皮尖桃仁末半兩以熟蜜丸如桐子大每服温水

下二三十丸治大腸風秘壅熱結澀病愈勿服

禁 久服脱人元氣多食稍冷妊婦不可服

草之木

蓖麻子 有小毒 附葉 植生

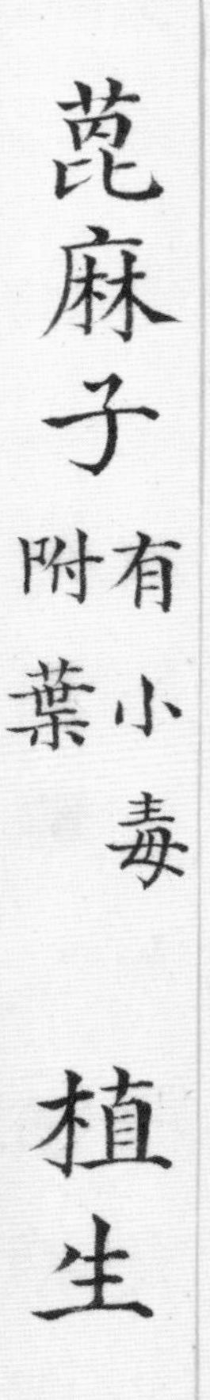

明州蓖麻

儋州蓖麻

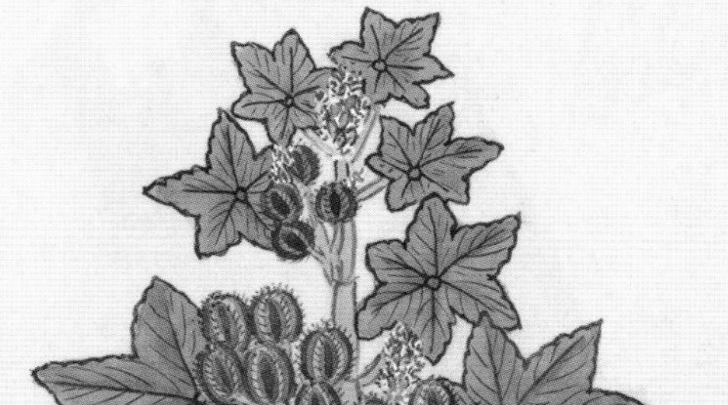

蓖音萆麻子主水癥水研二十枚服之吐惡沫加至三十枚三日一服差則止又主風虛寒熱身體瘡癢浮腫尸疰惡氣榨取油塗之◯葉主脚氣風腫不仁搗蒸傅之名醫

所錄

名 蕁麻

苗 圖經曰 夏生苗葉似葎草而厚大莖赤有節如甘蔗而中空高丈許秋生細花隨結實殼上有刺實類巴豆青黃斑褐形如牛蜱故以為名 唐本注云 葉似大麻葉而甚大其子如蜱今胡中来者莖赤樹高丈餘子大如皂莢核用之益良

地 圖經曰 舊本不著所出州郡今在處人家皆有之 道地 明州儋州

時 生 春生苗 採 夏取莖葉秋取實冬取根

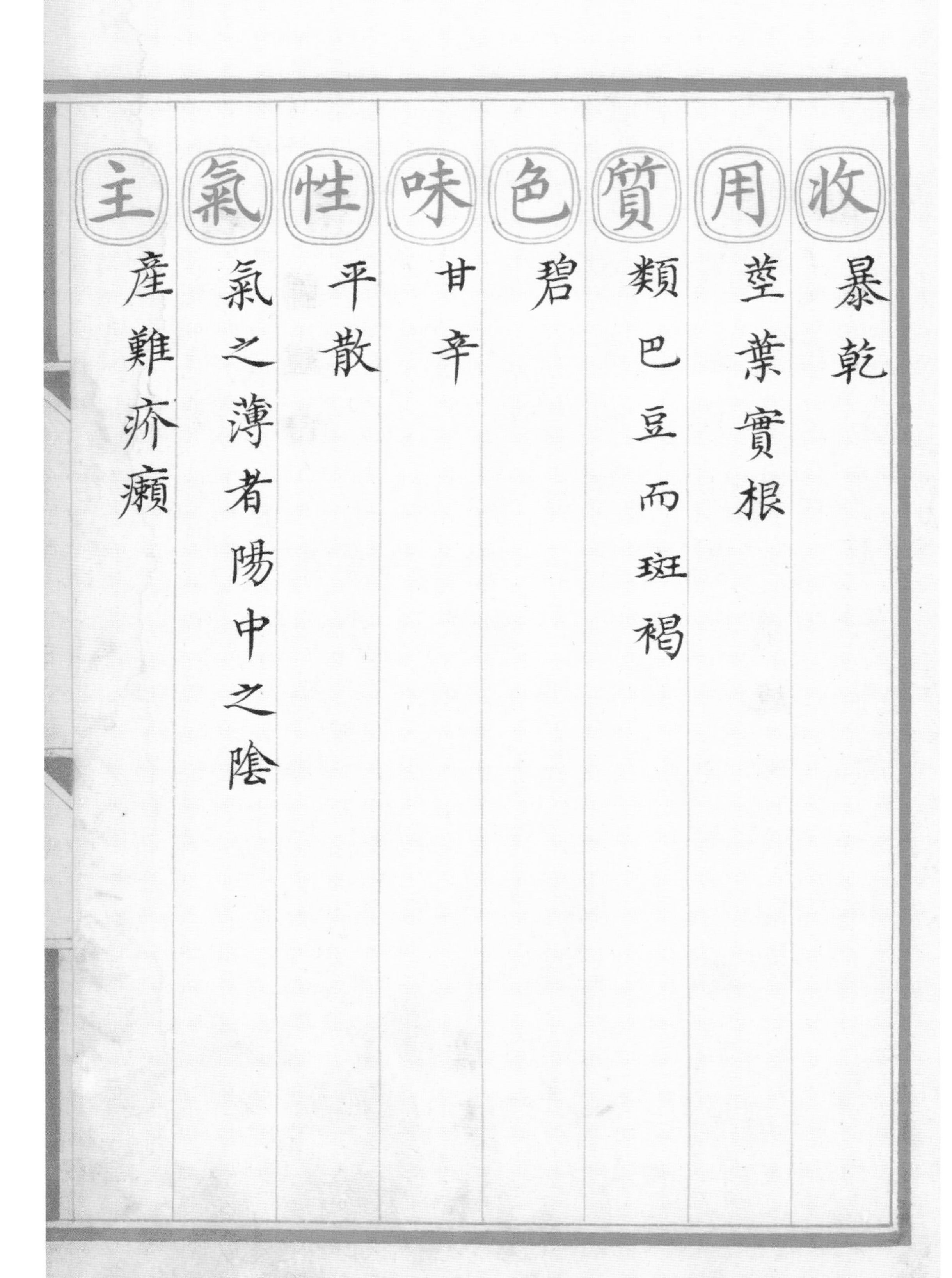

收 暴乾

用 莖葉實根

質 類巴豆而斑褐

色 碧

味 甘辛

性 平散

氣 氣之薄者陽中之陰

主 產難瘀癩

製

雷公云凡使先須和皮用盐湯煮半日去皮取子研過用

治

療圖經曰治胎衣不下以七粒研如膏塗脚心底子及衣纔下便速洗去不爾腸出即用此膏塗頂腸當自入日華子云治水腫腹滿細研五粒水服及傅瘡痍疥癬別録云治水氣以去皮敲者研令熟水調三合清旦一頓服之日中當下青黃水愈○治一切毒腫疼痛不可忍去皮擣傅之差○治難産取二枚令孕婦兩手各持一枚須臾立下○治瘰癧炒熟去皮敲爛嚼二三枚臨睡時服漸加至十數枚亦可唐本注云葉止衄血以油塗葉炙熱熨顖上立驗

禁

不宜多食損血脉滑精氣痿陽氣婦人發帶疾

穀之木

白油麻 無毒

植生

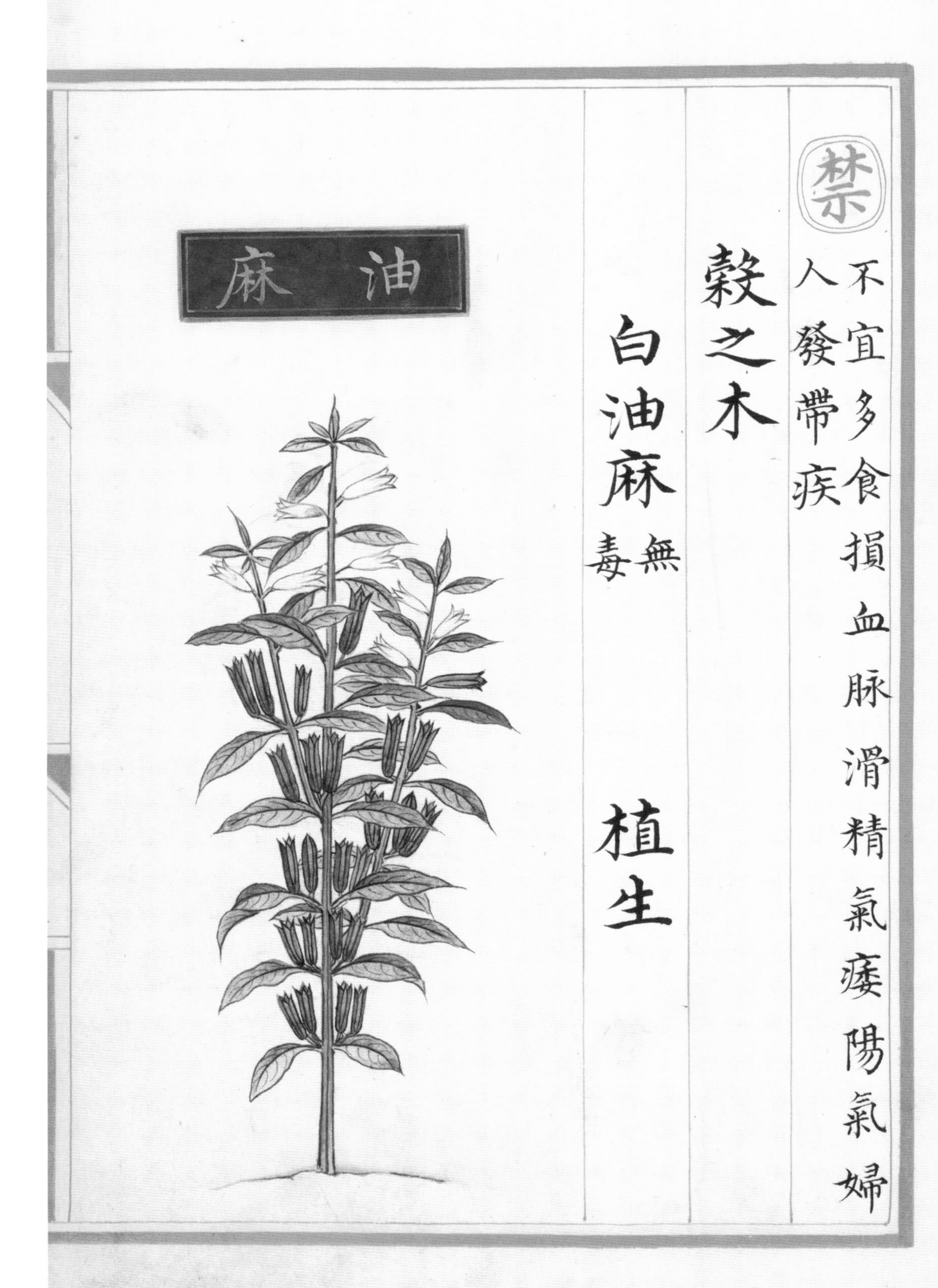

白油麻主虛勞滑腸胃行風氣通血脉去
頭浮風潤肌食後生噉一合終身不輟與
乳母食其孩子永不病生若客熱可作飲
汁服之停久者發霍亂又生嚼傅小兒頭
上諸瘡良久食抽人肌肉生則寒炒則熱
○油冷無毒殺五黄下三焦熱毒氣通大
小腸治蛔心痛傅一切瘡疥癬殺一切蟲
陳者煎膏生肌長肉止痛消癰腫補皮裂

名醫所錄

苗　圖經曰白油麻與胡麻一等但以其色言之比胡麻差淡亦不全白今人謂之脂麻前條已具炒熟乘熱壓出油而謂之生油但可點照須再煎鍊方可謂之熟油始可食之復不中點照亦一異也如鐵自火中出而謂之生鐵亦此義耳

地　圖經曰出上黨川澤及中原川谷今處處有之皆園圃所種不復野生

時　生二月三月　採七月八月

收　暴乾

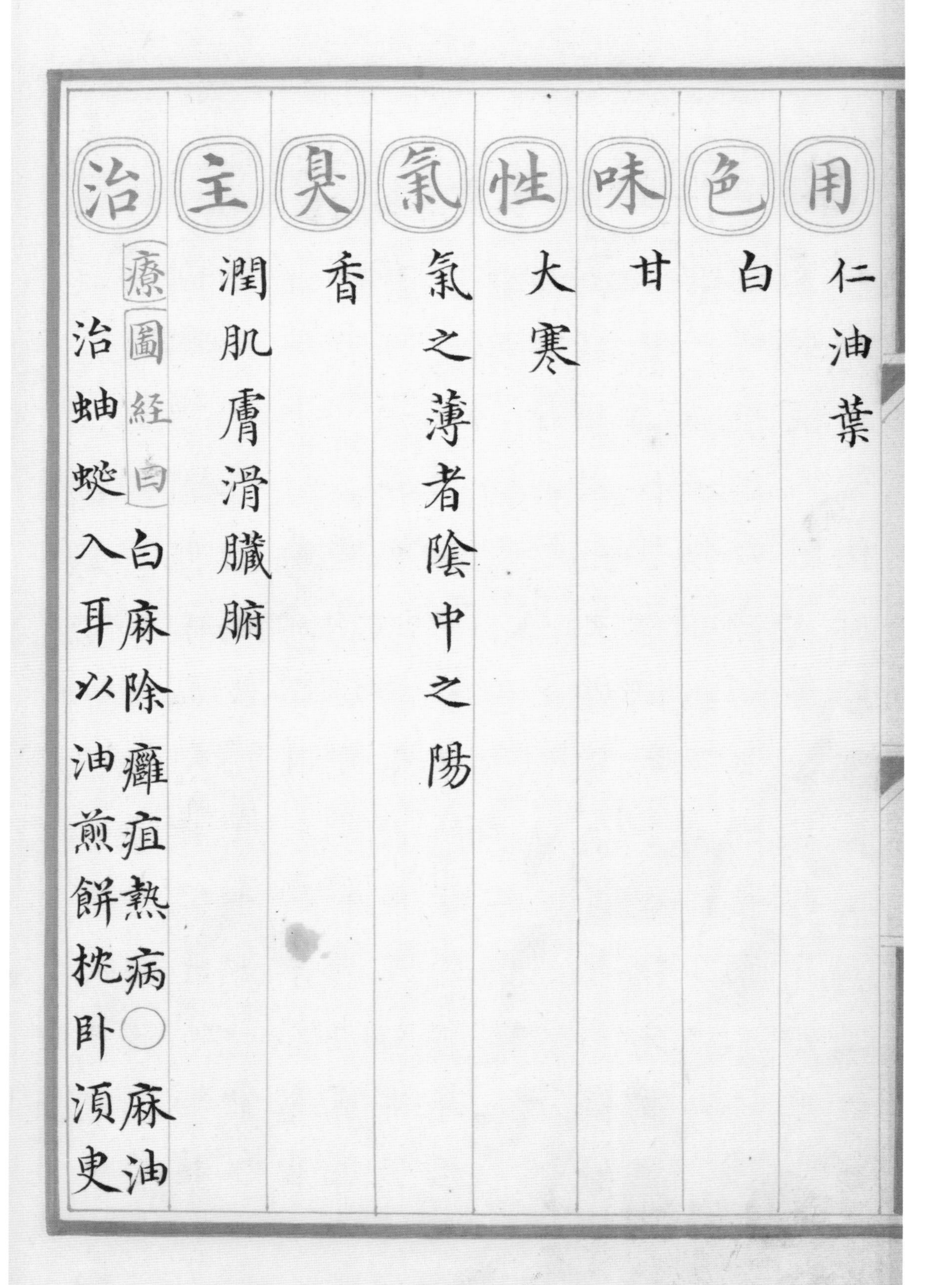

用　仁油葉

色　白

味　甘

性　大寒

氣　氣之薄者陰中之陽

臭　香

主　潤肌膚滑臟腑

治　〔療圖經曰〕白麻除癱疽熱病○麻油治蚰蜒入耳以油煎餅枕卧須臾

自出【別錄】云白麻豌豆瘡服之即不生白漿水蜘蛛咬人研傅小兒急疳瘡嚼傅小兒軟癤焦炒乘熱嚼傅○生麻療心痛無問冷熱

【合治】油合葱豉煎香置患人枕邊令空腹嗅而不食療胸喉間有瘕蟲其蟲即出○烏麻油一盞合水半盞雞子白一枚熟攪令勻服治傷寒三五日忽有黃○白麻合酒煎去麻服療嘔○油一升薤白三斤油中煎令薤黑服酒令百脉血充盛服金石人先宜服○葉擣和漿水絞去滓沐頭去風潤髮○油一合合雞子兩顆芒硝一兩攪服之少時即瀉治熱毒差

【禁】久食抽人肌肉多食發冷疾滑骨髓發臟腑渴困脾臟凡飲食物須逐日

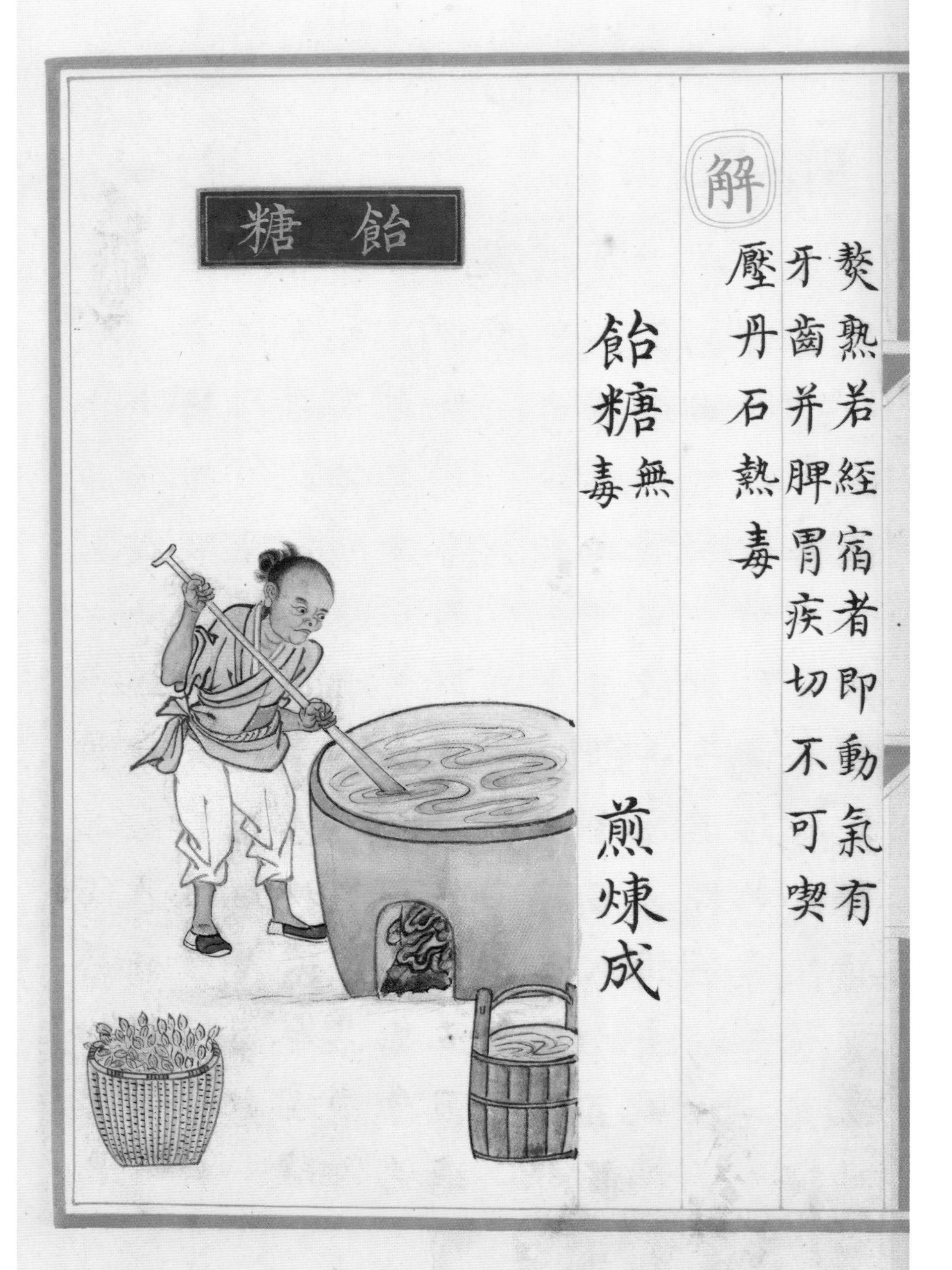

熬熟若經宿者即動氣有
牙齒并脾胃疾切不可喫
解
壓丹石熱毒
飴糖 無毒
煎煉成
飴糖

飴音貽

糖主補虛乏止渴去血名醫所錄

地

蜀本圖經云飴即軟糖也乃作蘖所成北人謂之餳以粳米粟米大麻白朮黃精枳音止椇音矩子等並堪作之今醫家用以和藥惟糯與粟米作者入藥為佳餘不堪用蜀黍米亦可造唐白樂天詩一楪較牙餳者是也湯液本草云其色紫凝如深琥珀色謂之膠飴色白而枯者非膠飴即餳糖也不入藥用中滿不宜用嘔家切忌仲景謂嘔家不用建中湯以甘故也

收

磁器貯之

用

糯米作者佳

色 紫赤

味 甘

性 微温

氣 氣之厚者陽也

臭 香

行 足太陰経

治 療 日華子云消痰止嗽孟詵云止渇去留血別録云止吐血誤呑錢及鐶釵漸食一斤便出魚骨骾在喉中為丸如雞子黄大呑之即差

補 日華子云益氣力潤五臟 孟詵云補虛之健脾胃氣益中

治 合酒服療打損瘀血○合蔓青薤汁中煑沸服治傷寒大毒嗽

禁 多食動脾風中滿不宜用

忌 嘔家勿用

穀之木

灰藋 無毒

植生

灰藋

灰藋主惡瘡蟲蠶蜘蛛等咬擣碎和油傅之亦可煑食亦作浴湯去疥癬風瘙燒為灰口含及內齒孔中殺齒䘌疳瘡取三四度淋取汁蝕息肉除白癜風黑子點著肉

作瘡子炊為飯香滑殺三蟲

名醫所錄

名 金鎖天

苗 圖經曰生熟地葉心有白粉似藥而藥心赤莖大堪為杖亦殺蟲人食為藥不如白藋也雷公云時呼為灰藋是金鎖天葉撲蔓翠上往往有金星堪用若白青色是忌女莖不入用也紹興校定云灰藋乃野生之物本經主治多以外用其子炊飯殺蟲但未聞用驗之據村人或以作菜煮食也

地 處處有之

時 生春生苗 採夏秋取

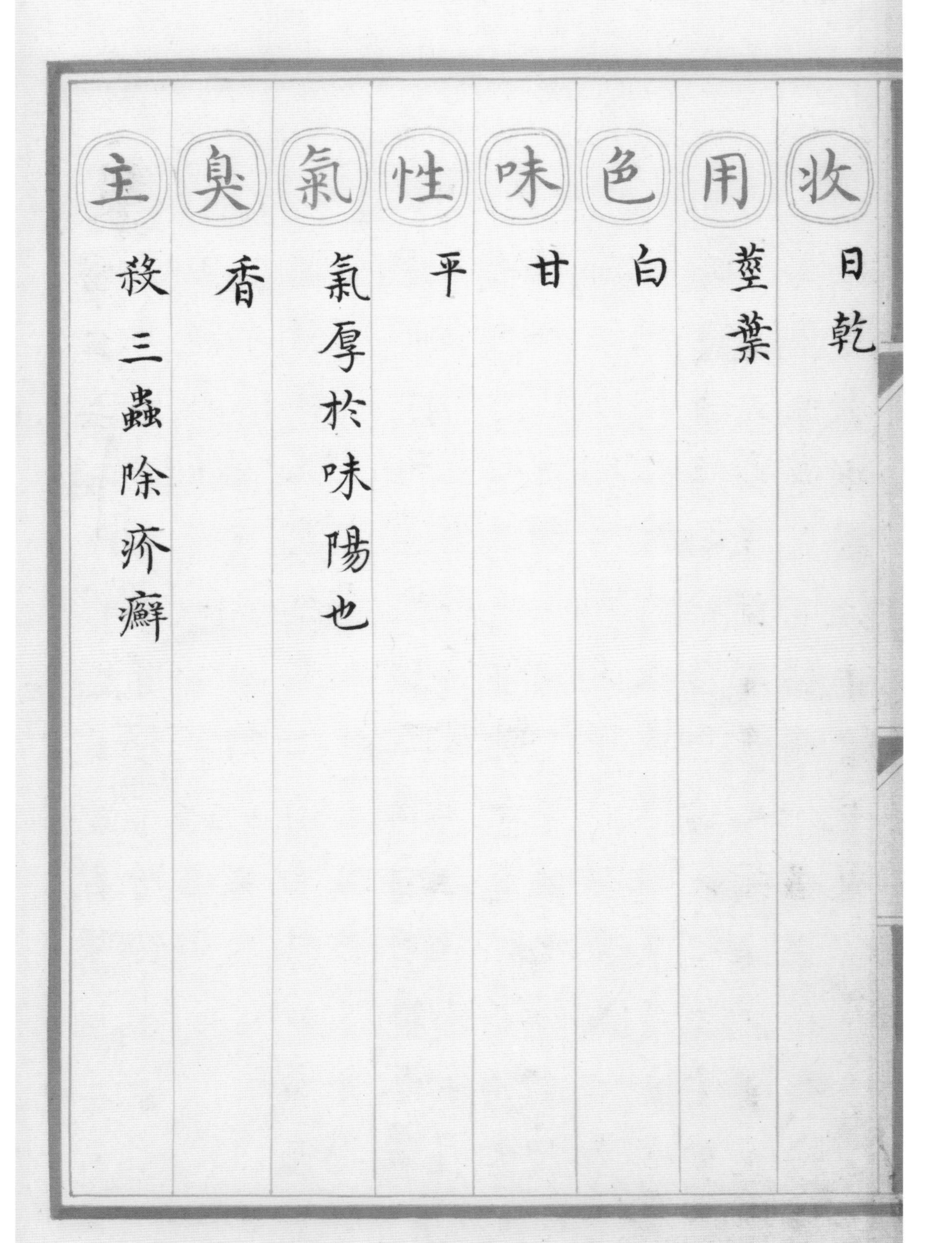

收 日乾

用 莖葉

色 白

味 甘

性 平

氣 氣厚於味陽也

臭 香

主 殺三蟲除疥癬

製 雷公云若使金鎖天葉莖高低二尺五寸妙也若長若短不中使凡用勿令犯水先去根日乾用布拭上肉毛令盡細剉焙乾用之

四種陳藏器餘

師草實味甘平無毒主不饑輕身出東海洲島似大麥秋熟一名禹餘粮非石之餘粮也

海藥云其實如毬子八月收之彼常食之物主補虛羸乏損温腸胃止嘔逆久食健人一名然穀中國人未曾見也

寒食飳主滅瘢痕有舊瘢及雜瘡並細研傅之飳灰主病後食勞
別録云治蛟龍瘕寒食餳三升每服五合一日三服遂吐出咬龍有两頭及尾也
䕡米味甘寒無毒主利腸胃益氣力久食不饑去熱益人可為飯生水田中苗子似小麥而小四月熟爾雅云守田似燕麥可食一名守氣也

狼尾草子作黍食之令人不饑似茅作穗生澤地廣志云可作黍爾雅云孟狼尾今人呼爲狼茅子蒯草子亦堪食如秔米苗似茅

本草品彙精要卷之十

本草品彙精要卷之十二

四十

菜部下品

菜之走

苦瓠有毒　蔓生

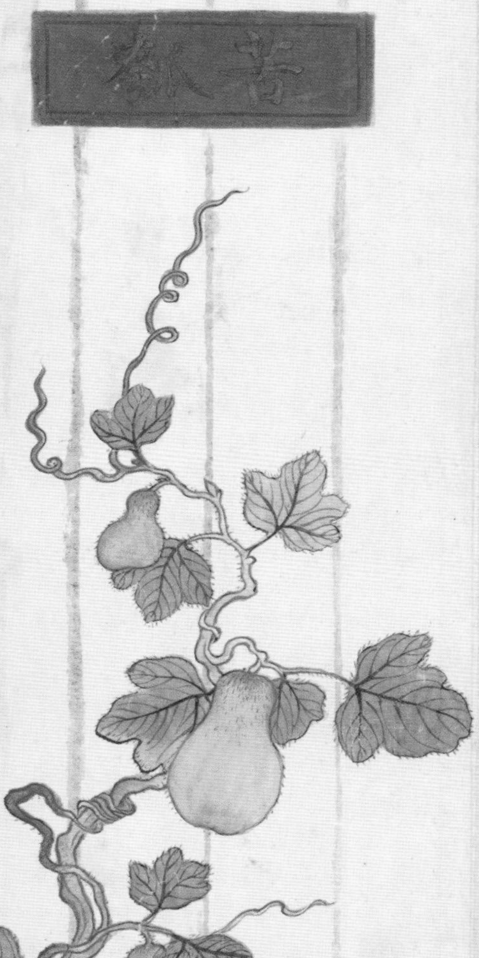

苦瓠

苦瓠主大水面目四肢浮腫下水令人吐

神農本經

苗

謹按苦瓠二月佈種三月生苗蔓延於地莖葉都似葫蘆青緑色而有毛四月開白花結實初大如指五月方熟長者尺餘頭尾相似人採其苦者入藥甜者作菜食之考之唐本注云瓠與冬瓜瓠瓟此三物苗葉相似而實形有異瓠味皆甜其有苦者是也

地

圖經曰生晋地川澤今處處有之

時

生春生苗

採夏取實

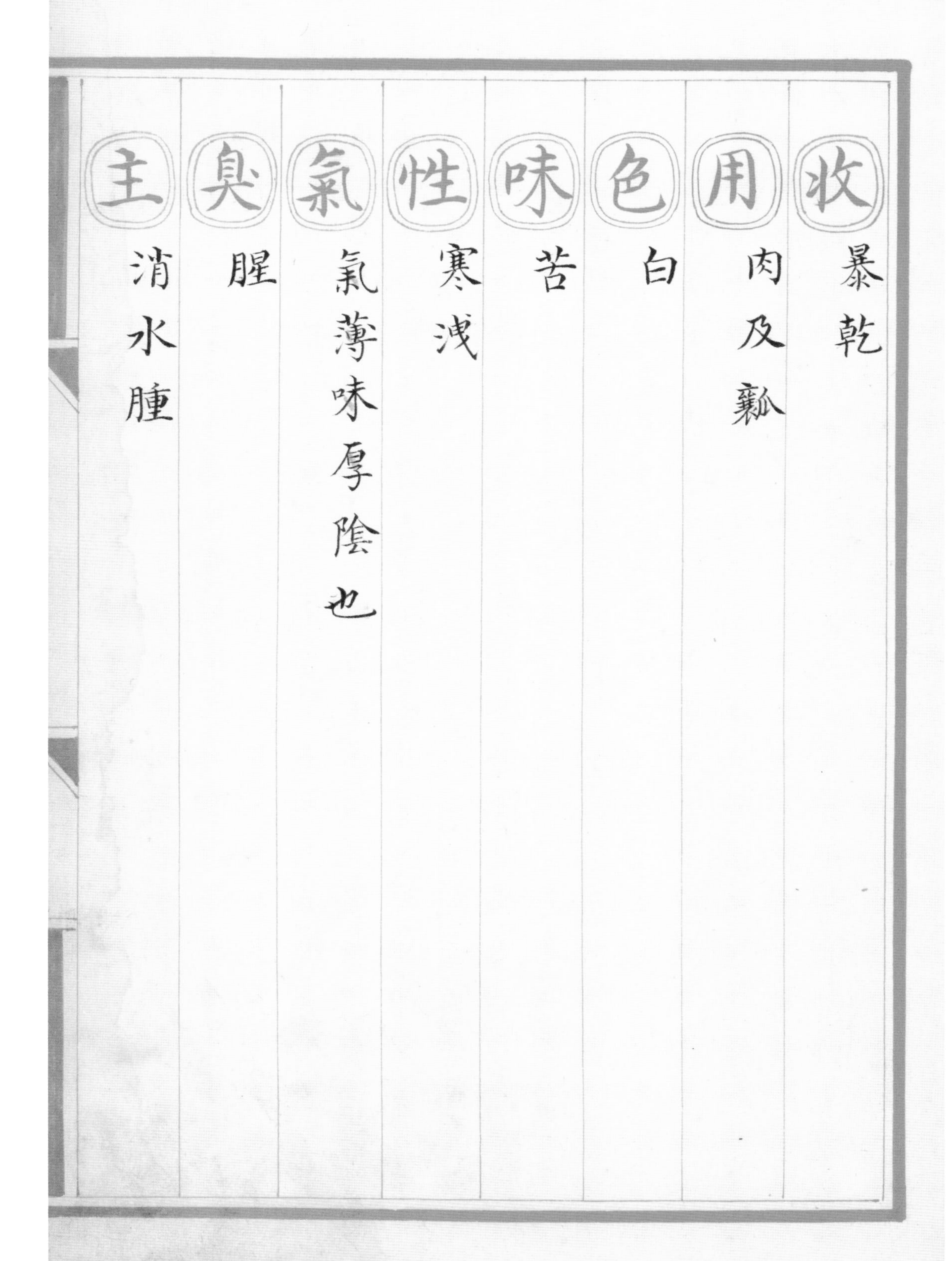

收 暴乾

用 肉及瓤

色 白

味 苦

性 寒洩

氣 氣薄味厚陰也

臭 腥

主 消水腫

治

療

唐本注云苦瓠瓤消水腫石淋吐呀（虛牙切張口貌）嗽囊結疰蠱痰飲又煑汁漬陰療小便不通○甜瓠瓤通利水道止渴消熱藥性論云苦瓠瓤消水浮腫面目肢節腫脹下利大消氣疾日華子云瓠除煩止渴及心熱利小腸潤心肺療吐蛔蟲陳藏器云苦瓠煎汁取滴鼻中出黃水去傷寒鼻塞黃疸及取一枚破開口以水煑攪取汁滴鼻中主急黃又取未破者煑令熱解開熨小兒閃癖孟詵云止消渴及惡瘡別錄云療鼠瘻用瓠花暴乾為末傅之又除卒患腫滿者曾有人忽脚趺腫漸上至膝足不可踐地漸加大水頭面徧身大腫脹滿者用

苦瓠白瓤實捻如大豆粒以麪裹煑一二沸空心服七枚至午當出水一斗三日水自出不止大瘦乃差三年內忌口味用苦瓠須無黶翳細理妍淨不爾有毒又黃疸以瓠子白瓤子熬令黃擣為末每服半錢匕日一服十日愈用瓠數有吐者當先詳之中蠱毒吐血或下血皆如爛肝者苦瓠一枚水二升煑取一升服立吐即愈

合治

七月七日取苦瓠瓤白絞取汁一合合酢一升古錢七文和漬微火煎之減半以沫內眼眥中治眼暗

解

服之過分令人吐利不止者宜以黍穰灰汁解之解丹石毒

忌

患脚氣及虛脹冷氣人不可食食之尤甚

菜之草

葫 有毒 叢生

葫

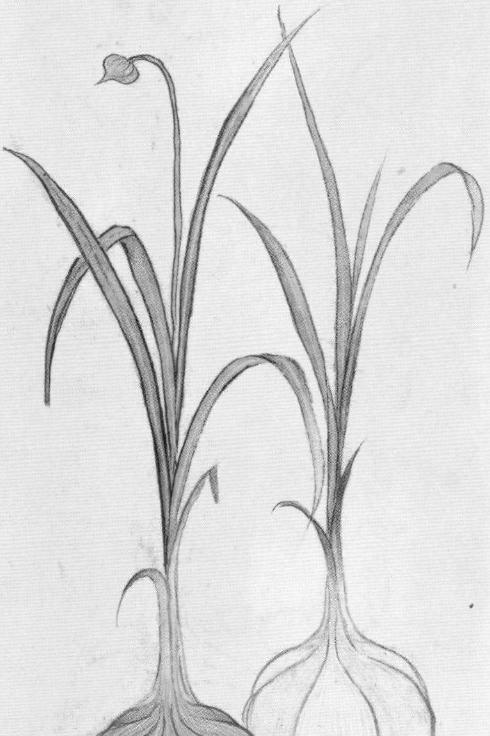

葫主散癰腫䘌瘡除風邪殺毒氣獨子者

亦佳歸五臟久食傷人損目明 名醫所錄

名 大蒜

苗 謹按葫乃大蒜也八月佈種於熟地數日生葉如蒲而短輭經冬不凋至三四月抽苗長尺餘人以淹藏食之花生莖端結實作辦亦似葫狀而極小亦可種之其近根者俗呼為蒜頭有六七辦惟獨頭者入藥為勝

地 圖經曰舊不著所出州土今處處皆有之

時 生春生新葉 採五月五日取

收 日乾

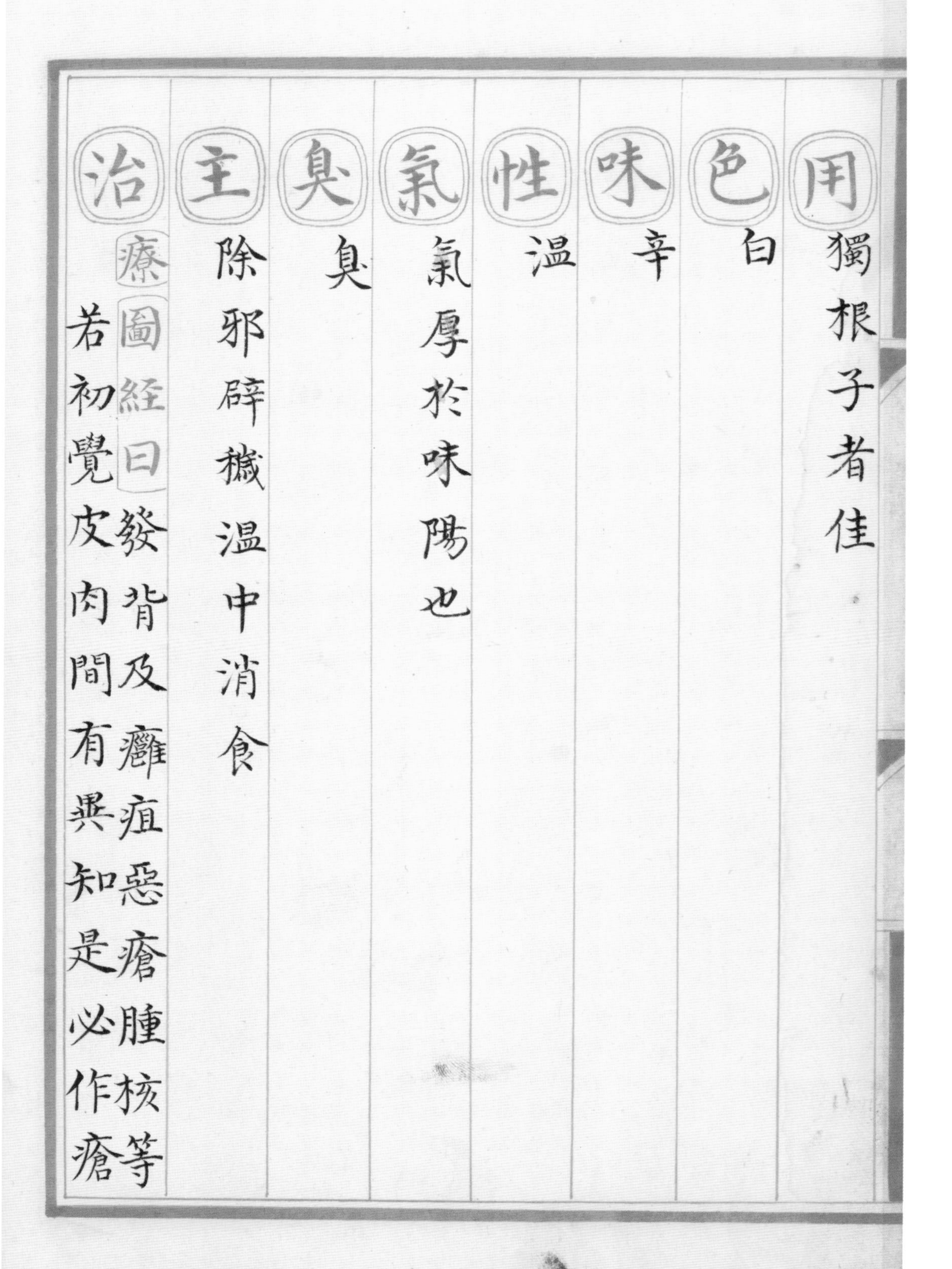

用 獨根子者佳
色 白
味 辛
性 温
氣 氣厚於味陽也
臭 臭
主 除邪辟穢温中消食
治 療圖經曰發背及癰疽惡瘡腫核等若初覺皮肉間有異知是必作瘡

者切大蒜如銅錢厚片安腫處灸之不計壯數其人被苦初覺痛者以痛定為准初不覺痛者灸至極痛而止若是疣贅亦如此灸之便成痂自脱其効如神【唐本注】云下氣消穀除風破冷【日華子】云健脾治腎氣止霍亂轉筋腹痛除邪辟溫去蠱毒療勞瘧冷風痃癖溫疫氣傳風拍冷痛蛇蟲傷惡瘡疥溪毒沙蝨並搗貼之【陳藏器】云去水惡瘴氣除風濕破冷氣爛痃癖伏邪惡又魚骨鯁不出以蒜內鼻中即出【食療】云除風殺蟲【別錄】云牙齒疼痛用獨頭蒜煨乘熱截以熨痛上冷易之亦主蠱痛又關格脹滿大小便不通獨頭蒜燒熟去皮

綿裹內下部氣立通又暴痢擣蒜兩足下貼之又血氣逆心煩悶痛生擣汁服二升即差又丹毒惡瘡五色無常及發足踝者擣蒜厚傅乾則易之又腹滿不能服藥取獨顆蒜煨令熟去皮綿裹內下部中導之冷則易又蜈蚣咬人痛不止獨蒜摩螫處即止又鼻血不止服藥不應宜用獨蒜一枚去皮細研如泥攤一餅子如錢大厚一豆許左鼻血出貼左脚心右鼻血出貼右脚心如兩鼻出即貼兩脚心立差血止急以温水洗去

合治

蒜去皮一升擣合小便一升煑三四沸通手漬蛇咬瘡從旦至暮及初被

咬未腫者速嚼蒜封之六七易差○蒜一升去皮合乳二升煑使爛空腹頓服隨後用飯壓之明日依前進服下一切冷毒風氣○獨頭蒜一枚合雄黃杏仁研爲丸空心飲下三丸靜坐少時患鬼氣者當汗出即差○獨頭蒜兩顆細擣合油麻和厚傅瘡上乾則易之療癰腫毒瘡呌卧不得人不别者此方神効○蒜一大升破去心合無灰酒四升煑令極爛并滓服一大升須臾得汗療金瘡中風角弓反張者愈○獨頭蒜合酸草擣傅蛇虺螫人處

禁

久食令人血清使毛髮白多食傷肝令人無顔色四月八月勿食傷人神

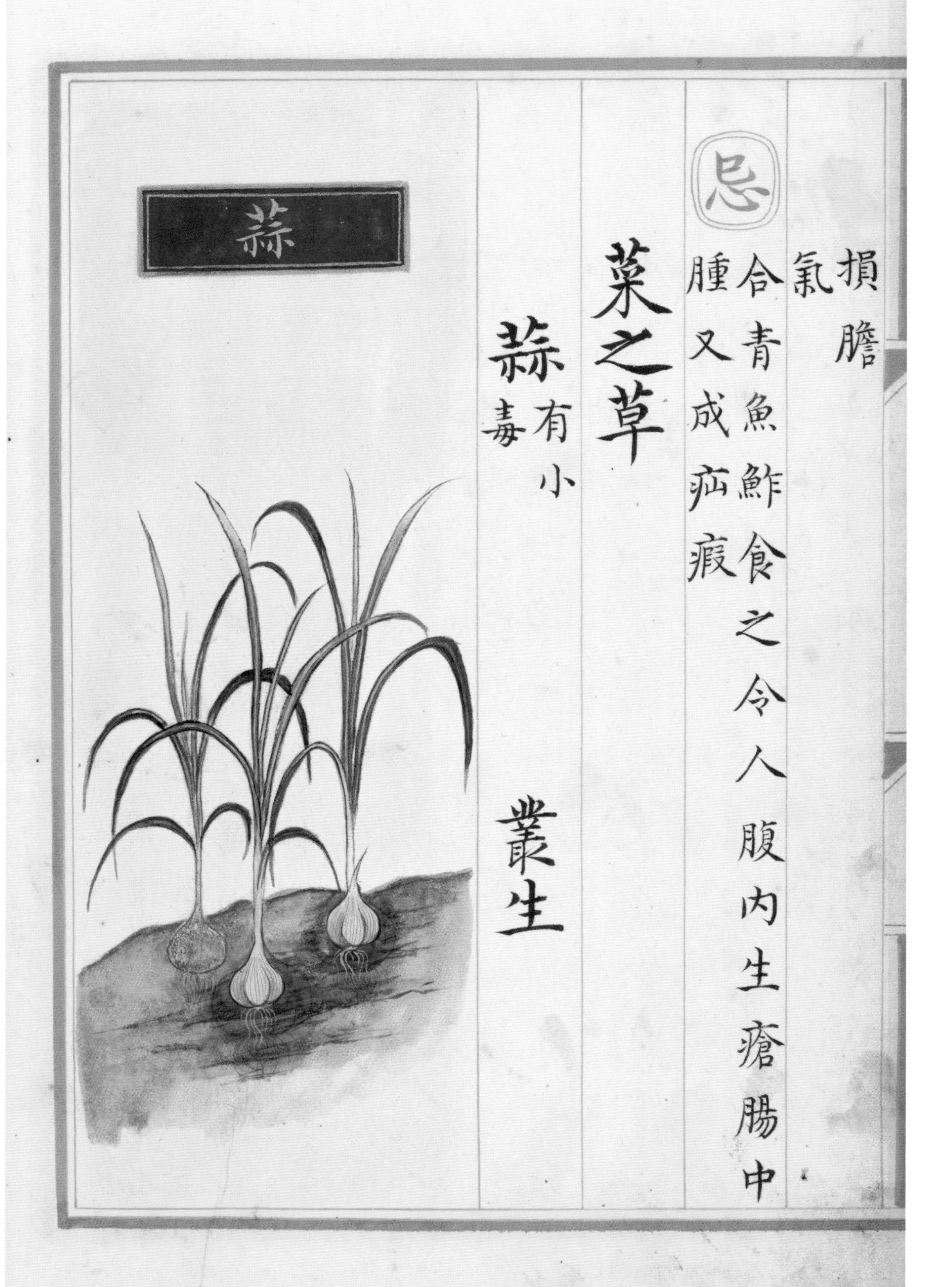

損膽氣

忌

合青魚鮓食之令人腹内生瘡腸中腫又成疝瘕

菜之草

蒜有小毒

叢生

蒜歸脾腎主霍亂腹中不安消穀理胃温中除邪痺毒氣名醫所錄

名 薍音亂子 蒚力的切 葷菜 宅蒜

苗 圖經曰此乃小蒜也根苗皆如葫而極細小爾雅云蒚山蒜釋曰葷菜也一云菜之美者雲夢之葷生山中者名蒚本經謂大蒜為葫小蒜為蒜爾雅說文所謂蒜葷菜者乃今之大蒜蒚乃今之小蒜也一種山蒜似大蒜臭山人以治積塊及婦人血以苦醋磨服多効又有一種似大蒜而多瓣有葷氣彼人謂之莜子主脚氣宜煑與蓐婦食之易產江北則無書傳載

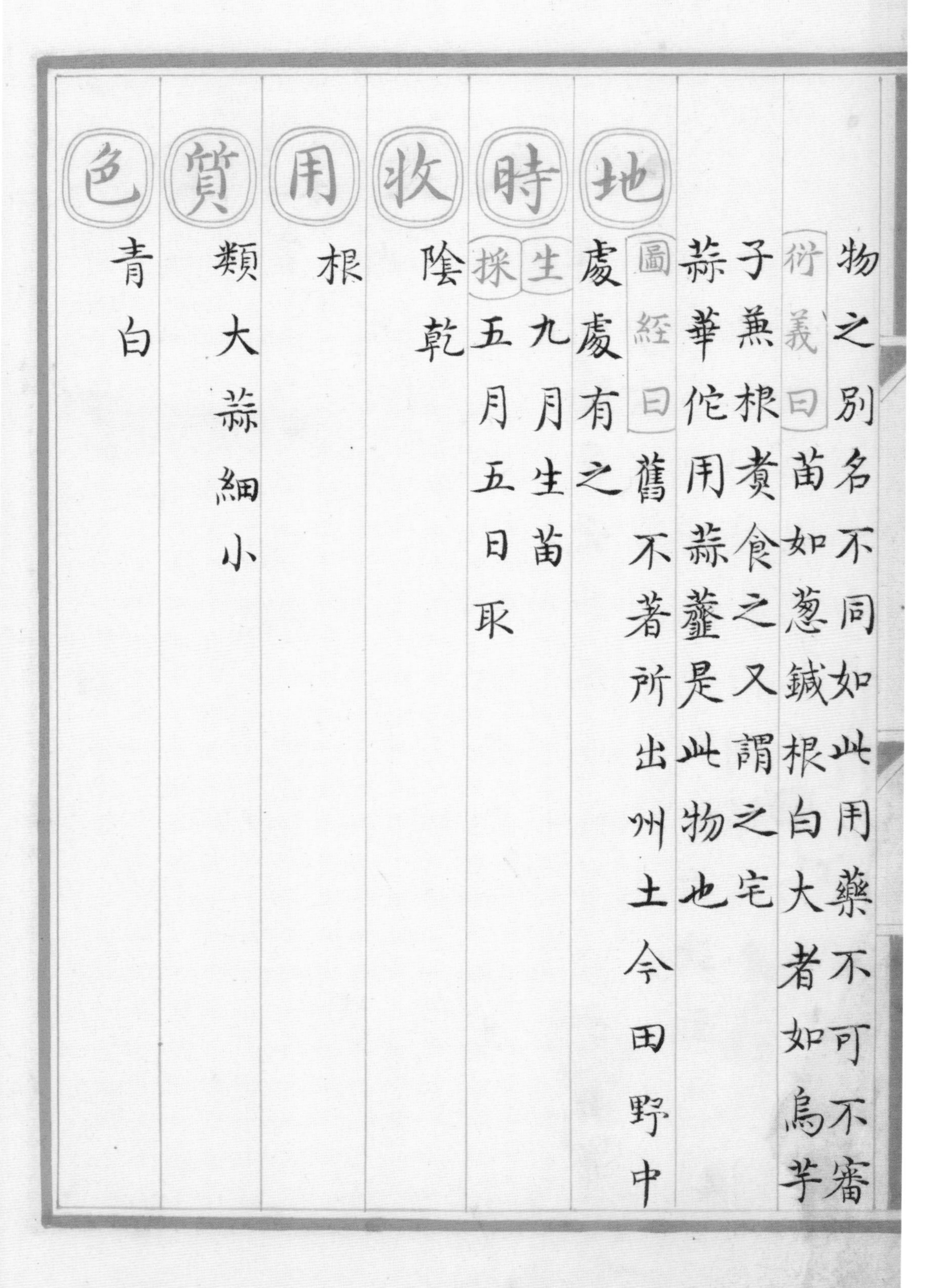

物之別名不同如此用藥不可不審

衍義曰苗如葱鍼根白大者如烏芋子兼根煮食之又謂之宅蒜華佗用蒜齏是此物也

地 圖經曰舊不著所出州土今田野中處處有之

時 生九月生苗 採五月五日取

收 陰乾

用 根

質 類大蒜細小

色 青白

味 辛

性 温

氣 氣之厚者陽也

臭 臭

主 理胃温中消穀解毒

治 療陶隱居云中冷霍亂煑飲之日華子云下氣及霍亂吐瀉消宿食并蠱毒傳蛇蟲沙蝨瘡孟詵云傳諸蟲毒丁腫甚良別録云療乾霍亂心腹脹滿氣未得吐下用蒜一升㕮咀以水三升煑取一升頓服瘥

毒蛇螫人杵汁飲之以滓傳瘡上
又水毒中人一名中溪一名中濕
一名水病似射工而無物用蒜三
升㕮咀於湯中煮勿令大熱熱即
無力挨去滓適寒温浴患處
若身體發赤斑文者是也

【合治】蒜不拘多少研極爛合黃丹少許擣
得所為度丸如雞頭大候乾每服一
丸新汲水面東服治瘧至妙○合臘
醋煮不可著鹽食之飽療心痛不可
忍十年五年諸藥不効者
服此隨手瘥更不再發

【禁】不可久食損人心力與生魚同食令
人奪氣

菜之草

葫葱 無毒 植生

葫葱

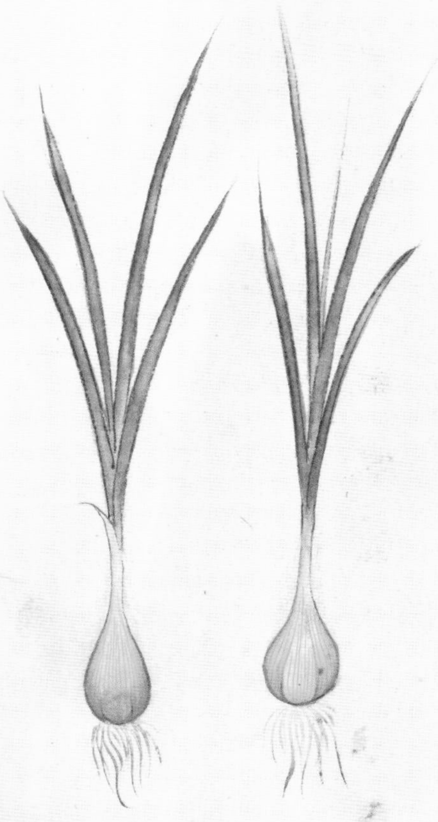

葫葱温中消穀下氣殺蟲久食傷神損性令人多忘損目明尤發痼疾患胡臭人不可食令轉甚 名醫所録

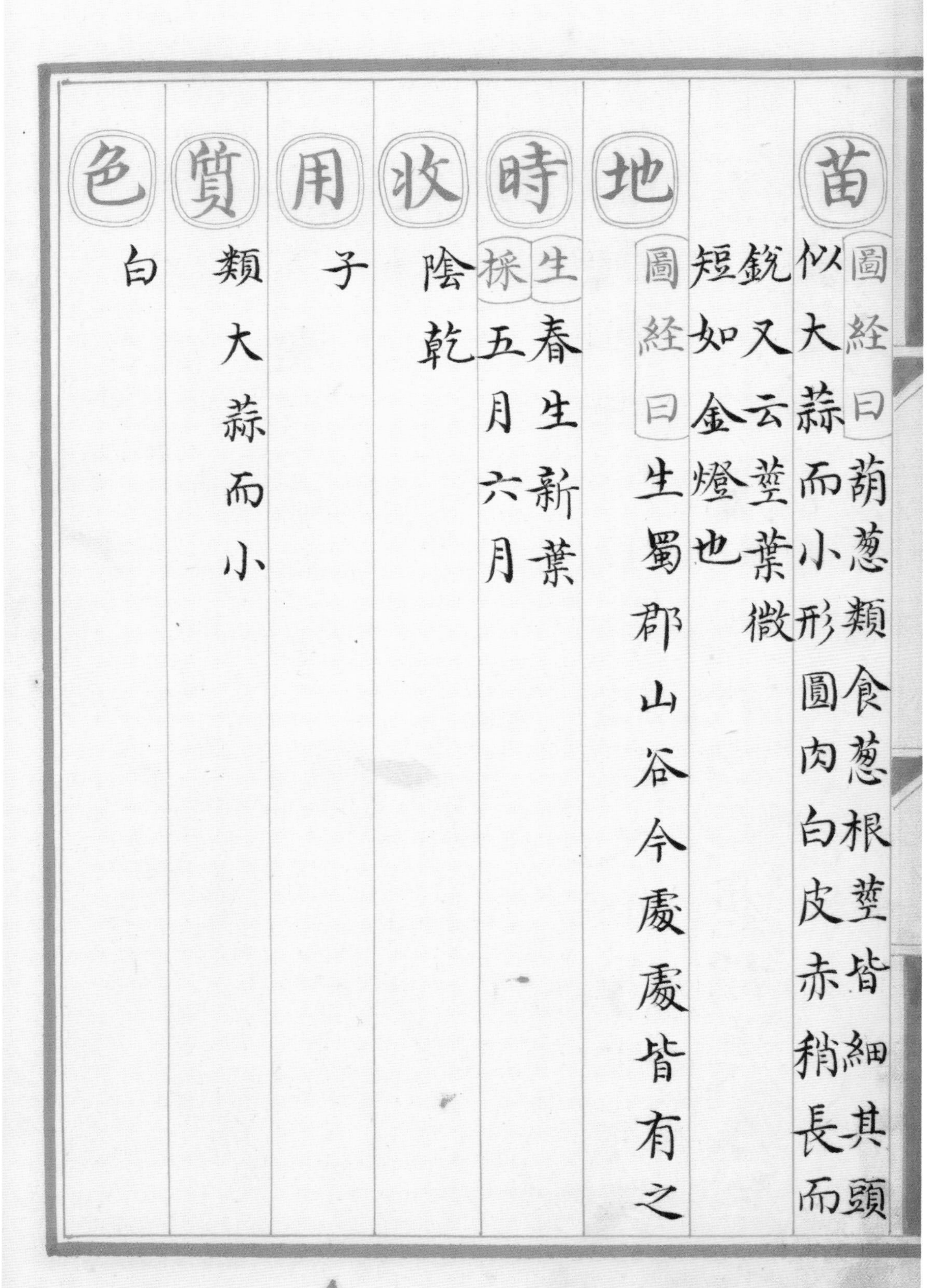

苗 圖經曰葫葱類食葱根莖皆細其頭似大蒜而小形圓肉白皮赤稍長而銳又云莖葉微短如金燈也

地 圖經曰生蜀郡山谷今處處皆有之

時 生春生新葉 採五月六月

收 陰乾

用 子

質 類大蒜而小

色 白

味 辛

性 温散

氣 氣之厚者陽也

臭 臭

主 消穀

製 雷公云凡使採得依文碎擘用緑梅子於砂盆中研如膏新尾器中攤日用乾

治 療食療云胡葱消穀能食利五臟不足氣亦治傷絶血脉氣

禁 根食之發痼疾四月勿食胡葱令人氣喘多驚患䘌齒人勿食

解 食著諸毒肉吐血不止瘻黃悴者取子一升洗煮使破取汁停冷服半升日夜各一服血定止

菜之草

蓴 無毒

水生

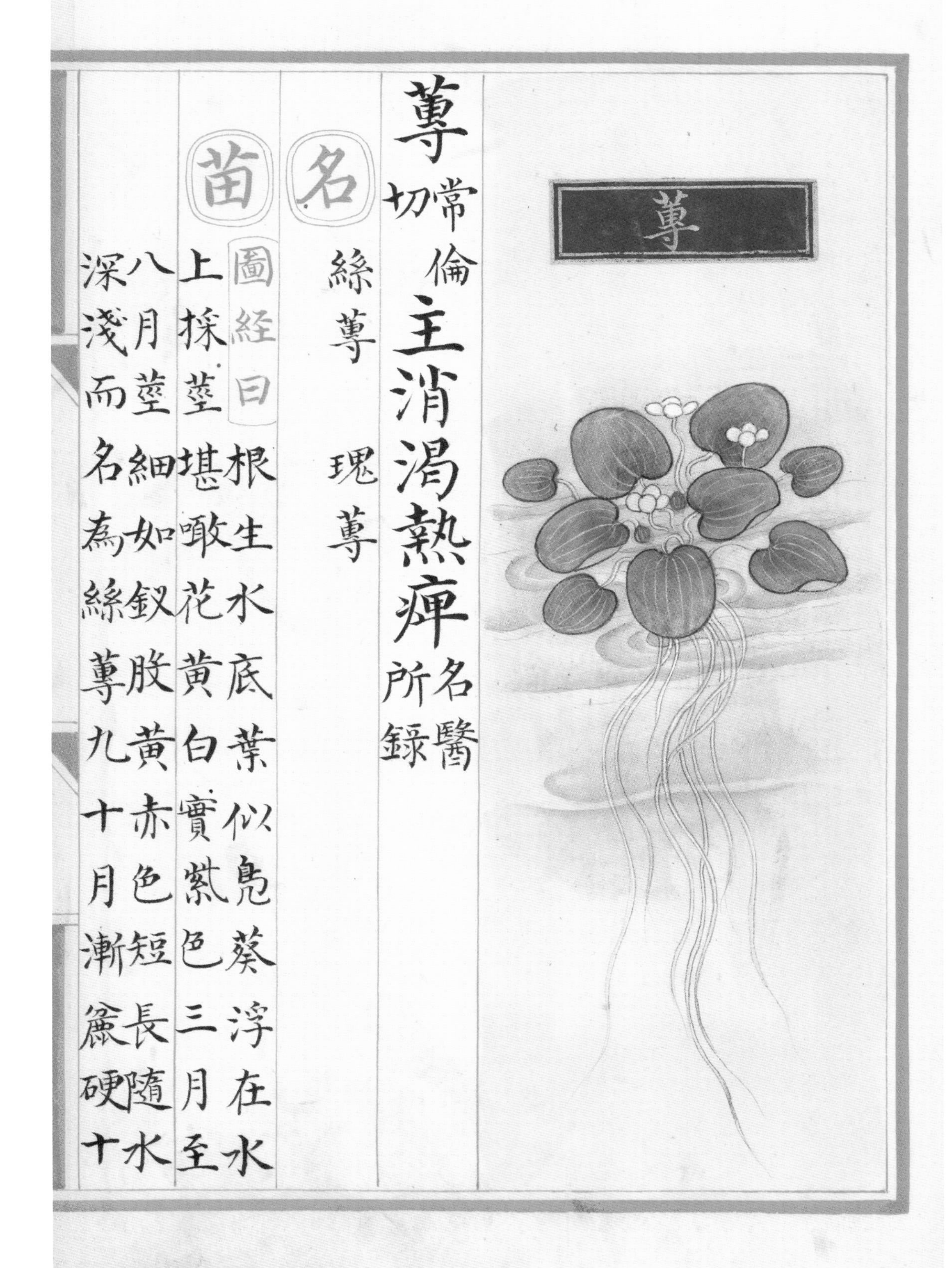

蓴 常倫切 主消渴熱痺 名醫所錄

名 絲蓴 瑰蓴

苗 圖經曰 根生水底葉似凫葵浮在水上採莖堪啖花黄白實紫色三月至八月莖細如釵股黄赤色短長隨水深淺而名爲絲蓴九十月漸麄硬十

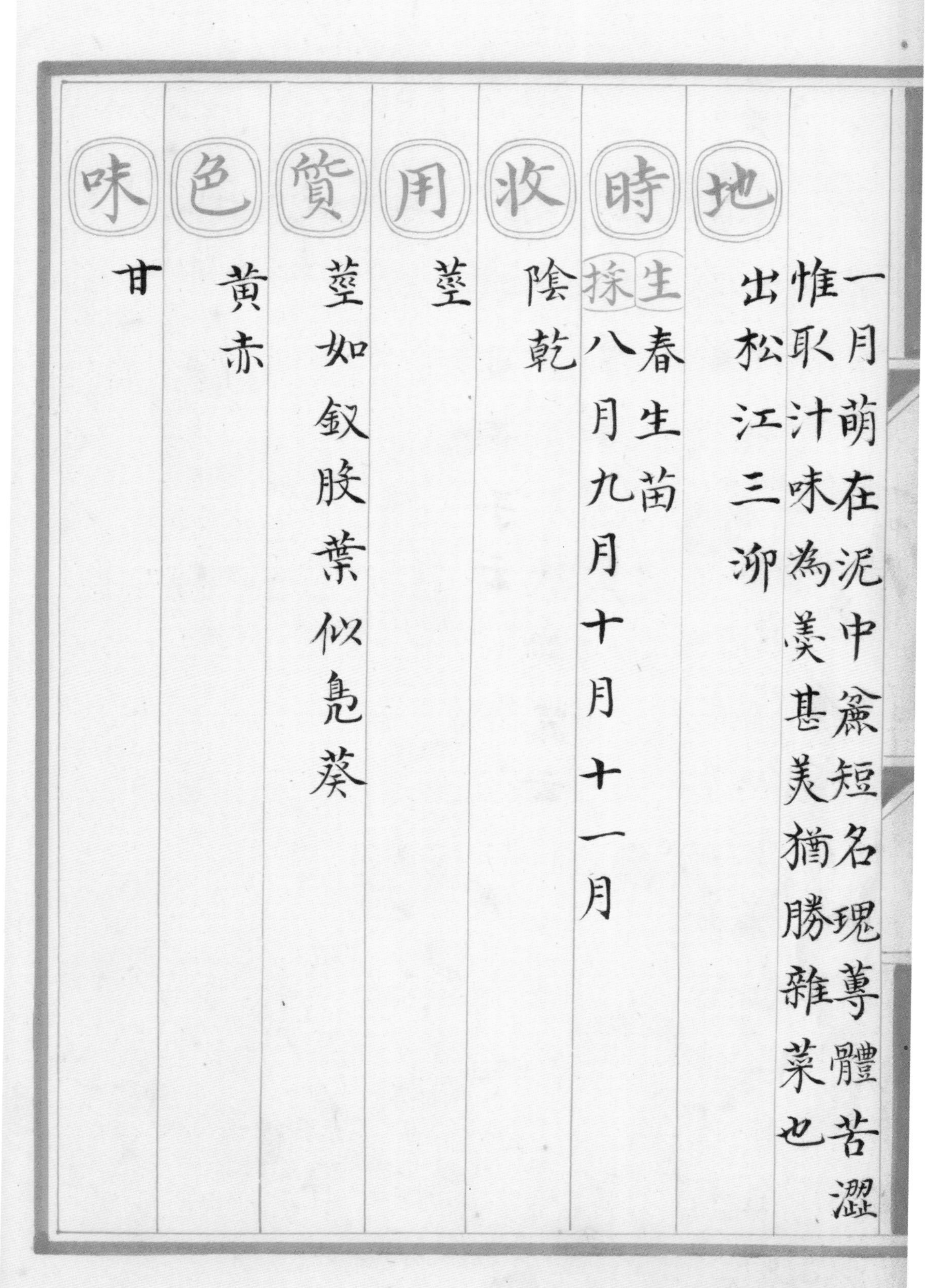

一月萌在泥中麤短名瑰蓴體苦澀惟取汁味為羹甚美猶勝雜菜也

地　出松江三泖

時　生　春生苗
　　採　八月九月十月十一月

收　陰乾

用　莖

質　莖如釵股葉似鳧葵

色　黄赤

味　甘

【性】 寒

【氣】 氣之薄者陽中之陰

【臭】 腥

【主】 下氣止渴

【治】 療：日華子云：絲蓴治疸，厚腸胃，安下膲，逐水。陳藏器云：蓴下水，利小便。

補：日華子云：少食能補大小腸虛氣。

【合治】 蓴合鮒魚為羹食之，治胃氣弱不下食，至効。○合鯽魚作羹食之，下氣止嘔。多食發痔，雖冷而補熱。

禁

疫病起不宜食食之多死亦不宜常食能發氣令關節急嗜睡及擁氣不下甚損人胃與齒不可多食令人顔色惡又不宜和醋食之令人骨瘦久食損毛髮

解

百藥毒并蠱氣

菜之草

水斷 無毒

植生

水蘄

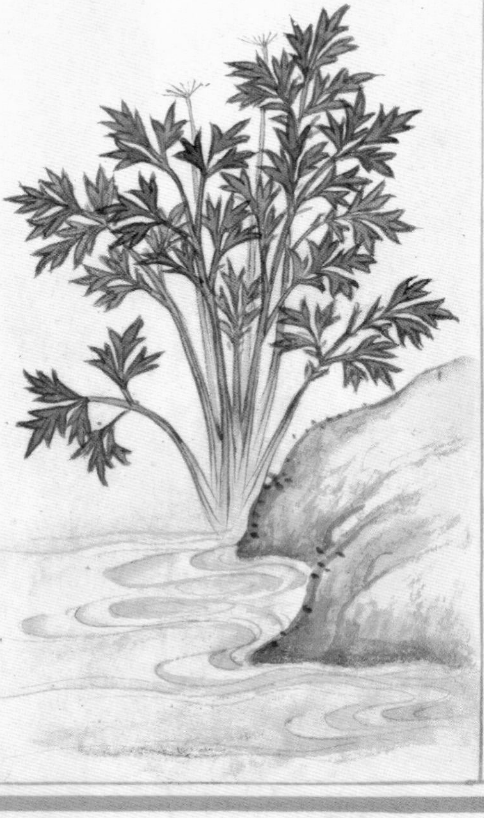

水蘄芹音主女子赤沃止血養精保血脉益氣令人肥健嗜食神農本經

名 水英 薂芹 赤芹 楚葵 渣芹 白芹

苗 圖經曰生水中葉似芎藭花白色而無實根亦白色爾雅云芹楚葵即今

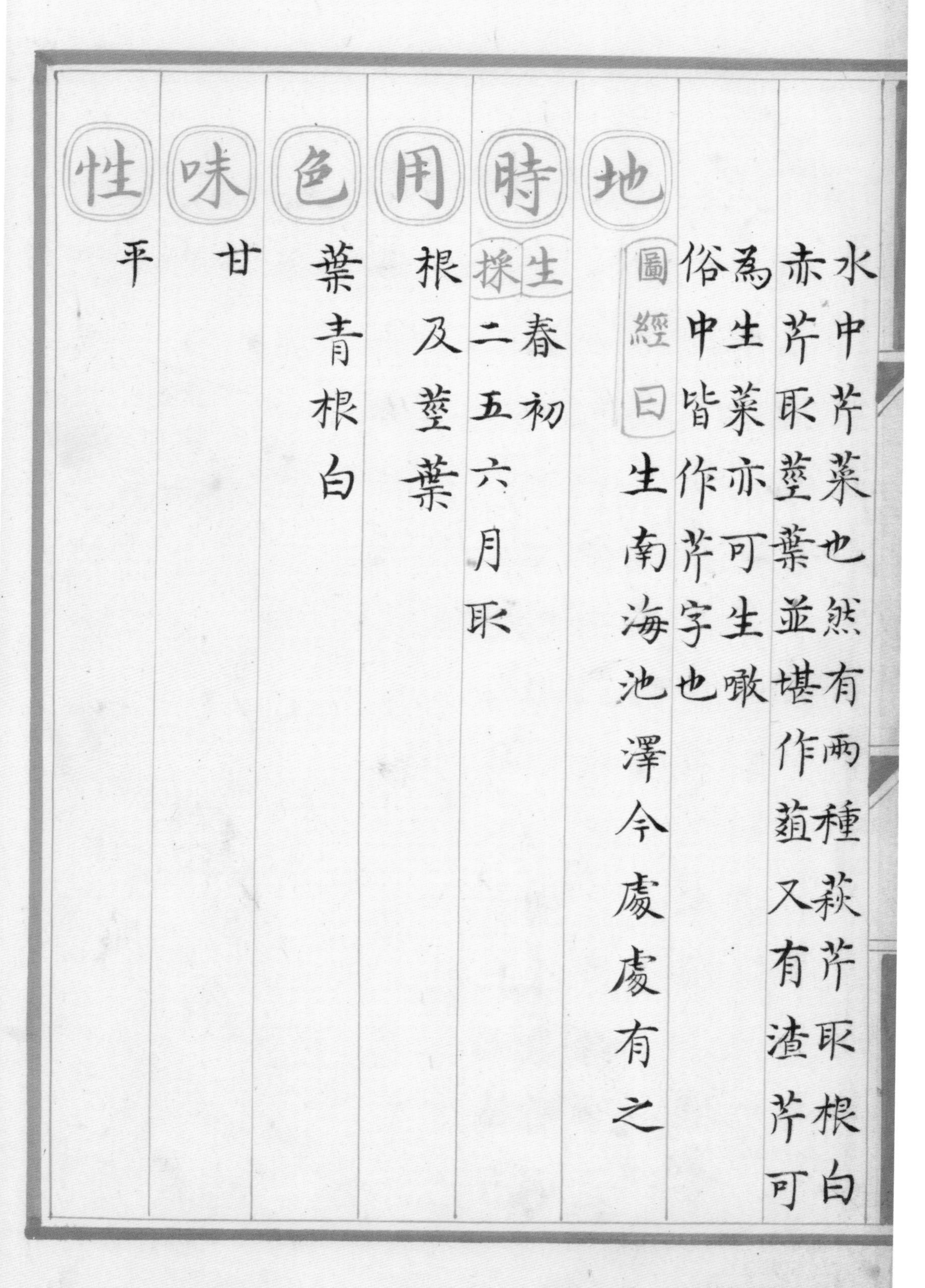

水中芹菜也然有兩種荻芹取根白赤芹取莖葉並堪作葅又有渣芹可為生菜亦可生噉俗中皆作芹字也

地 圖經曰生南海池澤今處處有之

時 生春初 採二五六月取

用 根及莖葉

色 葉青根白

味 甘

性 平

【氣】氣之薄者陽中之陰

【臭】香

【主】益氣血養精神

【治】療唐本注云芐花除脉溢○莖葉治小兒暴熱大人酒後熱毒鼻塞身熱利大小腸並擣汁服之日華子云治煩渴及崩中帶下陳藏器云利人口齒去頭中熱風別錄云去伏熱及治五種黄病并女子白沃漏下作葅及煑食之亦治小兒霍亂吐痢以芐葉細切煑汁飲之

補孟詵云養神益力

禁 不可和醋同食能損齒患鼈瘕人不可食三月四月勿食芹菜恐病蛟龍瘕發則似癲手面青黃肚腹脹滿痛不可忍狀如懷妊急服硬糖三二升日二度吐出即差

解 殺藥石毒

菜之草

馬齒莧 無毒 叢生

馬齒莧

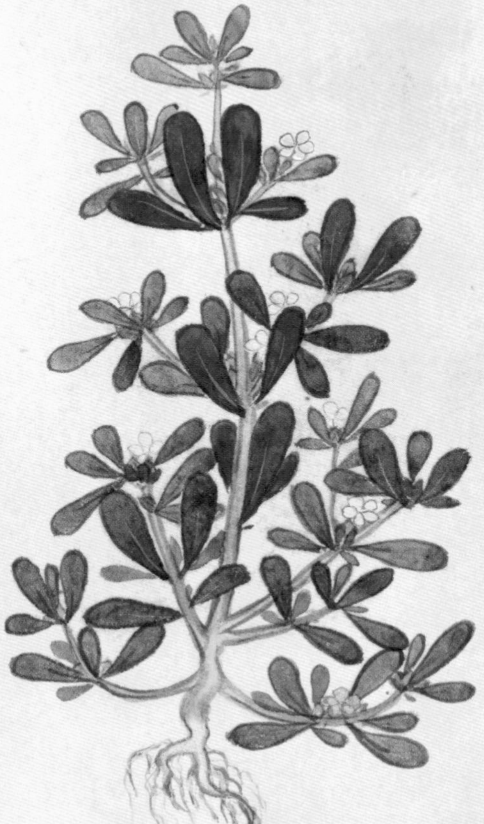

馬齒莧主目盲白瞖利大小便去寒熱殺諸蟲止渴破癥結癰瘡服之長年不白和梳垢封丁腫又燒為灰和多年醋滓先灸丁腫以封之即根出生擣絞汁服當利下

惡物去白蟲煎爲膏塗白禿又主三十六腫風結瘡以一釜煑澄清内蠟三兩重煎成膏塗瘡上亦服之○子明目仙經用之

名醫所錄

【名】五行草

【苗】【圖經曰】馬齒莧雖名莧類而苗葉與今莧輩都不相似其葉青梗赤花黃根白子黑因具五色故又名五行草也此有二種葉大者不堪用葉小者爲勝云其節葉間有水銀每乾之十斤中得水銀八兩至十兩者然至難

燥當以槐木槌擣碎向日東作架暴之三兩日即乾如經年者入藥去其莖節則佳也

地 圖經曰舊不著所出州土今處處有之

時 生春生苗 採夏秋取

收 日乾

用 小葉者為好

色 青

味 酸

性 寒

氣 氣薄味厚陰也

臭 腥

主 消癰腫殺諸蟲

治 療 圖經曰除多年惡瘡百方不差或痛焮走不已者爛擣傅上不過三兩遍差 蜀本云主諸腫瘻疣自死脚陰腫胃反諸淋金瘡內流破血 孟詵云癖癥瘕汁洗去鼾皯面皰瘰癧馬毒瘡以水煑冷服一升幷塗瘡上濕癬白禿杖瘡以馬一齒膏和灰塗効膏服之治痔瘻及一切風

陳藏器云破痃癖止消渴又主馬惡瘡蟲別録云馬咬人毒入心煮湯食之瘥又小兒臍瘡久不瘥者燒葉末傅之又豌豆瘡燒灰傅瘡上根須臾逐藥出若不出更傅良又氣不調作粥食又小兒火丹遶腰熱如火杵傅之日二次愈又五毒蟲毛螫赤痛不止熟杵傅之

補食療云作膏服之能延年益壽明目

合治

莧一椀合鹽醋空腹食之少時去寸白蟲○雞子白一枚先温令熱乃合莧汁三大合微温取頓服療赤白下不過再作則愈不問老稚孕婦悉可服○燒灰細研合豬脂調傅反花瘡○陰乾燒灰合臘月豬脂傅瀝瘡先

以燰泔清洗瘡拭乾後傅之日三次○合少粳米醬汁煑食之理脚氣頭面浮腫心腹脹滿小便澁少○生絞汁一合合蜜一匙空心飲之療小兒血痢○生杵汁三合煎一沸下蜜一合攪服療產後血痢小便不通臍腹痛

禁 多食肥腸令人不思食

解 汁解射工馬汗毒

菜之木

茄子 無毒

植生

茄子

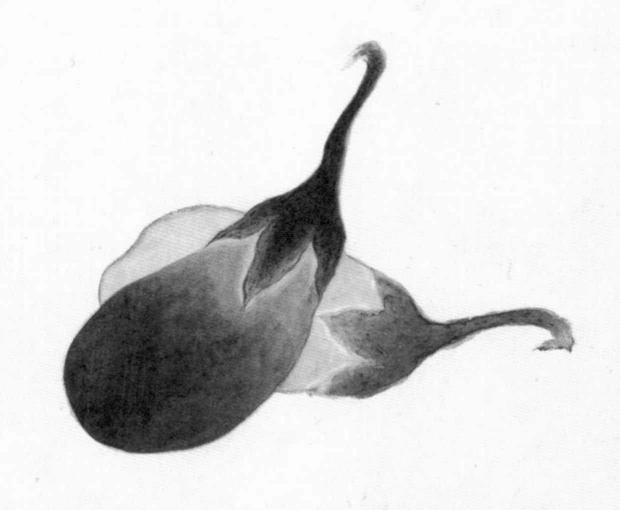

漬之良○苦茄樹小有刺其子以醋摩癰腫根亦作浴湯名醫所錄

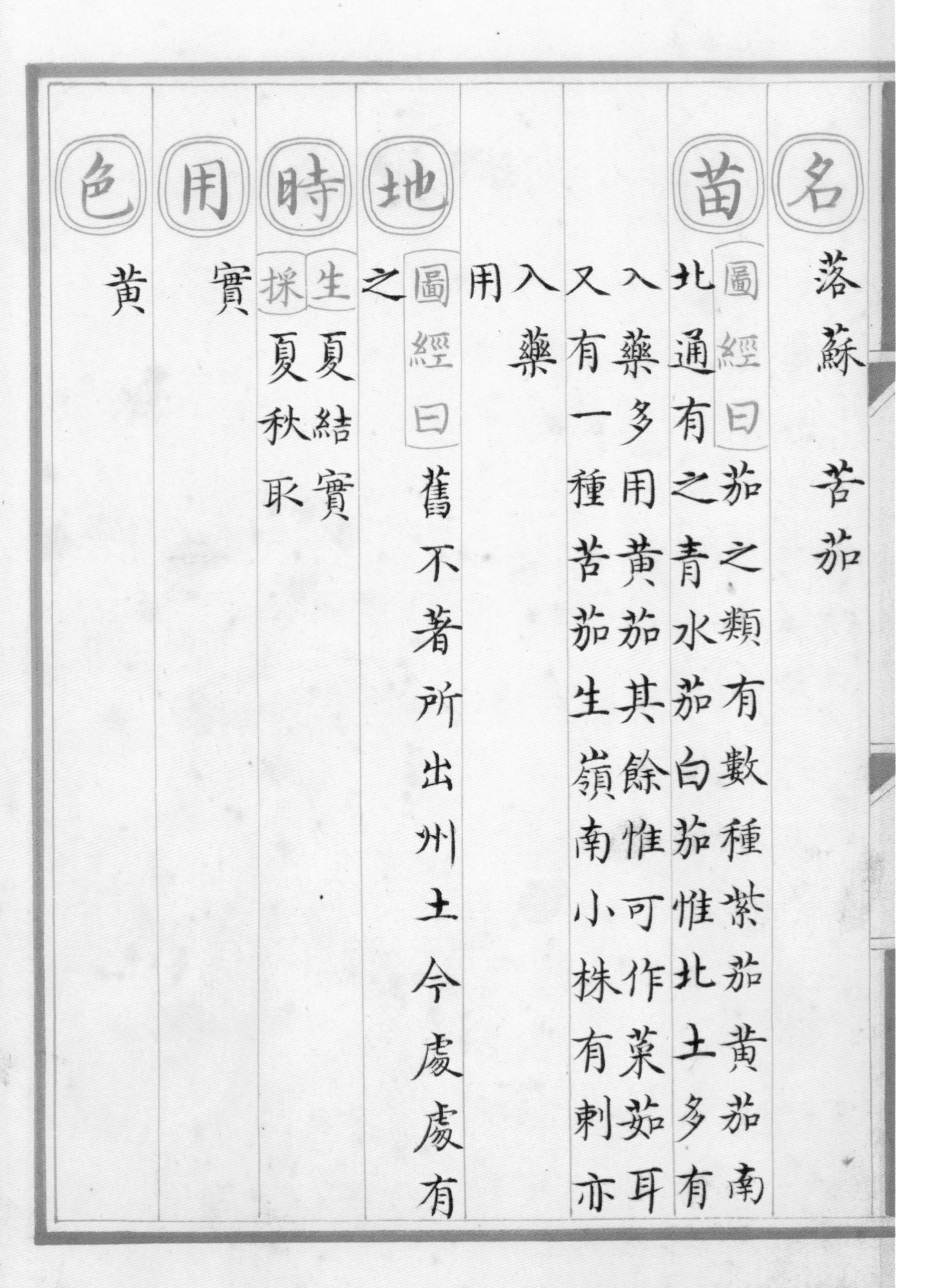

名　落蘇　苦茄

苗　圖經曰茄之類有數種紫茄黃茄南北通有之青水茄白茄惟北土多有入藥多用黃茄其餘惟可作菜茹耳又有一種苦茄生嶺南小株有刺亦入藥用

地　圖經曰舊不著所出州土今處處有之

時　生夏結實　採夏秋取

用　實

色　黃

味 甘

性 寒

氣 氣之薄者陽中之陰

臭 腥

治 療 日華子云治瘟疫傳尸勞氣 陳藏器云醋摩傳臍腫差 ○苦茄主瘴 孟詵云療寒熱五臟勞又醋摩傳腫毒

合治 老黃茄子不計多少以新瓶盛貯埋土中經一年盡化為水取出合苦參末丸如梧子大飯後及卧時酒下三十粒療大風熱痰甚効 ○重陽日收

取茄子百枚去蒂四破切之消石十二兩碎擣以不滲磁器約大小可盛納茄子者於器中先鋪茄子一重乃下消石一重覆之如此令盡然後以紙三數重密密封之安置淨處上下以新塼樿它甘切勿令得地氣至正月後取出去紙兩重日中暴之逐日如此至二三月度已爛即開瓶傾出濾去滓別入新器中以薄綿蓋頭又暴直至成膏乃可用治墜撲內損敗血止痛及惡瘡發背等若內損者酒調半匙空腹飲之日再惡血散則痛止而愈諸瘡腫亦先酒飲半匙仍用膏於瘡口四面塗之當覺涼如冰雪瘡乾便差若瘡有根本在膚腠者亦可內消其膏久乾硬即以飯飲化開

塗之○以茄子根五十斤細切淨洗訖用水五斗煮取濃汁濾去滓更入小鐺器中煎至一升以來合生粟米粉同煎令稀稠得所取出搜和再入麝香硃砂細末丸如梧子大每旦用秫米酒送下三十丸近暮再服治腰脚風血積冷筋急拘攣疼痛者男女通用皆驗○茄子留作種通黄極大者切作片如一指厚新瓦上焙乾為末欲卧時酒調服二錢匕療樸損肌膚青腫一夜消盡無痕跡○茄蔕燒存性為末每食前米飲調服三錢七療腸風下血久不止者

不可多食動氣及發痼疾

菜之走

蘩蔞無毒

蔓生

蘩蔞

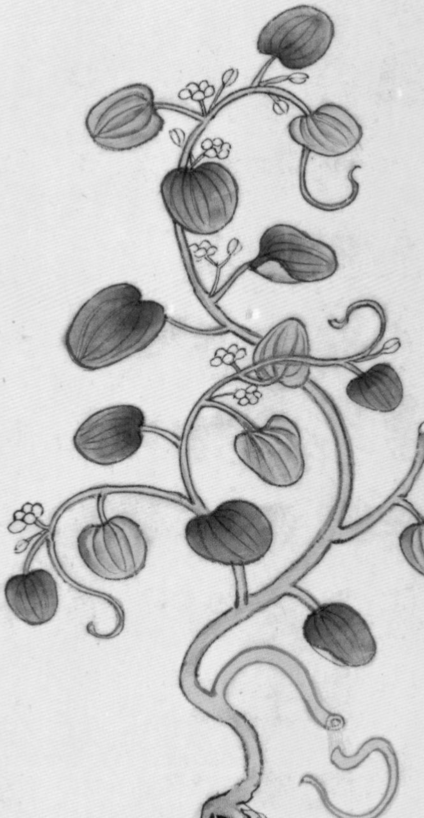

蘩蔞主積年惡瘡不愈及主毒腫止小便利名醫所錄

名 雞腸草 薂五高切 蔜素老切 䕒與縷同

蘩䕒

苗 圖經曰 蘩蔞即雞腸草也葉似荇菜而小夏秋間開小白黃花其莖梗作蔓斷之有絲縷又細中空似雞腸因得此名也本經作兩條而蘇恭以為一物二名爾雅釋曰薂一名蔜䕒一名雞腸草實一物也今南北所生或肥瘠不同又其名多人不盡見者往往疑為二物也 唐本注云 雞腸草即蘩蔞是也原在草部下品剩出此條詳其主療相似其實一物今併附之

地 圖經曰 舊不著所出州土今南中多生於田野間近京下濕地亦或有之

時 生 春生苗 採 五月五日日中取

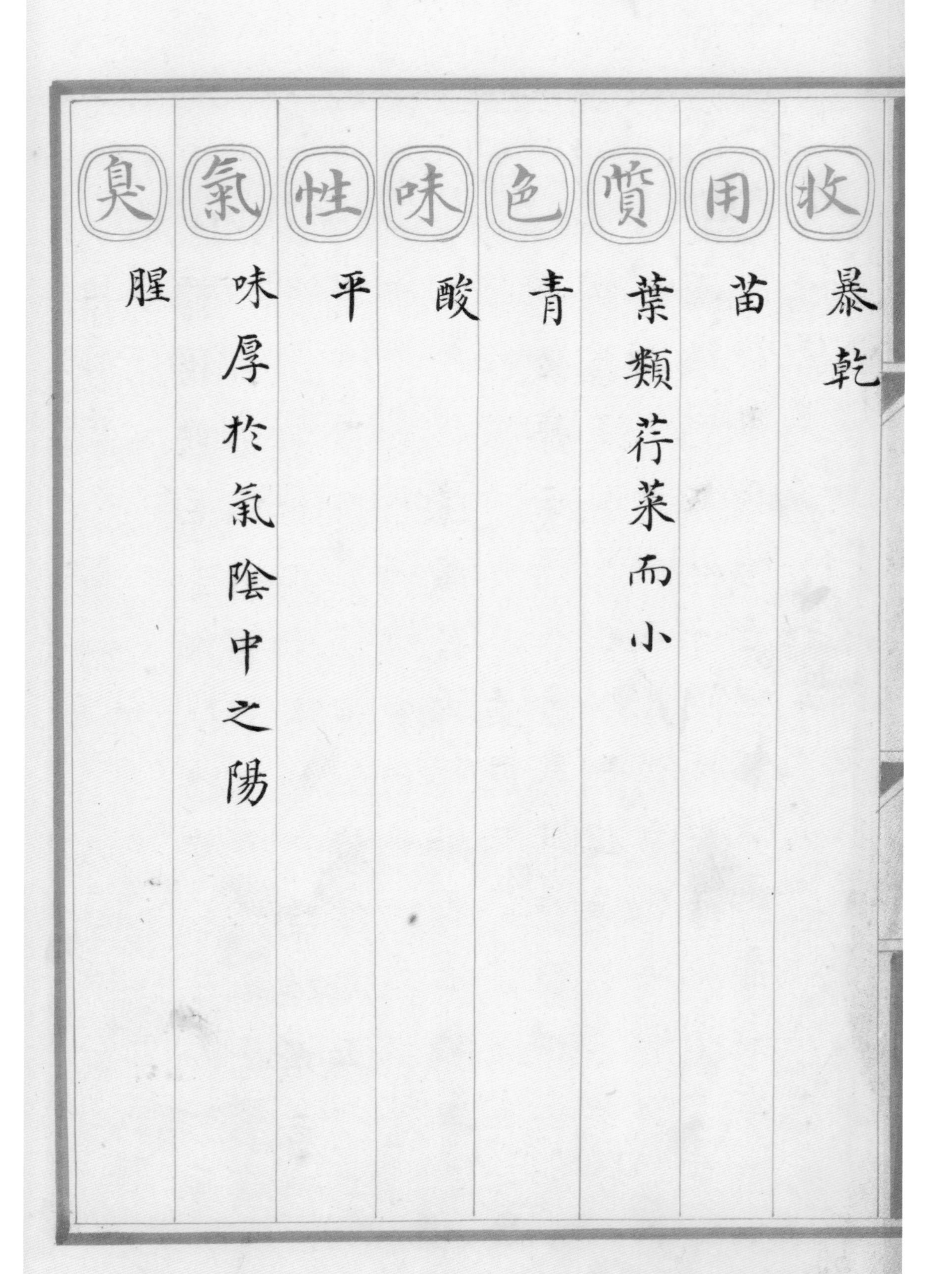

收　暴乾

用　苗

質　葉類荇菜而小

色　青

味　酸

性　平

氣　味厚於氣陰中之陽

臭　腥

主

破積血消瘡腫

治

療圖經曰牙齒宣露燒灰指擦然燒灰力減不若乾末尤勝又治淋取兩手把以水煮飲之陶隱居云燒為末療雜瘡有効藥性論云洗手足水爛治遺尿及蠼螋尿瘡挼汁傅之陳藏器云主破血產婦煮食之及下乳汁孟詵云燒灰傅痈囊食療云治一切惡瘡擣汁傅之五月五日取者驗別錄云治發背欲死擣傅良

合治

合酒炒絞取汁溫服或炒熱和童子小便服俱療產後腹中有血塊痛○暴乾為末合醋煎為丸空腹服三十丸下惡血○合燒作灰和鹽擣封一切

瘡及風丹徧身如棗大痒痛者○擣取汁一合和蜜服之治小兒赤白痢○以一斤合豉汁中煮作羹食之止小便利作粥亦佳

禁 勿常食恐血盡

菜之草

白苣

無毒 附萵苣

叢生

白苣

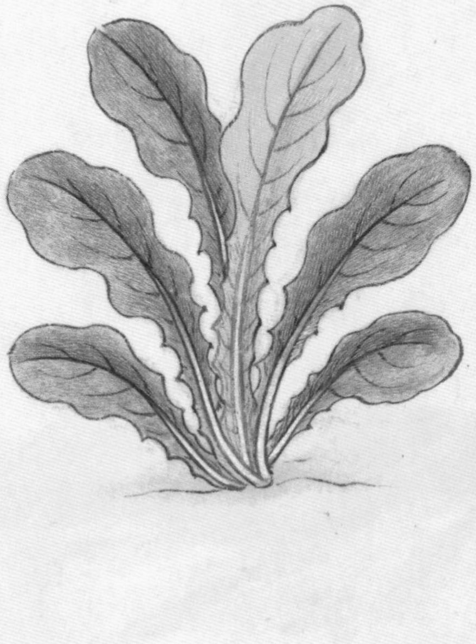

白苣主補筋骨利五臟開胸膈擁氣通經脉止脾氣令人齒白聰明少睡可常食之

名醫所録

苗

陳藏器云白苣如萵苣葉有白毛萵苣冷微毒紫色者入燒鍊藥用餘功

與白苣同也【紹興校定】云白苣萵苣與然分兩名其形少異性即一也又與前條苦苣性亦不遠惟萵苣乃世之常食菜品多食能昏人目也

謹按白苣初春佈種葉似蔓菁有鋸齒而柔軟但可生食至夏抽薹嫩時去皮葉醃食之脆美今謂之萵筍也

地 處處有之

時 【生】春生苗【採】春夏取

用 葉莖及子

質 葉類蔓菁小而柔軟

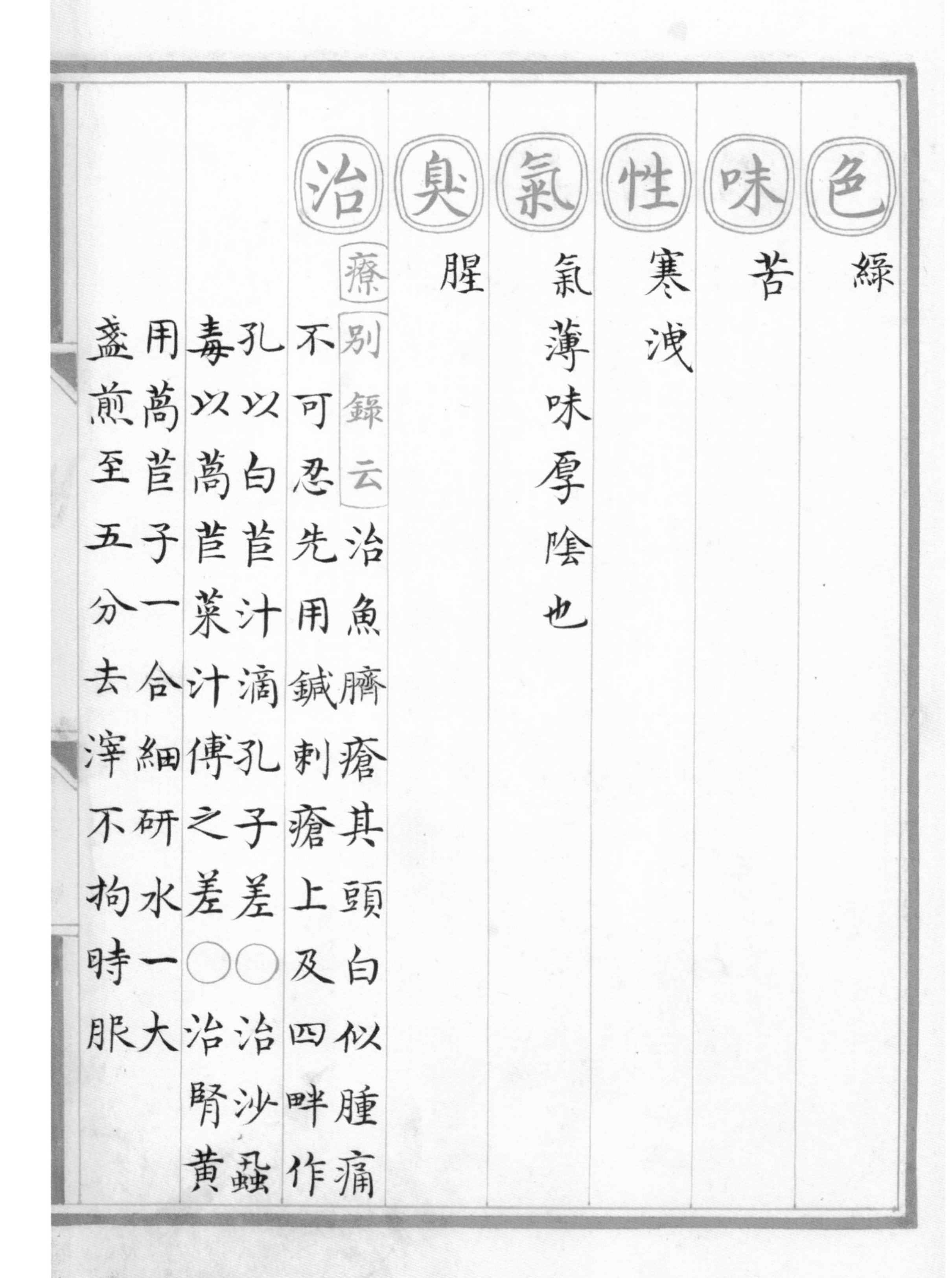

色 綠

味 苦

性 寒洩

氣 氣薄味厚陰也

臭 腥

治 療 别錄云治魚臍瘡其頭白似腫痛不可忍先用鍼刺瘡上及四畔作孔以白苣汁滴孔子差○治沙蝨毒以萵苣菜汁傅之差○治腎黄用萵苣子一合細研水一大盞煎至五分去滓不拘時服

禁

白苣不可共飴食能生蟲患冷氣人産後不可食令人寒中小腹痛

菜之走

落葵 無毒 蔓生

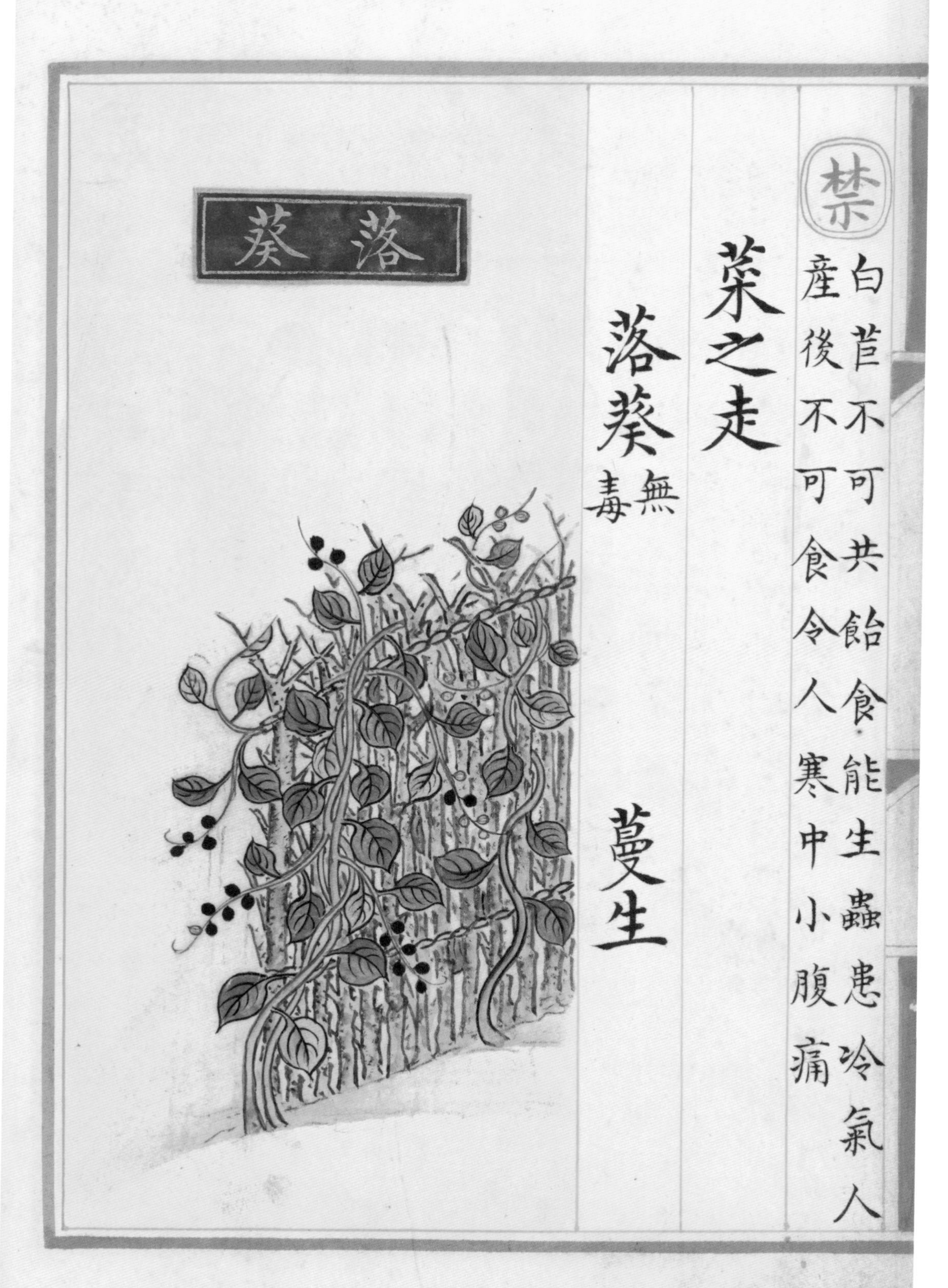

落葵主滑中散熱○實主悅澤人面名醫所録

名 天葵 藤葵 胡燕脂 滑藤 繁露 承露 西洋菜

苗 圖經曰蔓生葉如杏葉圓厚而柔嫩人家多種之延引於籬落及樹上嫩時採藤葉作羮食之甚滑故名滑藤其實似五味子生青熟黑碎之則紫女人以漬粉傅面為假色俗呼為胡臙脂也少入藥用

地 所在有之

時 生春生苗 採春夏取

收 暴乾

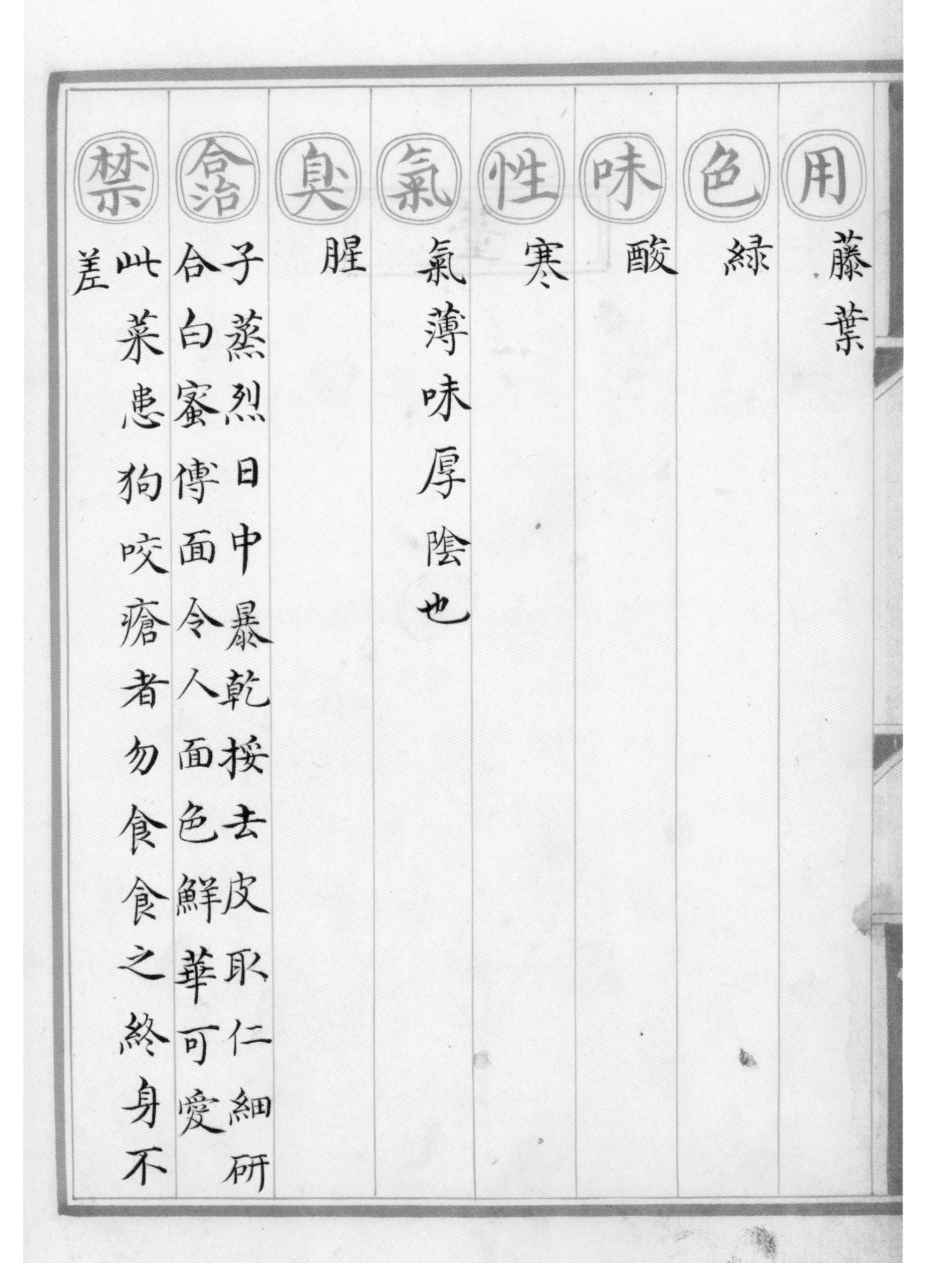

用　藤葉

色　綠

味　酸

性　寒

氣　氣薄味厚陰也

臭　腥

合治　子蒸烈日中暴乾挼去皮取仁細研合白蜜傅面令人面色鮮華可愛

禁　此菜患狗咬瘡者勿食食之終身不差

菜之草

菫 無毒

植生

菫

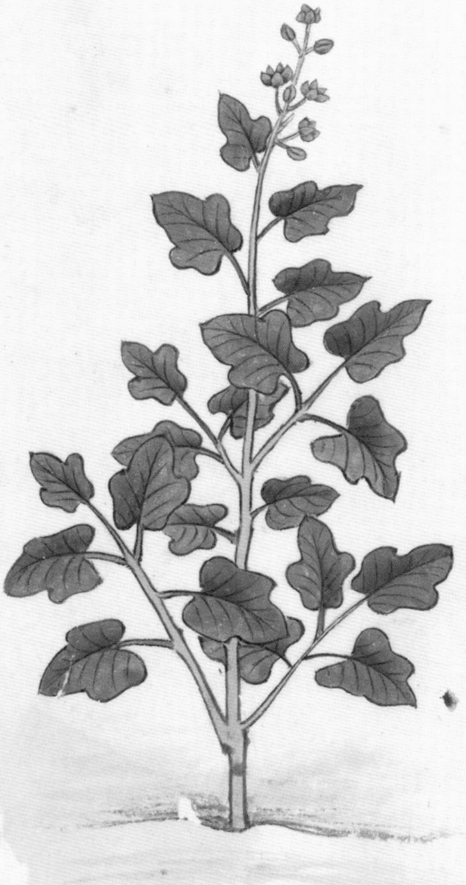

菫汁主馬毒瘡擣汁洗之并服之出小品方萬畢方云除蛇蝎毒及癰腫 名醫所録

名 菫葵 苦菫

苗 唐本注云 此菜野生非人所種俗謂之菫菜葉似蕺花紫色按爾雅云齧苦菫注今菫葵也葉似柳子如米汋食之滑內則曰菫荁枌榆是也本草云味甘此云苦者古人語倒正猶甘草謂之大苦之義也

地 處處有之

時 生 春生苗 採 無時

用 莖葉

色 青綠

味 甘

性 寒

氣 氣之薄者陽中之陰

治 療 孟詵云久食除心煩熱及擣傳熱腫殺鬼毒生取汁半升服即吐出 食療云主寒熱鼠瘻瘰癧瘡結核聚氣下瘀血○葉主霍亂又蛇咬生擣傳之毒即出

合治 乾末合油煎成膏摩結核上三五度瘥

禁 久食令人身重懈墯多睡

菜之走

蕺有毒　蔓生

揚州蕺菜

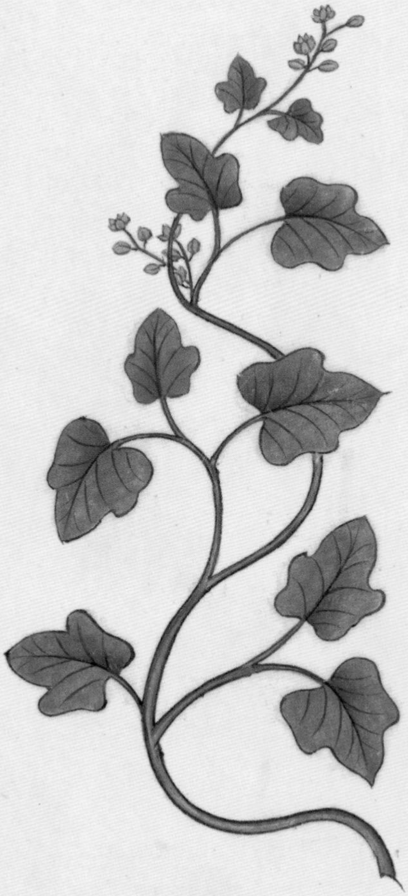

蕺音戢主蠷音劬螋音搜溺瘡多食令人氣喘名醫所錄

名 葅菜

苗 圖經曰蔓生莖紫赤色葉如蕎麥而肥英有臭氣山南江左人好生食之關中謂之葅菜者是也古今方家亦鮮用之

地 圖經曰生江南山谷陰處濕地有之道地揚州關中

用 莖葉

色 紫赤

味 辛

性 微温

氣 氣之厚者陽也

臭 臭

治 （療）日華子云淡竹筒内煨傳惡瘡白秃（别録云）背瘡熱腫擣汁傳瘡上開孔以歇熱毒乾即易之瘥

禁 久食令人氣喘發虚弱損陽氣消精髓素有脚弱病尤忌之一啖令人終身不愈小兒食之三歲不能行

菜之草

馬芹子 無毒

叢生

馬芹子

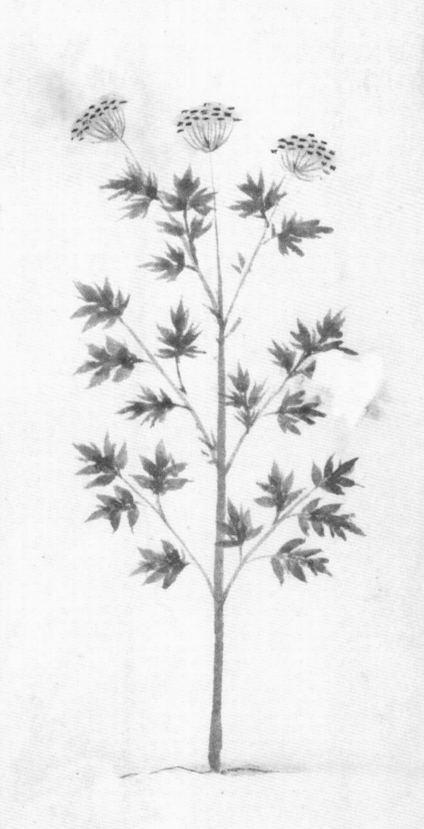

馬芹子主心腹脹滿下氣消食名醫所錄

名 茭 牛蘄 馬蘄子

苗 唐本注云苗似鬼鍼菾菜輩花青白色如芹花子黃黑色似防風子而匾大爾雅云茭牛蘄釋曰似芹可食者也其葉但銳子可調味用之香似橘

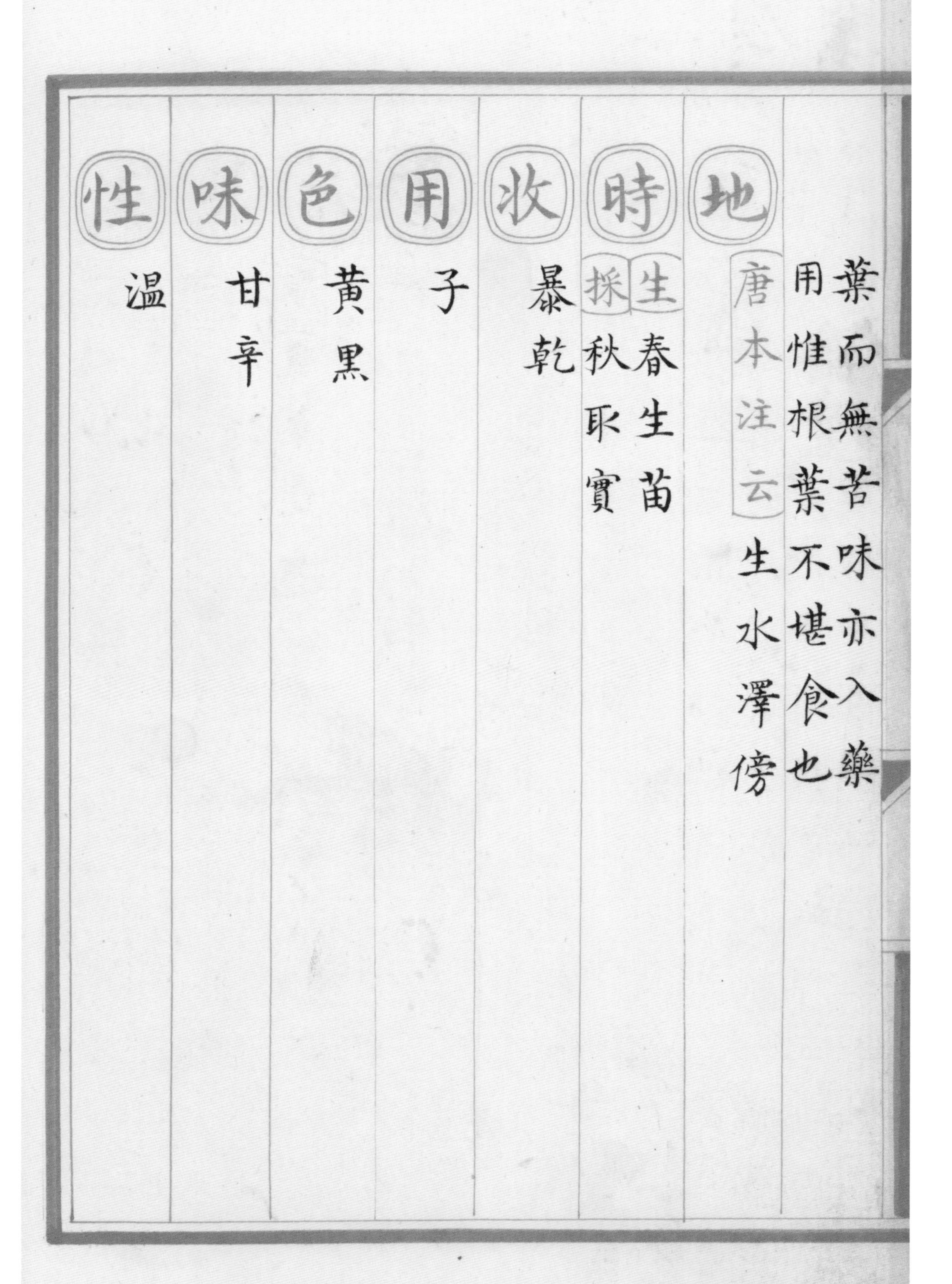

葉而無苦味亦入藥用惟根葉不堪食也

【地】〔唐本注云〕生水澤傍

【時】〔生〕春生苗 〔採〕秋取實

【收】暴乾

【用】子

【色】黃黑

【味】甘辛

【性】温

氣 氣之厚者陽也

臭 香

治 療日華子云治卒心痛炒食令人得睡

合 作末合醋服除卒心痛

菜之草

芸薹 無毒 叢生

芸薹

芸薹主風游丹腫乳癰 名醫所錄

苗 唐本注云 此人間所噉菜也 衍義曰 芸薹不甚香經冬根不死辟蠹於諸菜中亦不甚佳

謹按埤雅云 芸薹香草也 仲冬之日始生類豌豆而作叢又似苜蓿

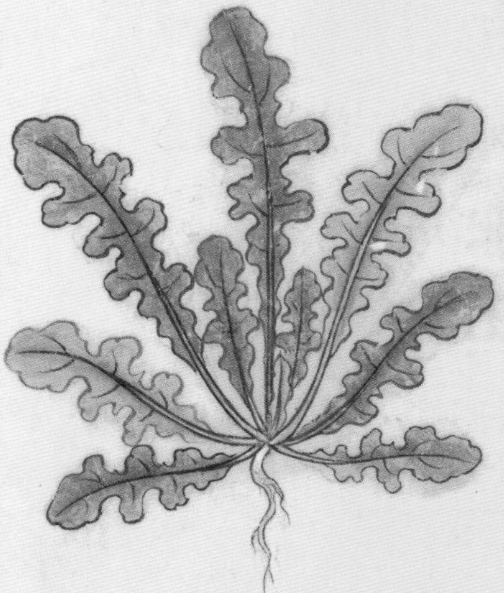

葉似雅蒿極芬香可食秋後葉間微白如粉經冬根亦不死故淮南子云芸草死而復生是也採之著於衣書可以辟蠹在漢時種於蘭臺藏書之府今南人採寘席下亦可以去蚤虱又謂七里香也

地 舊不著所出州土今在處有之

時 生春生苗 採夏秋取

收 陰乾

用 葉及實

味 辛

【性】温散

【氣】氣之厚者陽也

【臭】香

【治】【療】【唐本注云】芸薹破癥瘕結血【日華子云】治産後血風及瘀血【陳藏器云】破血産婦宜食之○子壓油傅頭令頭髮長黑○葉擣傅赤遊瘮

【禁】春勿食能發膝痼疾久食極損陽氣若先患腰脚病不可多食食及發口瘡齒痛又能生腹中諸蟲患胡臭人不宜食

菜之草

菠薐 微毒

叢生

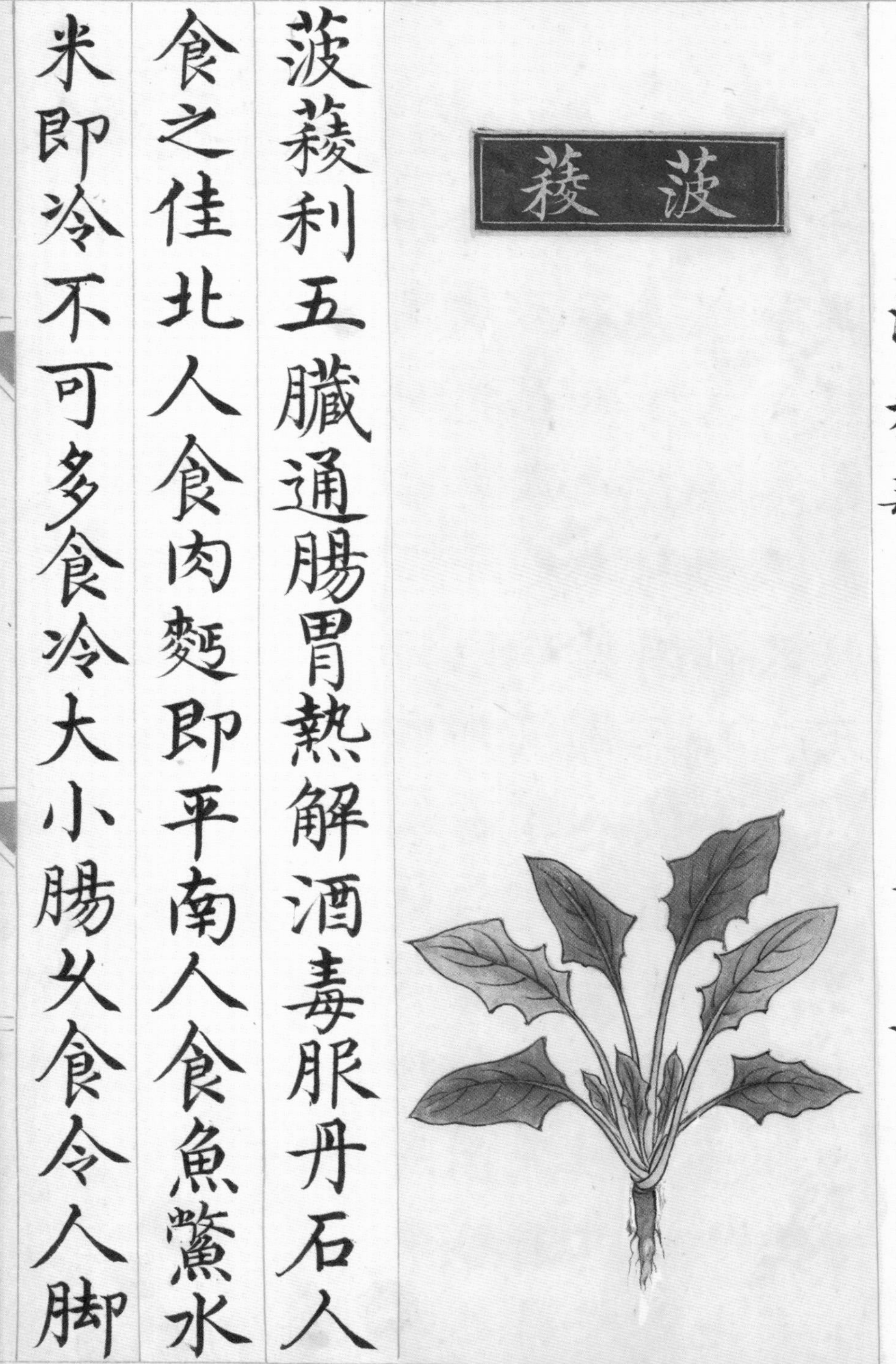

菠薐利五臟通腸胃熱解酒毒服丹石人食之佳北人食肉麪即平南人食魚鱉水米即冷不可多食冷大小腸久食令人脚

弱不能行發腰痛不與蛆魚同食發霍亂

吐瀉名醫所錄

名 赤根菜

苗 劉禹錫嘉話錄云菠薐本西國中有自彼將其子來如首蓿葡萄因張騫而至也本是頗陵國將來語訛爾時多不知也今據圃人播子於畦其葉漸長繁茂而有三尖者名為火焰菠薐根葉柔嫩作茹食之甘美至六七月莖高二三尺作莢生子頗類蒺藜子其根色赤故北人呼為赤根菜也

時 生秋初生苗 採九月十月取

用 莖葉

色 青綠

味 甘

性 冷

氣 氣之薄者陽中之陰

菜之草

苦蕒 無毒 叢生

苦蕒

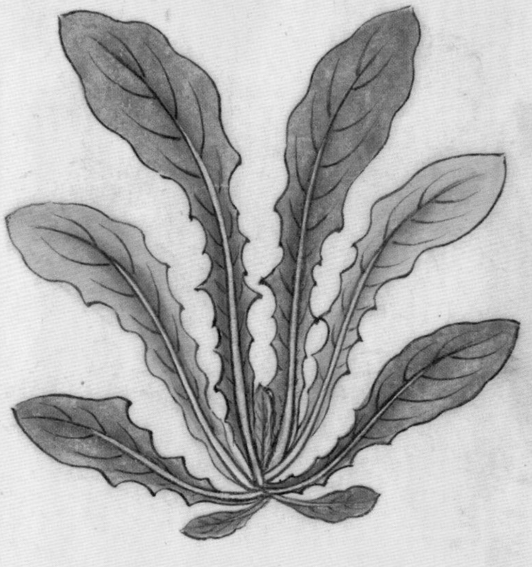

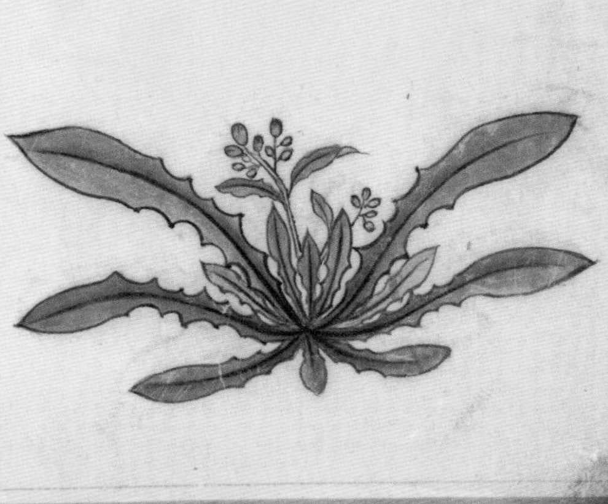

苦蕒治面目黃強力止困傅蛇蟲咬又汁傅丁腫即根出蠶蛾出時切不可取拗令蛾子青爛蠶婦亦忌食野苦蕒五六回拗後味甘滑於家苦蕒甚佳名醫所錄

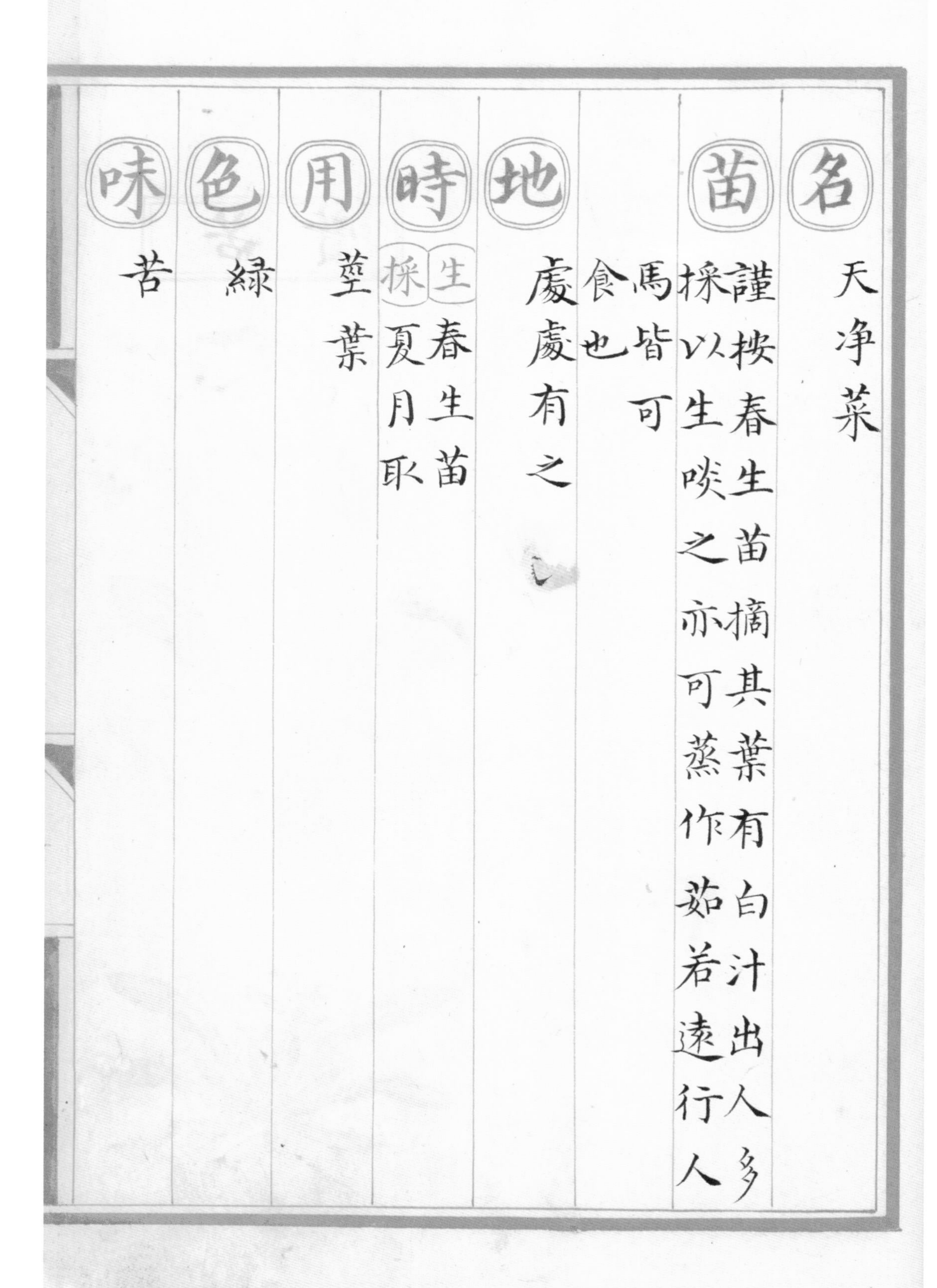

名 天净菜

苗 謹按春生苗摘其葉有白汁出人多採以生啖之亦可蒸作茹若遠行人馬皆可食也

地 處處有之

時 生春生苗 採夏月取

用 莖葉

色 緑

味 苦

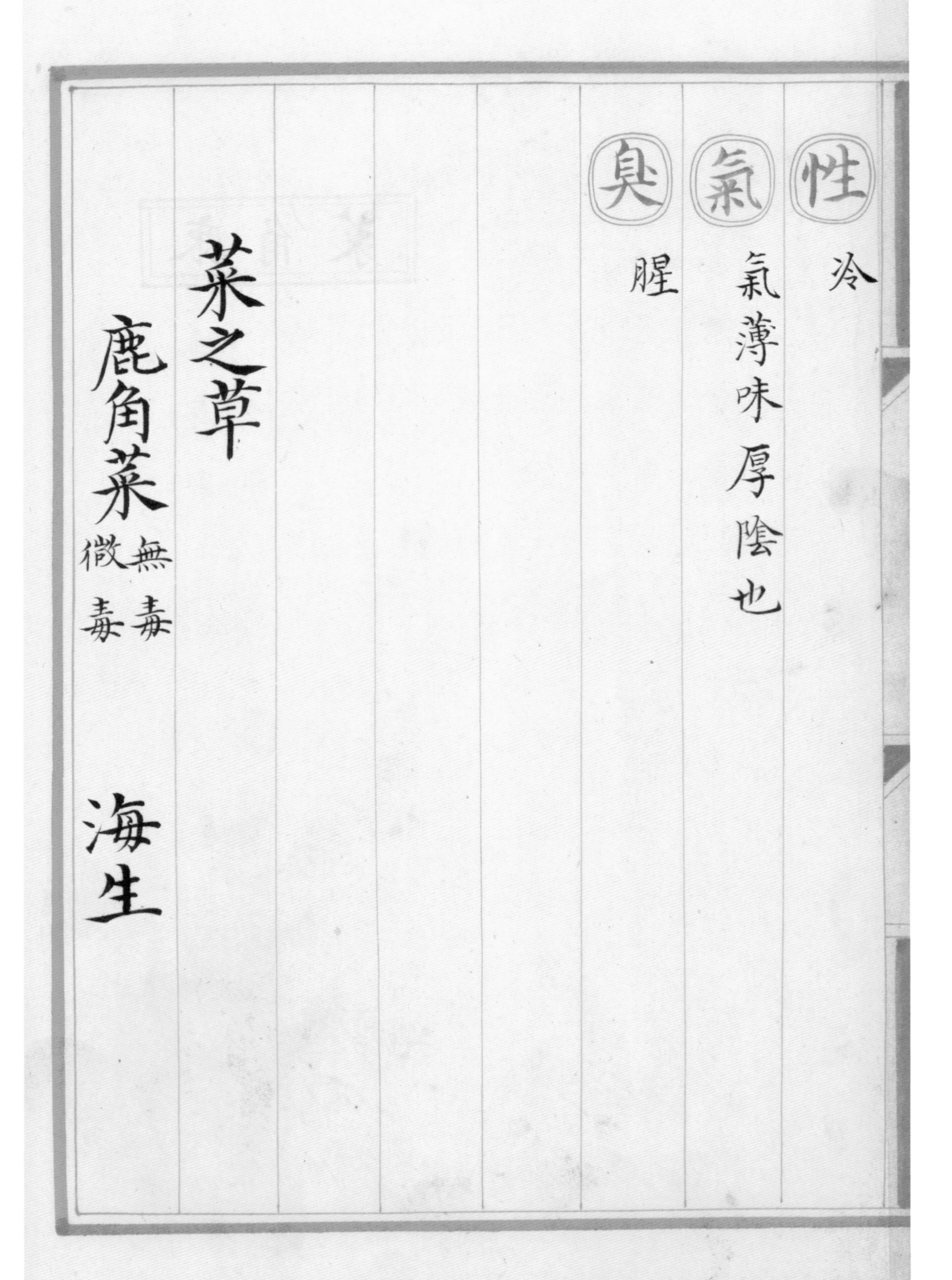

性 冷

氣 氣薄味厚陰也

臭 腥

菜之草

鹿角菜 無毒 微毒

海生

鹿角菜

鹿角菜下熱風氣療小兒骨蒸熱勞丈夫不可久食發痼疾損經絡血氣令人脚冷痺損腰腎少顏色服丹石人食之下石力也名醫所錄

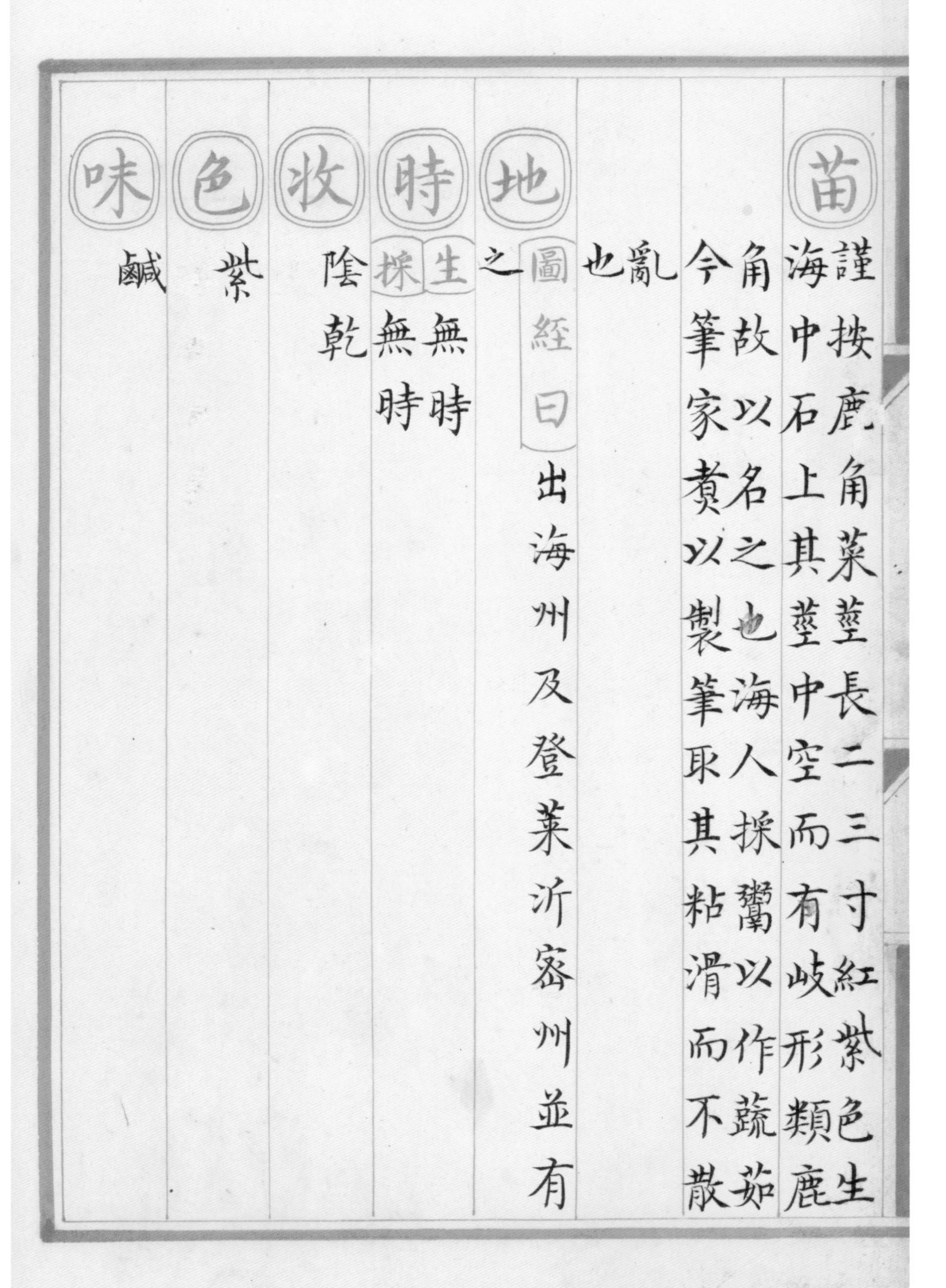

苗　謹按鹿角菜莖長二三寸紅紫色生海中石上其莖中空而有岐形類鹿角故以名之也海人採鬻以作蔬茹今筆家煑以製筆取其粘滑而不散亂也

地　圖經曰出海州及登萊沂密州並有之

時　生無時　採無時

收　陰乾

色　紫

味　鹹

性 大寒

氣 氣薄味厚陰也

臭 腥

解 麪熱

菜之草

蒔蓬 微毒

叢生

莙蓬

莙蓬補中下氣理脾氣去頭風利五臟冷氣不可多食動氣先患腹冷食必破腹

莖灰淋汁洗衣白如玉色名醫所錄

苗

謹按圃人春間以子水浸數日俟其萌動播種於畦苗葉漸高尺許至夏

繁茂抽莖著碎黃花於其端作莢生子刈其莖燒灰淋汁浣衣大能去油垢也

地 舊不著所出州土今在處有之

時 生 春生苗 採 春夏取

用 莖葉

色 青綠

味 甘

性 平

氣 氣之薄者陽中之陰

臭 腥

菜之草

東風菜 無毒

植生

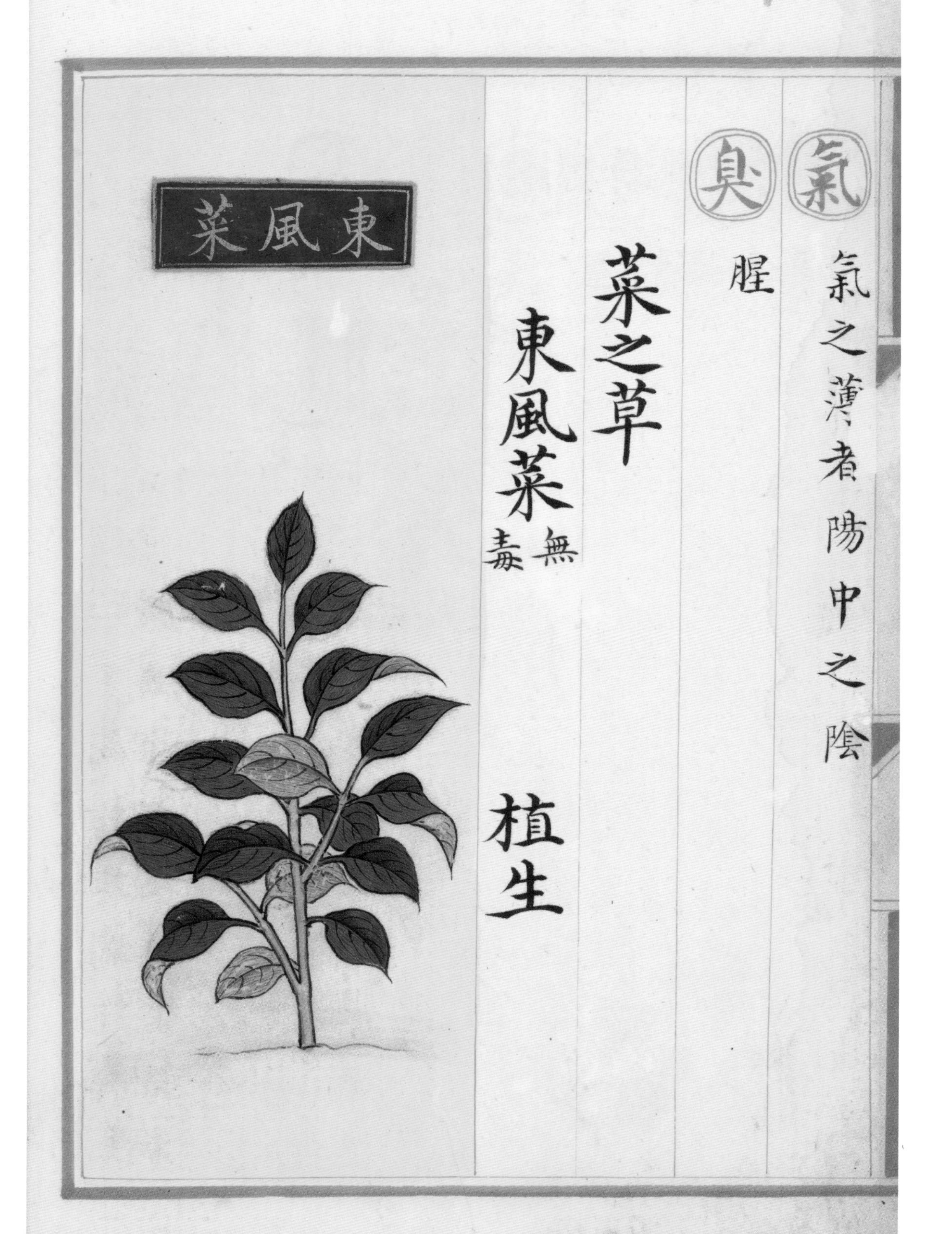

東風菜主風毒壅熱頭疼目眩肝熱眼赤

名醫所録

苗 圖經曰莖高三二尺葉似杏葉而長極厚軟上有細毛先春而生故有東風之號堪入羹臛及煑食之甚美

地 圖經曰生嶺南平澤

時 生先春生苗 採春夏取

色 青綠

味 甘

性 寒緩

氣 氣之薄者陽中之陰

臭 腥

菜之走

蕹菜 無毒 蔓生

蕹菜主解葛毒煑食之亦生擣服之 名醫所録

苗 圖經曰嶺南種之蔓生花白堪為菜云南人先食蕹菜後食野葛二物相伏自然無苦又取汁滴野葛苗當時菸死其相殺如此張司空云魏武帝

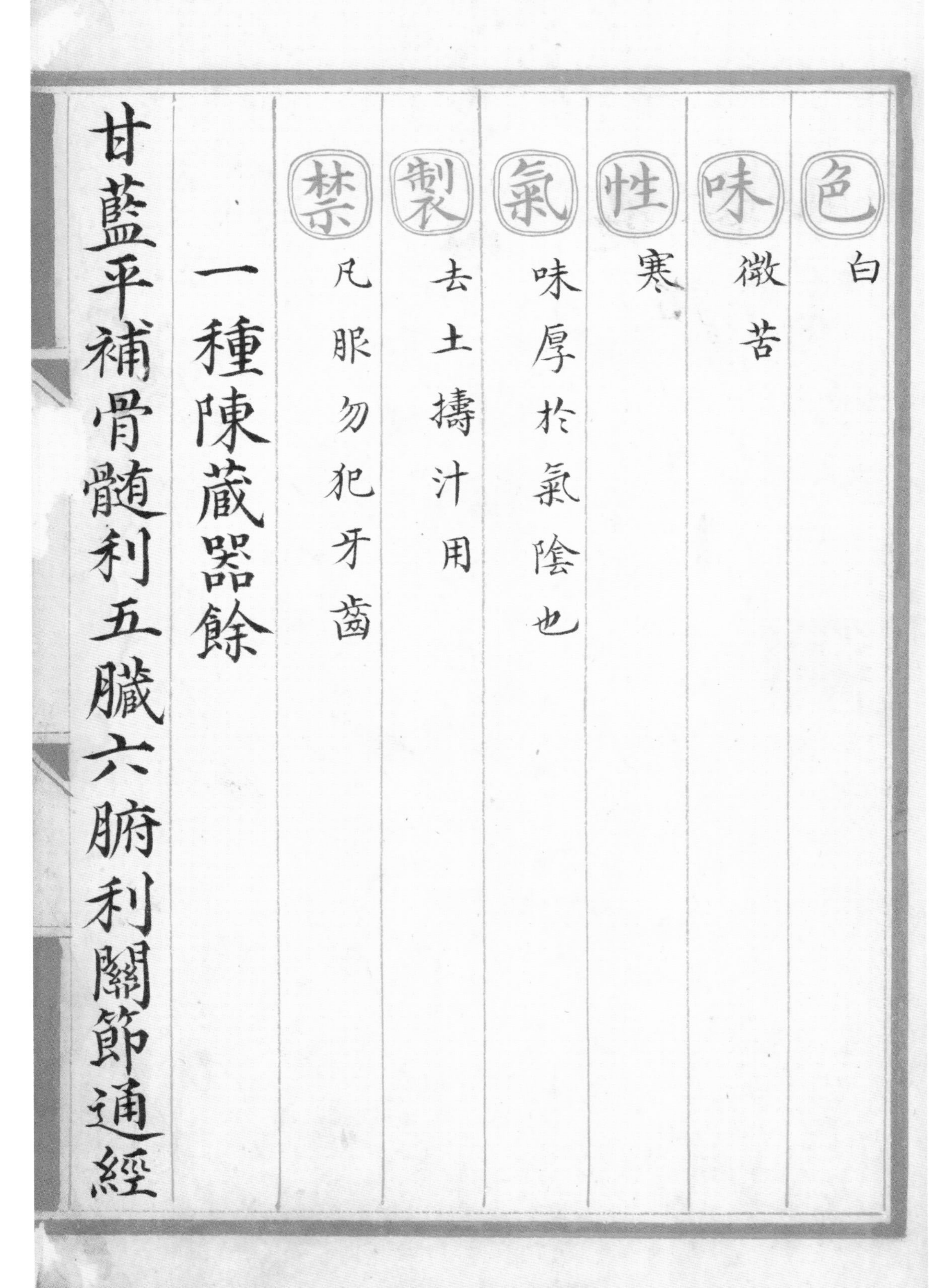

色 白

味 微苦

性 寒

氣 味厚於氣陰也

製 去土擣汁用

禁 凡服勿犯牙齒

一種陳藏器餘

甘藍平補骨髓利五臟六腑利關節通經

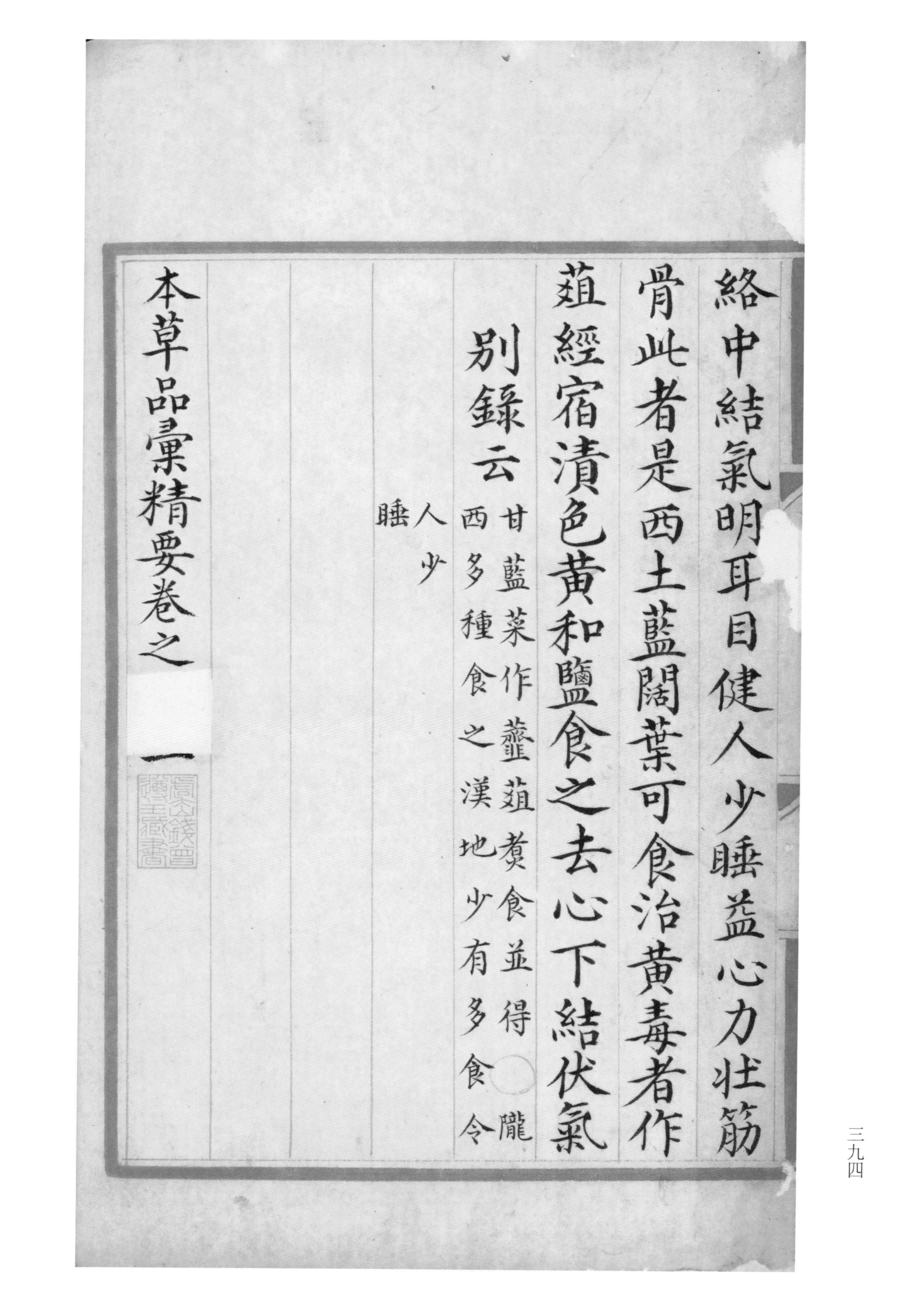

絡中結氣明耳目健人少睡益心力壯筋骨此者是西土藍闊葉可食治黃毒者作葅經宿漬色黃和鹽食之去心下結伏氣別錄云甘藍菜作虀葅羹食並得○隴西多種食之漢地少有多食令人少睡